疾病の成り立ちと回復の促進 ❹ 疾病と治療 1
呼吸器

メヂカルフレンド社

まえがき

『疾病と治療』の目的

　教科書シリーズ「新体系看護学全書」の中の一角を占めることになった『疾病と治療』全10巻は、看護に必要な疾病と治療についての最新の知識を系統臓器別にまとめて、看護学生用の教材としたものである。看護基礎教育の位置づけで言えば、専門基礎分野の一つ「疾病の成り立ちと回復の促進」に含まれる。

なぜ疾病と治療を学ぶのか？

　医療者が相手にするのは、心をもち社会活動を行う多面的で複雑で興味尽きない「人間」であるが、人が医療の対象になるのは、主として身体に健康問題を生じたときである。

　人間の活動は、精神活動も社会活動もすべて身体を基礎としており、解剖生理学で学ぶ様々な身体の機能がなければ、いかなる活動も成り立たない。それだけに、疾病により身体の機能に異常が生じることは人間の生活に深刻な影響を及ぼす。そのような状態の人々が患者と呼ばれ、医療の対象となる。

　医療チームのメンバーは、医師、看護師、理学療法士など職種によって患者を見る角度は異なるが、共通して目指すのは、患者の希望に沿って、病気を治し、社会復帰を支援することである。

　疾病の治療という共通の目的のために最も重要なものが、「人体の構造と機能」についての理解と、その異常の理解、さらにその異常を克服して生命を維持し、生活を続けることを可能にするために、科学と試行錯誤によって人類が積み上げてきた、そして今も日進月歩で進歩している治療方法についての知識である。

　看護師は患者を「全人的にみる」職種であり、疾病と治療だけに目を向けるものではないが、疾病と治療についての知識は必須である。看護師が行う患者の療養上の世話、回復過程や異常の有無の観察、機能低下の予防、急変時の対応など多くの場面で、どのような行為、どのような見方が正しいのかを考える際に、人体、疾病、治療についての医学的知識こそが、確実な根拠を与え、看護師を助けるのである。

　このように人体、疾病、治療についての知識は、医療チームが共通の目的を果たすために共有していなければならない知識、いわば共通言語であるとともに、看護師が独自の業務を行っていくうえでも必要な知識なのである。

編集方針

　『疾病と治療』全10巻の編集において私たちが最も重要だと考えたのは、レベル感をどこに置くかであった。看護師に疾病と治療についての知識が必要な理由は述べたとおりであるが、ではどのレベルの医学的知識が看護師に求められるのか。

それは医療現場の変化とともに変化してきている。

　近年，看護師の活躍の場は多様化し，その役割は顕著に拡大し，これに伴い求められる知識・技能も高度専門的なものになってきた。特定行為研修が制度化されたこともその一環であり，この傾向はさらに強まっていくものと予想される。このような時代の看護基礎教育の教材に必要なことは，卒業後もさらにその上に積み上げていけるだけの，しっかりした基礎を据えることだけでなく，記述内容も臨床での傾向に合わせレベルアップすることである。そのため，卒業後のレファレンスとしての使用にもある程度耐えるレベル感を目指すこととした。

　なお，学生の一つの指針となるよう，また教育にあたる医師講師の便宜ともなるよう，各章末に当該章で学んだ事項がどのように看護師国家試験に出題されているかの実例を示すこととした。これは看護師として備えるべき最低限のレベルを示すものであり，その意味で参照されたい。

『疾病と治療』の構成

　『疾病と治療』各巻（各診療科）の基本的な構成は下記のとおりとした。また，診療科によっては，その特性に合わせて理解しやすい構成とした。

　第1章＝当該系統臓器の構造と機能のおさらいである。もちろんただのおさらいでなく，スムーズに以下の章の学習ができるよう，また以下の章の学習から戻って参照できるよう，根拠とつながりを意識してまとめた。

　第2章＝その症状が起こるメカニズムに焦点を当て当該疾患群の症状をまとめた。メカニズムを理解することは，看護を考えるうえでも大切である。

　第3章＝当該疾患群に関する今日の診断と治療についての共通事項をまとめた。

　第4章＝主な疾患の病態・診断・治療などについてまとめた。看護師国家試験出題基準で特に名指しされている疾患については，その疾患の記述箇所の冒頭で「疾患Digest」と称する要点まとめを掲載したので，お役立ていただきたい。

＊＊＊

　看護師として学ぶべきことは多い。求められる事項を求められるレベルで身につけることは，相応に困難を伴うであろう。しかし，困難の大きい学びは見返りも大きい。学んだ知識は必ずや，医療チームの一員としての活動の基礎として生き続けるはずである。本書『疾病と治療』が，そのための学習の一助になれば幸いである。

2018年11月

編者ら

執筆者一覧

編集

髙橋　和久	順天堂大学大学院医学研究科呼吸器内科学教授

執筆（執筆順）

髙橋　和久	順天堂大学大学院医学研究科呼吸器内科学教授
桑平　一郎	東海大学医学部付属東京病院呼吸器内科教授
鈴木　勉	順天堂大学医学部医学教育研究室先任准教授
田島　健	順天堂大学医学部呼吸器内科助教
長島　修	順天堂大学医学部附属浦安病院呼吸器内科准教授
原田　紀宏	順天堂大学医学部呼吸器内科准教授
岩神真一郎	順天堂大学医学部附属静岡病院呼吸器内科教授
朝尾　哲彦	順天堂大学医学部呼吸器内科助教
十合　晋作	順天堂大学医学部呼吸器内科准教授
浦野　哲哉	東海大学医学部内科学系呼吸器内科准教授
児玉　裕三	順天堂大学大学院医学研究科呼吸器内科学准教授
髙木　陽	順天堂大学医学部呼吸器内科助手
藤井　充弘	江東病院呼吸器内科部長
木戸　健治	順天堂大学医学部附属練馬病院呼吸器内科准教授
関谷　充晃	埼玉県済生会川口総合病院呼吸器内科主任部長
塩田　智美	順天堂大学医学部呼吸器内科准教授
伊藤　潤	順天堂大学医学部呼吸器内科助教
瀬山　邦明	順天堂大学大学院医学研究科呼吸器内科学先任准教授
市川　昌子	順天堂大学医学部呼吸器内科助教
飛野　和則	麻生飯塚病院呼吸器内科部長
長岡鉄太郎	順天堂大学大学院医学研究科呼吸器内科学准教授
高橋　史行	順天堂大学大学院医学研究科呼吸器内科学准教授
嶋田奈緒子	順天堂大学医学部呼吸器内科助教
笹井　啓資	順天堂大学大学院医学研究科放射線治療学教授
山田　佳菜	順天堂大学大学院医学研究科放射線治療学
竹川　英徳	順天堂大学医学部呼吸器内科助教
鈴木　健司	順天堂大学大学院医学研究科呼吸器外科学教授
伊達　洋至	京都大学医学部呼吸器外科学教授
家永　浩樹	越谷市立病院呼吸器科部長
石森　絢子	順天堂大学医学部呼吸器内科助教
佐藤　匡	順天堂大学医学部呼吸器内科准教授

荒野　直子	順天堂大学大学院医学研究科呼吸器内科学
吉岡　泰子	東部地域病院呼吸器内科部長
藤本　雄一	順天堂大学医学部呼吸器内科助教
佐々木結花	複十字病院副院長，呼吸器センター長，結核センター長
海老原　覚	東邦大学医療センター大森病院リハビリテーション科教授
佐々木信一	順天堂大学医学部附属浦安病院呼吸器内科先任准教授
岡本　翔一	順天堂大学医学部呼吸器内科
江花　弘基	東京都立墨東病院呼吸器外科医長
小山　良	順天堂大学医学部呼吸器内科助教
加藤　元康	順天堂大学医学部呼吸器内科助教
山田　嘉仁	JR東京総合病院呼吸器内科部長
稲瀬　直彦	平塚共済病院副院長
堤　建男	順天堂大学医学部呼吸器内科助手
石井　芳樹	獨協医科大学呼吸器・アレルギー内科主任教授
武政　聡浩	獨協医科大学呼吸器・アレルギー内科准教授
高　遼	順天堂大学医学部呼吸器内科助教
王　志明	順天堂大学大学院医学研究科呼吸器外科学准教授

目次

第1章 呼吸器の構造と機能　001

I 呼吸器の構造　髙橋和久　002

A 気道　002
1. 上気道　002
2. 下気道　002

B 肺　005
1. 肺胞　005
2. 細葉, 小葉　006
3. 肺区域, 肺葉　006

C 血管系の構造　007
1. 肺動脈（肺循環系）　007
2. 気管支動脈　008
3. 肺リンパ循環系　009

D 縦隔　009

E 胸郭・胸腔・胸膜・横隔膜　009

II 呼吸の機能　桑平一郎　011

A 呼吸調節　011
1. 受容器　011
2. 呼吸中枢　012
3. 効果器　012
4. 関連事項　012

B 換気のメカニクス　013
1. 呼吸筋　013
2. 圧容量曲線　013
3. 肺コンプライアンス　014
4. 気道抵抗　015

C ガス交換　016
1. 酸素と二酸化炭素の運搬の流れ　016
2. 酸素の摂取　016
3. 二酸化炭素の排出　017
4. 肺胞気動脈血酸素分圧較差 $AaDo_2$　017

D 酸塩基平衡　018
1. 酸, 塩基, pH　018
2. 酸塩基平衡異常の基本病型　019
3. アニオンギャップ　020

第2章 呼吸器の症状と病態生理　023

I 呼吸不全　鈴木勉　024
1. 定義　024
2. 病態生理　024
3. 原因疾患　025
4. 分類・程度　025
5. 治療・対処法　027

II 呼吸困難　田島健　028
1. 定義・概念　028
2. 病態生理　029
3. 原因疾患　030
4. 分類・程度　030
5. 治療・対処法　031

III 胸痛　長島修　033
1. 定義　033
2. 病態生理　033
3. 原因疾患　033
4. 分類・程度　033
5. 治療・対処法　038

IV 咳嗽　原田紀宏　038
1. 定義　038
2. 病態生理　038
3. 原因疾患　038
4. 分類・程度　038
5. 治療・対処法　039

V 喀痰　岩神真一郎　041
1. 定義　041
2. 病態生理　041
3. 分類・程度　042
4. 原因疾患　042
5. 治療法・対処法　043

VI 血痰・喀血　朝尾哲彦　045
1. 定義　045
2. 病態生理　045
3. 原因疾患　045
4. 分類・程度　046
5. 治療・対処法　047

VII チアノーゼ　十合晋作　047
1. 定義　047

2 分類および原因疾患 048
3 治療法・対処法 049

VIII 呼吸音の異常　浦野哲哉 050

A 呼吸運動 050
B 呼吸数と深さ 051
C 呼吸リズム 052
D 呼吸音（肺音） 053

IX そのほかの症状　児玉裕三 055

A ばち状指 055
B 発熱 056
C 声の異常（嗄声） 057
D いびき 058
E 意識障害 059
F 胸郭の形の異常 061

第3章 呼吸器疾患にかかわる診察・検査・治療 065

I 呼吸器疾患にかかわる診察
高木陽 066

A 問診 066
B 身体所見 067

II 呼吸器疾患にかかわる検査 070

A 血液検査　藤井充弘 070
1 白血球 070
2 赤血球・ヘモグロビン値 071
3 生化学検査 071
4 血清検査 072

B 喀痰検査　木戸健治 072
1 微生物学的検査 073
2 細胞診学的検査 075

C 胸水検査（胸腔穿刺）　関谷充晃 075

D 肺生検 078
1 胸膜（局所麻酔下，全身麻酔下）生検 078
2 CTガイド下生検 081
3 気管支鏡を用いた生検 082

E 鼻腔・咽頭ぬぐい液検査　児玉裕三 083
F 血液ガス分析　桑平一郎 084
G 呼吸機能検査 088
1 スパイロメーター　塩田智美 088
2 肺気量の測定 090
3 フローボリューム曲線 090
4 FOT, モストグラフ　伊藤潤 090
5 クロージングボリューム　塩田智美 092
6 肺拡散能検査　瀬山邦明 092
7 気道過敏性検査　原田紀宏 093
8 咳感受性検査（咳受容体感受性検査） 094
9 呼気中一酸化窒素濃度測定　伊藤潤 095
10 時間内歩行負荷試験　市川昌子 095

H 画像検査　飛野和則 096
1 X線検査 096
2 胸部CT検査 097
3 MRI検査 098
4 陽電子放出断層撮影 098
5 肺血管造影検査 098
6 超音波検査 098

I 内視鏡検査　長岡鉄郎 099
1 気管支鏡検査 099
2 局所麻酔下胸腔鏡検査 103
3 縦隔鏡検査 103

J 睡眠時呼吸モニタリング　塩田智美 103

III 呼吸器疾患にかかわる治療 103

A 薬物療法　高橋史行 103
1 鎮咳薬 103
2 去痰薬 104
3 気管支拡張薬 104
4 抗菌薬 105
5 抗結核薬 106
6 副腎皮質ステロイド薬 107
7 抗がん剤 109
8 漢方薬 111

B 吸入療法　原田紀宏 111
1 吸入療法とは 111
2 吸入療法の目的 112
3 吸入療法の種類，特徴と適応疾患 112

C 酸素療法　嶋田奈緒子 117
1 酸素療法とは 117
2 酸素療法の目的と適応 118

		3	酸素吸入器具（ネーザルハイフローを含む）の	
			種類と特徴	119
		4	在宅酸素療法	121

D	人工呼吸療法と呼吸管理	塩田智美	122
	1 人工呼吸療法とは		122
	2 人工呼吸療法の目的		122
	3 人工呼吸療法の種類と特徴（NPPVも含む）		123
	4 人工呼吸療法の適応		125

E	放射線療法	笹井啓資・山田佳菜	125
	1 放射線療法とは		125
	2 放射線療法の目的		125
	3 放射線療法の種類と適応		126

F	呼吸リハビリテーション	竹川英徳	129
	1 呼吸リハビリテーションとは		129
	2 呼吸リハビリテーションの目的		129
	3 呼吸リハビリテーションの種類と特徴		129
	4 呼吸リハビリテーションの適応		131
	5 呼吸リハビリテーションの評価		131

G	気道確保	浦野哲哉	132
	1 気道確保とは		132
	2 気道確保の種類と特徴		132

H	胸腔ドレナージ	関谷充晃	136

I	呼吸器の手術療法	鈴木健司	139
	1 呼吸器の手術とは		139
	2 術前準備		141
	3 代表的な開胸方法		144
	4 代表的な術式		145
	5 閉胸術		146
	6 術後管理		146
	7 術後合併症と対策		149

J	肺移植	伊達洋至	151

第4章 呼吸器の疾患と診療　155

I 呼吸器系感染症　156

A	かぜ症候群（感冒）	家永浩樹	156

B	気管支炎 Digest		157
	1 概念／定義		158
	2 分類		158
	3 原因		158
	4 病態生理		158
	5 症状		158
	6 検査／診断		159
	7 治療		159
	8 感染経路		160
	9 予防		160

C	インフルエンザ	石森絢子	161

D	肺炎 Digest	佐藤匡・荒野直子	164
	1 市中肺炎（CAP）		165
	2 院内肺炎（HAP）		170
	3 医療・介護関連肺炎（NHCAP）		172
	4 肺炎予防		173

E	肺膿瘍	吉岡泰子	173

F	肺真菌症	藤本雄一	174
	1 肺アスペルギルス症		174
	2 肺クリプトコッカス症		176
	3 肺カンジダ症		177
	4 肺ムーコル症		177

G	肺結核	佐々木結花	178
	1 概念		178
	2 結核菌		178
	3 結核菌の感染経路		179
	4 疫学		179
	5 肺結核の分類		179
	6 病態生理		180
	7 検査		181
	8 症状		183
	9 治療		183
	10 予防		186

H	非結核性抗酸菌症	市川昌子	188

I	誤嚥性肺炎	海老原覚	189

II 気道疾患　191

A	肺気腫	佐藤匡	191

B	慢性閉塞性肺疾患（COPD） Digest		193
	1 概念／定義		193
	2 疫学		193
	3 原因		194
	4 病態生理		194
	5 分類		194
	6 診断		195
	7 検査		196
	8 治療・管理		196

C	気管支喘息 Digest	伊藤潤	201
	1 概念		201
	2 原因		201

- 3 病態生理 202
- 4 分類 202
- 5 症状 202
- 6 検査 202
- 7 治療 203
- 8 予防 203
- **D** 気管支拡張症　　木戸健治　204
- **E** びまん性汎細気管支炎　206

III 胸膜疾患　207

- **A** 胸膜炎 Digest　佐々木信一　207
  - 1 概念／定義 208
  - 2 原因 208
  - 3 病態生理 208
  - 4 分類 209
  - 5 症状 209
  - 6 身体所見と検査所見 209
  - 7 治療 211
  - 8 予防 211
- **B** 膿胸　吉岡泰子　211
- **C** 気胸 Digest　江花弘基　213
  - 1 概念／定義 213
  - 2 病態生理 214
  - 3 原因／分類 214
  - 4 症状 215
  - 5 検査 216
  - 6 治療 216
  - 7 予防 217
- **D** 囊胞性肺疾患　瀬山邦明　217
  - 1 リンパ脈管筋腫症 218
  - 2 バート-ホッグ-デュベ症候群 219
- **E** 胸膜腫瘍　小山良　219

IV 縦隔疾患　岡本翔一　220

- **A** 縦隔炎 220
- **B** 縦隔気腫 220
- **C** 縦隔腫瘍 221

V 横隔膜疾患　田島健　222

- **A** 吃逆 222
  - 1 急性吃逆 222
  - 2 慢性吃逆 223
- **B** 横隔膜神経麻痺 223
- **C** 横隔膜ヘルニア 224
  - 1 食道裂孔ヘルニア 224
  - 2 ボックダレックヘルニア 224
  - 3 胸骨後方ヘルニア 224
  - 4 外傷性ヘルニア（横隔膜破裂） 224

VI 間質性肺疾患　225

- **A** 間質性肺炎 Digest　加藤元康　225
  - 1 概念, 定義 226
  - 2 原因 226
  - 3 病態生理 226
  - 4 分類 227
  - 5 症状 227
  - 6 検査 227
  - 7 治療 229
  - 8 予防 229
- **B** サルコイドーシス　山田嘉仁　230
- **C** 好酸球性肺疾患　伊藤潤　232
  - 1 単純性肺好酸球増加症（レフレル症候群） 232
  - 2 急性好酸球性肺炎 232
  - 3 慢性好酸球性肺炎 232
  - 4 アレルギー性気管支肺アスペルギルス症 233
  - 5 好酸球性多発血管炎性肉芽腫症 233
- **D** 過敏性肺炎　稲瀬直彦　234
- **E** 塵肺（珪肺, 石綿肺）　佐々木信一　235
- **F** 薬剤性肺炎　加藤元康　237
- **G** 放射線肺臓炎　笹井啓資・山田佳菜　238
- **H** 膠原病に伴う肺疾患　加藤元康　239
- **I** 血管炎症候群　佐々木信一　240

VII 肺循環障害　242

- **A** 肺血栓塞栓症　堤建男　242
  - 1 急性肺血栓塞栓症 Digest 243
- **B** 肺性心 246
- **C** 急性呼吸促迫症候群　石井芳樹・武政聡浩　246
- **D** 肺高血圧症　長岡鉄太郎　250

VIII 換気異常　　塩田智美　254
- **A** 過換気症候群　254
- **B** 睡眠時無呼吸症候群　255

IX 肺腫瘍　259
- **A** 原発性肺がん Digest　高遠　259
  - 1 成因　259
  - 2 疫学　260
  - 3 病態　260
  - 4 症状　261
  - 5 検査　262
  - 6 治療　265
- **B** 転移性肺腫瘍　小山良　268
- **C** 良性腫瘍　269
  - 1 過誤腫　269
  - 2 硬化性血管腫　269
- **D** 胸膜腫瘍　269
  - 1 胸膜肥厚斑　270
  - 2 孤立性線維性腫瘍　270
  - 3 滑膜肉腫　270
  - 4 胸膜中皮腫 Digest　270

X 胸部外傷・救急時の対応　王志明　272
- **A** 肋骨骨折　272
- **B** 横隔膜破裂　274
- **C** 肺損傷　274
- **D** 気管・気管支損傷　274
- **E** 呼吸器における救急時の対応　275

　　国家試験問題　解答・解説　277
　　略語一覧　279
　　索引　281

> 本書では，看護師国家試験出題基準に掲載されている疾患について，当該疾患の要点をまとめた Digest を掲載しました。予習時や試験前の復習などで要点を確認する際にご活用ください。

呼吸器

第 1 章
呼吸器の構造と機能

この章では
- 呼吸器の基本的な役割を理解する。
- 呼吸器の構造を理解する。
- 呼吸器の機能を理解する。
- ガス交換における呼吸器の役割を理解する。
- 酸塩基平衡における呼吸器の役割を理解する。

I 呼吸器の構造

　呼吸器の構造は，主に空気の通路である**気道**と，酸素の取り込みや二酸化炭素の排出などのガス交換を行う**肺**からなる。気道は鼻腔から喉頭までの上気道と，喉頭より下の気管から終末細気管支までの下気道からなる管腔臓器を指し，肺は呼吸細気管支から肺胞までの領域を指す。

気道（図1-1）

1. 上気道

　上気道の入り口である鼻腔は空気の入り口で，吸入された空気は飽和水蒸気*に加温・加湿され，上気道でほぼ37℃となる。また鼻腔には鼻毛があり，粗大な粒子はここで補足されて下気道へ侵入させないという，防護機構としての役割を有する。

　副鼻腔は鼻腔につながる頭蓋骨内に形成された空洞であり，前頭洞，篩骨洞，上顎洞，蝶形骨洞からなる。咽頭は鼻腔と口腔が合流する部位をいう。鼻腔から入った空気は喉頭で交差し，前方にある気管に入る。

2. 下気道

　下気道は**気管**（trachea）から終末細気管支（terminal bronchiole）に至る**気管支**のことを指す。気管は第7頸椎の高さで始まり，食道の前部に接しながら下方に伸びる。気管分岐部は第4〜第5胸椎に位置する。気管分岐部の角度は70°で，右主気管支（right main bronchus）は左に比べて急に分岐し，太くて短い。

　一方，左主気管支（left main bronchus）は右に比べて緩やかに分岐し，細くて長い。そのため，誤嚥性肺炎は右に多い。気管支は気管から末梢に向かい2分岐を繰り返しながら，17分岐した時点で，肺実質系と気道系との移行部である呼吸細気管支（respiratory bronchiole）になる。第9分岐から終末細気管支までの直径2mm以下の**細気管支**（bronchiole）を末梢気道（small airway）とよぶ。気道軟骨は第8〜第12分岐ではっきりしなくなり，細気管支で完全消失する（図1-2）。

　終末細気管支以降はガス交換を行う呼吸細気管支から肺胞管を経て肺胞（alveoli）に至る。肺胞は気管分岐部から数えて23分岐で出現する。呼吸細気管支は気道と肺胞領域との中間にあたるため，中間領域または移行領域とよばれる。気管は馬蹄形の軟骨（輪状軟骨）部と**膜様部**とよばれる柔軟な組織からなる（図1-3）。

---

*飽和水蒸気：水蒸気の圧力がある一定の値に達すると蒸発は見かけ上とまり，水と水蒸気との間に平衡状態が成立する。このときの水蒸気を飽和水蒸気という。

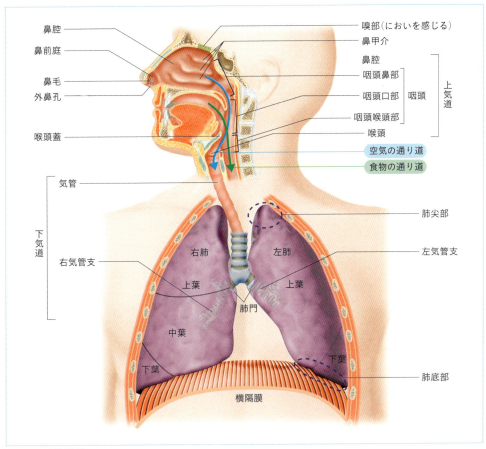

図 1-1 呼吸器系

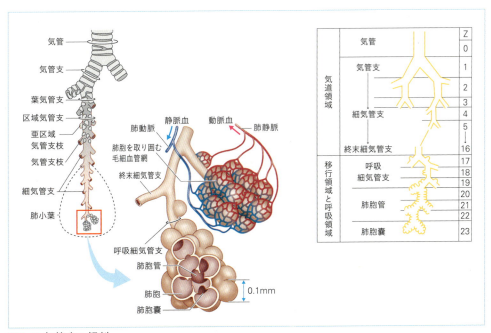

図 1-2 気管支の解剖

I 呼吸器の構造

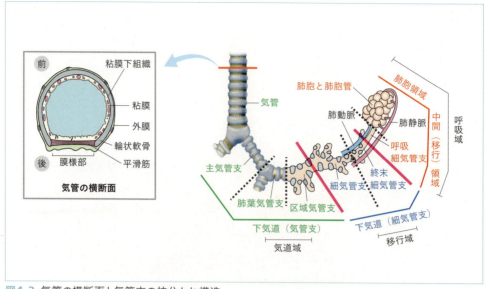

図1-3 気管の横断面と気管支の枝分かれ構造

　気管の内腔は，3〜6μmの長さの線毛を有する線毛上皮とその間に存在する杯細胞からなる。気道壁には気管支腺も存在する。細気管支の上皮は，線毛上皮とわずかな杯細胞からなり，終末細気管支から呼吸細気管支になると肺胞が出現する（図1-4）。その後，数次の分岐をした後，23分岐すると肺胞に至る。線毛運動は1日に80〜100mL分泌される気道粘液を毎分2〜3cmの速さで喉頭に向けて運び出す働きをしており，気道を浄化する役割を果たしている。気道粘液は線毛上皮細胞と協同して浄化機能を発揮するとともに，分泌型IgAなどが含まれ粘膜免疫と生体防御に深くかかわることが知られている。

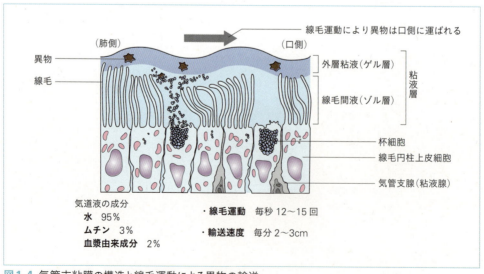

図1-4 気管支粘膜の構造と線毛運動による異物の輸送

B 肺

　肺は，上端が第1胸椎，第1肋骨，胸骨の上縁で，底辺が第12胸椎，肋骨弓，横隔膜によって形作られる円錐形の胸郭内に存在する。縦隔は左右の肺にはさまれた胸郭の中央部であり，解剖学的に，上縦隔，前縦隔，中縦隔，後縦隔に分類され，重要な器官が含まれる。肺動脈は低圧系血管であり，気管支に沿って分岐する。肺静脈は肺実質領域では小葉間隔壁に分布し，左心房に戻る。気管支動脈は右に1本，左に2本あることが多く，高圧系血管*である。肺は成人で左右とも約1kg，最大に膨らむと片肺で2000〜3000mLの空気を入れることができ，肺胞管，肺胞嚢，肺胞と肺胞上皮細胞からなる。これらは**肺実質***とよばれ，主にガス交換が行われる場である。

1. 肺胞

　肺胞は気道の末端にブドウの房のように存在し，成人で約3億個にもなる。その総表面積は，約100m^{2}で，テニスコート半面に該当する。また肺胞の周囲は**毛細血管**が取り囲んでいる。呼吸細気管支に連続する肺胞道には3〜6個の肺胞嚢が付属しており，これら

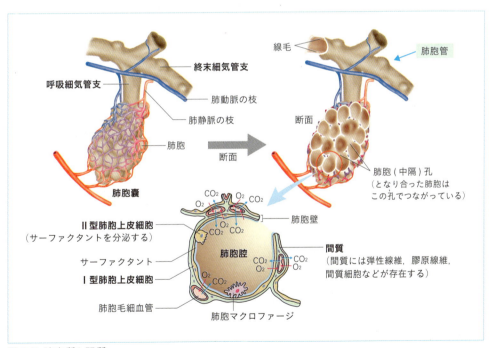

図1-5 肺実質と間質

***高圧系血管**：内圧が高い血管であり，左心室から出ている。それに対して低圧系血管は右心室から出てくる血管であり血管内圧が低い。肺動脈が代表的な低圧系血管である。
***肺実質**：肺胞上皮細胞と肺胞を含めて肺実質とよぶ。一方，肺間質とは結合組織などによって，そのようなガス交換の場を形成している肺の骨格的な部分を指す。

の壁には肺胞が開口している。肺胞におけるガス交換は肺-毛細血管膜を介して行われる（図1-5）。

肺胞壁に毛細血管が付着した部位は厚みがあるために，肥厚部（thick portion）とよばれる。一方，血管がなく一層の基底膜とⅠ型肺胞上皮細胞からなる部位を，菲薄部（thin portion）とよぶ。ガス交換は菲薄部で行われる。すなわち，肺胞腔と血液とのガス交換は，肺胞被覆層，肺胞上皮細胞，基底膜，血管内皮細胞を介して拡散によって行われる。肺胞内面の被覆層には肺サーファクタントがあり，肺胞の形態の安定性を保っている。このサーファクタントの産生細胞はⅡ型肺胞上皮細胞である。

2. 細葉，小葉

3つから5つの終末細気管支と付属する肺胞管，肺胞，間質の毛細血管からなる構造を肺小葉（2次小葉）とよぶ。1つの小葉には約200個の細葉（1次小葉）が含まれる。小葉の中心には，肺動脈が細気管支と並行して走行している。小葉と小葉の間を小葉間隔壁とよび，リンパ管や肺静脈が含まれる。肺水腫などでは小葉間隔壁が肥厚する（図1-6）。

3. 肺区域，肺葉

小葉が集まって**区域**（S：セグメント）を形成する。区域が集まって**肺葉**を形成する。右肺は上葉，中葉，下葉の3葉，左肺は上葉と下葉の2葉に分かれている（図1-1）。そして右肺は上葉がS^1，S^2，S^3，中葉がS^4，S^5，下葉がS^6，S^7，S^8，S^9，S^{10}の合計10つの区域からなる。一方，左肺は上葉がS^{1+2}，S^3，S^4，S^5，下葉がS^6，S^8，S^9，S^{10}の合計8つの区域からなる。特別に左S^{1+2}，S^3を上大区，左S^4，S^5を合わせて舌区ともよぶ（図1-7）。これらの肺区域一つ一つに区域気管支が分岐している。

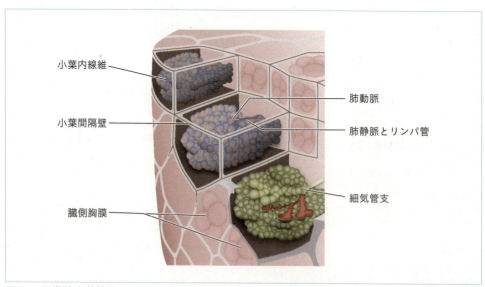

図1-6 正常肺小葉構造

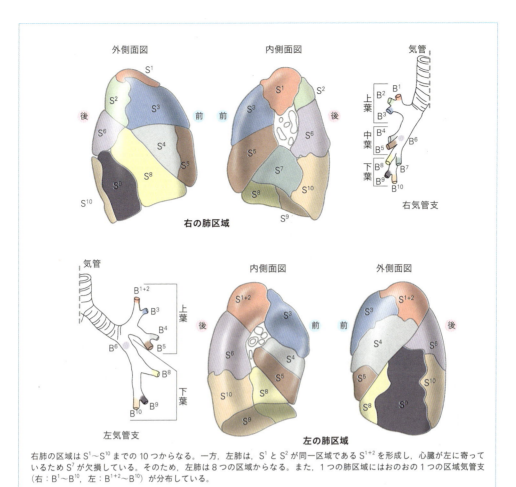

図1-7 気管・気管支と肺区域

　肺の容積は全肺を100とした場合，右肺が55に対して左肺が45と右肺のほうが大きい。これは，①右の肺葉数が多いため，②心臓が左に寄っているためである。

C 血管系の構造

1. 肺動脈（肺循環系）

　肺動脈は気管支と並行して走行する低圧系の血管（大循環系の1/5）である。右主肺動脈は右中間幹気管支の上を，左主肺動脈は左主気管支の上を前方から後方にかけてまたぐため，通常では左**肺門**のほうが，右肺門よりも高い（図1-8）。外径1mm以上の肺動脈は弾性動脈とよばれ，それ以下の外径0.1mmまでの動脈を筋性動脈もしくは小動脈とよぶ。外径0.1mm未満は肺細動脈とよばれ，筋層をもたず一層の弾性板と毛細血管からなる。
　外径5～7mmの肺胞毛細血管は肺胞壁に毛細血管網を形成する。肺胞毛細血管を経て

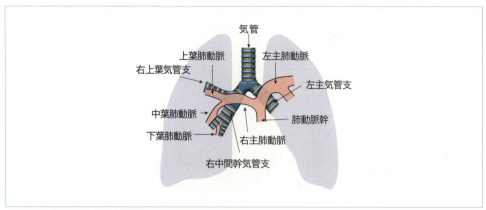

図1-8 葉気管支と肺動脈の関係

　動脈血となった血液は，肺小葉間の肺細小静脈に集まり，さらに肺小静脈，肺静脈に合流して左房に至る。肺動脈は気管支に伴走する。肺静脈は一般的に肺動脈より太く，肺動脈との間を直線的に走行する。

2. 気管支動脈

　気管支動脈は第1，第2，あるいは第3肋間動脈から右に1本，胸部大動脈から左に2本で分岐することが多い。気管支動脈への血流は全心拍出量の1，2％であり，そのうちの60％が肺動脈に，30％が気管支静脈から奇静脈，半奇静脈へ流れる。したがって，気管支動脈は高圧系血管である。一般的に気管支に沿って左右肺に分岐し，呼吸細気管支までの気道壁や臓側胸膜，リンパ組織に栄養を与える血管である。それより末梢の組織は肺循環系から栄養される（図1-9）。

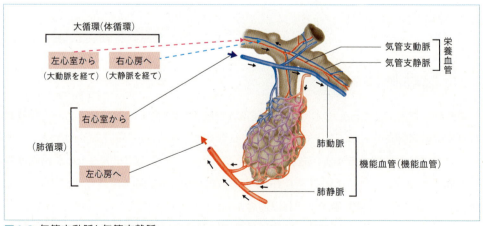

図1-9 気管支動脈と気管支静脈

3. 肺リンパ循環系

　肺胸膜に毛細リンパ管網として広く分布する**浅在系**と，肺動静脈系および気道系周囲に伴走する**深在系**に分けられる。浅在系は小葉間から区域間に流れ，肺静脈に沿って肺外へ流れる。深在系は呼吸細気管支から肺胞道までで，肺胞壁間にはリンパ管は存在しない。

D　縦隔（図1-10）

　縦隔は左右の肺にはさまれた胸郭の中央部である。縦隔は上縦隔と下縦隔に分類され，上縦隔は胸骨柄の下端と第4胸椎とを結ぶ線の上方であり，下縦隔はさらに前，中，後縦隔に分かれる（表1-1）。前縦隔は前方が胸骨で後方が心囊によって囲まれる領域である。後縦隔は心囊の後方を占める空間である，前縦隔と後縦隔の間が中縦隔である。

E　胸郭・胸腔・胸膜・横隔膜

▶ **胸郭**　　**胸郭**は，換気のポンプであり，これを動かしているのが呼吸筋である。胸郭は単

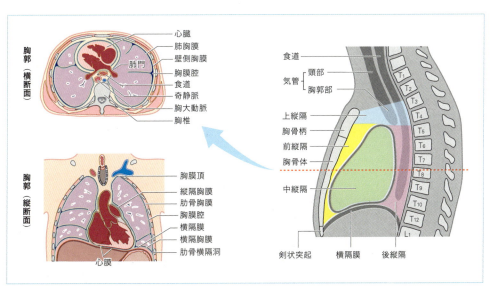

図1-10　縦隔の解剖

表1-1　各縦隔の概要

上縦隔	胸腺，無名静脈，上大静脈，大動脈弓などがある。
中縦隔	心臓，上行大動脈，肺動脈，上大静脈下部，気管下端，主気管支，所属リンパ節，横隔神経などがある。
前縦隔	胸腺，甲状腺の一部などが含まれる。
後縦隔	下行大動脈，食道，胸管，奇・半奇静脈，交感神経，迷走神経，縦隔神経などが含まれる。

一臓器ではなく，多くの筋，骨，結合織から構成され，その動きは随意と不随意の両面で調節されている。胸郭は，狭義の胸郭と腹部の2つの構成成分からなり，呼吸に関与する筋は横隔膜，胸郭筋（肋間筋と呼吸補助筋），腹筋群である。

▶ **横隔膜** 最も重要な吸気筋である横隔膜はドーム状の膜状筋である。横隔膜の支配神経はC_3～C_5から出る横隔神経である。頸髄から胸腔を通過する長い神経のため手術や炎症で損傷され，時に横隔神経麻痺の状態になる。

▶ **胸膜** 胸郭を裏打ちする**壁側胸膜**と肺表面を覆う**臓側胸膜**に分けられ，その間の空間を胸腔とよぶ。壁側胸膜と臓側胸膜は連続しており，袋状になっている。胸膜表層は中皮細胞によって被覆されている（図1-11）。

▶ **胸郭筋** 狭義の胸郭筋には，内・外肋間筋と呼吸補助筋がある。外肋間筋は肋骨結節から肋軟骨の範囲で上位肋骨から下位肋骨に向かって斜めに走行し，下位肋骨を上に引っ張り上げる吸気筋である。内肋間筋は，胸骨縁から肋骨角の範囲で上位肋骨から下位肋骨に向かって斜め後方に走行する。後方の肋間部は上位肋骨を引き上げる呼気筋とされる。主な呼吸補助筋には，斜角筋と胸鎖乳突筋があり，いずれも吸気時，胸郭を挙上させる。

▶ **腹筋** 呼吸に関与する筋は，内・外腹斜筋，腹直筋，腹横筋である。これらの筋は呼気時に働き，腹壁を圧迫して腹腔内圧を上昇させて横隔膜を押し上げ，また，下位肋骨を引き下げて能動的に呼出させる。

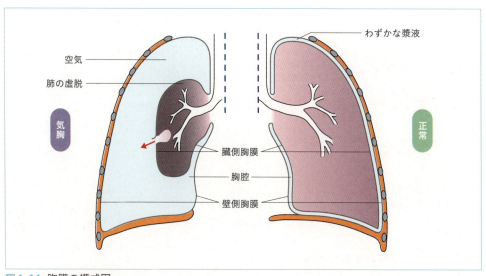

図**1-11** 胸膜の模式図

II 呼吸の機能

A 呼吸調節

　生体の酸素摂取量と二酸化炭素排出量が大きく変化したとしても，動脈血酸素分圧（Po_2）と動脈血二酸化炭素分圧（Pco_2）は正常の範囲内に高い精度で調節されている。これは呼吸調節系によって，換気量が極めて厳密に制御されているからである。図 1-12 に示すように，**呼吸調節系**には 3 つの基本的要素がある。すなわち，①**受容器**，②**呼吸中枢**，③**効果器**の 3 つである。この図の受容器では，効果器からの情報や換気の結果変化する血液ガスの情報が，**化学受容器**やそのほかの受容器で感受され呼吸中枢に入力（フィードバック）される。呼吸中枢では，これらの情報が統合され，効果器に出力（インパルス）を送る。その結果，横隔膜や肋間筋などの呼吸筋が換気運動を司り，動脈血 Po_2 と Pco_2 および pH が正常範囲に維持される。

1. 受容器

　受容器には，**末梢化学受容器**，**中枢化学受容器**，肺およびそのほかの受容器がある。末梢化学受容器には**頸動脈小体**と**大動脈小体**があり，前者は総頸動脈の分岐部に，後者は大動脈弓の近傍に存在する。この末梢化学受容器は，動脈血 Po_2 と pH の低下，動脈血 Pco_2 の増加に反応する。換気に伴う血液ガスのわずかな変化にも反応して，呼吸中枢からの出力を調節する。低酸素血症に対する換気の増大は，ヒトではすべてこの末梢化学受容器が担う。一方，末梢化学受容器の動脈血 Pco_2 に対する反応は，中枢化学受容器に比

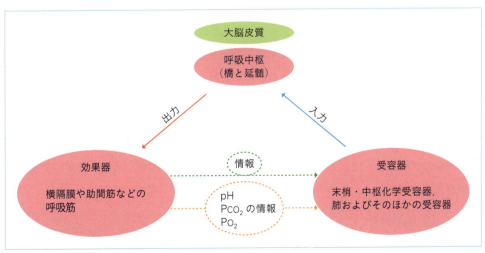

図1-12 呼吸調節系の模式図

べあまり重要ではない。

中枢化学受容器は，解剖学的に延髄の腹側表面の第9および第10脳神経起始部近傍に存在し，血液のP_{CO_2}の変化に反応する。脳の毛細血管からのCO_2拡散により，細胞外液や脳脊髄液のpHが変化することに反応する。化学受容器は，このように受容器周辺の血液や体液の化学組成の変化に反応し，換気を高い精度で調節している。そのほかの受容器は名称の紹介程度にとどめる。肺自体に存在する受容器としては，**肺伸展受容体**，**刺激受容器**，**J受容器**，**気管支C線維**などがある。また，鼻および上気道や胸郭の関節および筋肉などにも受容器が存在し，その情報は**呼吸中枢**に入力され，換気の調節に役立てられている。図1-12の点線で示す情報が，この部分に相当する。

2. 呼吸中枢

ヒトの呼吸中枢は，解剖学的に脳幹部の延髄と橋に存在し，無意識のうちに吸気と呼気のリズムを形成している。前述のように化学受容器，肺およびそのほかの受容器からのフィードバックを受けるが，大脳皮質からも入力を受け，随意的に呼吸を変動させることが可能である。

呼吸中枢からの出力は，主として横隔神経を介し効果器である呼吸筋に伝達される。呼吸中枢には独立した神経の核が存在するわけではない。イメージとしては，橋と延髄にいろいろな成分からなる境界不明瞭なニューロンの集合体が存在するととらえるべきで，次のようなニューロン集合体が認められる。延髄網様体に存在する延髄呼吸中枢は大きく2つに分かれており，背部にある細胞群を**背側呼吸ニューロン群**（dorsal respiratory group；**DRG**），腹側にある細胞群を**腹側呼吸ニューロン群**（ventral respiratory group；**VRG**）とよぶ。

DRGは吸気を，VRGは呼気を司る。特に，DRGは周期的な換気のリズムを形成するといわれる。安静時，呼気は受動的に筋肉が弛緩することで達成されるため，このVRGは安静換気時には活動がなく，運動時など呼吸数が増加する際などの能動的な呼気に関与する。橋下部と橋上部にもニューロン集合体が存在するが，呼吸中枢としての働きについては不明な点が多いため本項では割愛する。意識的に過換気や低換気，さらに息こらえを行うことは可能である。これは大脳皮質が随意的に脳幹の呼吸中枢の機能を制御するためである。また，大脳辺縁系や視床下部などほかの部分も呼吸に関係する。これらは，怒りや恐怖などの感情で呼吸のパターンやリズムが変化することに関与する。

3. 効果器

効果器は，**横隔膜**を主体とするが，これに**外肋間筋**，**内肋間筋**，腹筋，胸鎖乳突筋など呼吸補助筋が関与する。これらの筋肉が協調して働くことが極めて重要である。

4. 関連事項

呼吸調節に関連する事項としては**CO_2ナルコーシス**が大切である。高炭酸ガス血症を伴

うⅡ型慢性呼吸不全では，本来換気量を調節する動脈血 P_{CO_2} の値ではなく動脈血 P_{O_2} の値によって換気量が調節されている．すなわち，低酸素血症によって換気が行われている．もし高濃度酸素投与が行われ低酸素血症が改善されると，この換気のドライブがなくなる状況が作り出され，肺胞低換気が助長されてしまう．CO_2 自体には麻酔作用があるため，意識レベルの低下，自発呼吸の抑制，**呼吸性アシドーシス**の悪化が生じる．これが CO_2 ナルコーシスの病態である．在宅酸素療法を施行中の慢性閉塞性肺疾患（chronic obstructive pulmonary disease；COPD）によるⅡ型慢性呼吸不全の症例が，意識レベルの低下で救急外来に搬送される際などは，必ずこの病態を念頭に置いて診療に当たる必要がある．

B 換気のメカニクス

1. 呼吸筋

呼吸中枢からの出力を受けて換気運動が生じるが，吸気に際し最も重要となる筋肉は横隔膜である．**横隔膜**の動きは，第3〜第5頸髄から発する**横隔神経**の支配を受ける．横隔膜が収縮すると，腹部臓器は下方，そして前方に移動し，胸郭の垂直方向の距離が拡大する．これに加え，**外肋間筋**が収縮すると肋骨は挙上して前方に移動し，胸郭の横径，前後径が拡大する．これが吸気である．一方呼気は，安静換気時は受動的に行われる．すなわち力を抜くことで，呼吸筋はリラックスして平衡状態の位置まで自然に戻るのである．**内肋間筋**は運動時など能動的な呼気に寄与し，胸郭の容積を減少させる．

2. 圧容量曲線

呼吸生理学的に非常に重要な圧容量曲線について概説する（図1-13）．肺自体には弾性収縮力があり，これに加え肺胞表面を覆う液体に起因する**表面張力**もあるため，肺には常にしぼもうとする力が作用する．これに対し胸郭は常に外側に膨らもうとするため，閉胸した状態では両者が力学的に釣り合うポイントが生まれる．このポイントが安静呼気レベルであり，呼吸機能検査でいう**機能的残気量**（functional residual capacity；**FRC**）レベルである．両者が釣り合う状態では，胸壁は内側に，肺は外側に引っ張られるため，**胸腔内圧**は常に陰圧の状態で推移する．呼吸筋が活動し吸気が始まると，胸腔内圧の陰圧度が増加する．

横軸に胸腔内圧，縦軸に肺気量をプロットし，吸気・呼気の様子を表したものが**図1-13a**に示す肺の圧容量曲線である．ここで注意すべきことは，肺自体にも重力の影響によって重さが生じるため，スライス幅1cm当たり 0.25cm H_2O の重みが生じることである．肺には約30cmの高さがあるため，30×0.25，すなわち肺尖部から肺底部方向にプラス約7.5cm H_2O の重さ，つまり圧がかかることになる．

したがって胸腔内圧の陰圧の程度も 7.5cm H_2O 分軽くなるわけで，図の肺尖部が横軸

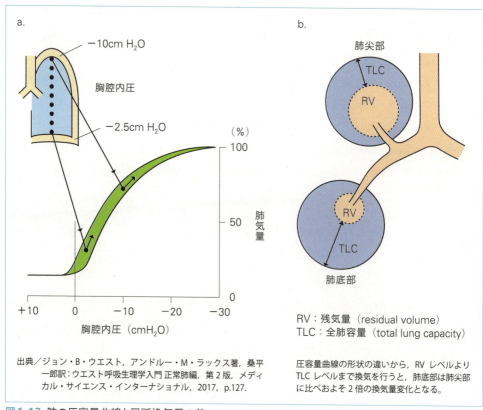

図1-13 肺の圧容量曲線と局所換気量の差

の−10cm H_2O だとすると肺底部は−2.5cm H_2O のところに位置する。圧容量曲線の形状の違いから，同じように換気運動を行っても，より急峻な部分の肺底部の局所換気量変化が，より平坦な部分の肺尖部よりも明らかに大きいことが理解できよう。この関係を表したものが **図1-13b** である。FRCレベルなど，ある肺気量レベルで比較すると，陰圧度の高い（すなわち拡張させる力が強い）肺尖部のほうがその時点での肺気量は大きいことになるが，局所換気量の変化を比較すると肺底部のほうが明らかに大きい。これが，健常人でも認められる換気の不均等分布である。

なお吸気と呼気では，圧容量曲線は異なるパターンを呈する。これは肺の特性の違いから生じるもので，ヒステリシスという。

3. 肺コンプライアンス

圧容量曲線の傾き，すなわち単位圧力当たりの肺気量の変化を**肺コンプライアンス**という。ヒトの肺コンプライアンスは約200mL/cm H_2O が正常値である。つまり，1cm H_2O の圧で肺は200mL容積が増加する。肺線維症では，線維組織が増えるため肺は硬くなり肺コンプライアンスは低下する。一方，COPDでは肺実質が破壊され軟らかくなるため，肺コンプライアンスは上昇する。肺コンプライアンスは治療薬の効果判定にも用いられ，

呼吸機能の質的診断の助けとなる。

4. 気道抵抗

呼吸生理学で扱う抵抗には3つの種類がある。図1-14に示すように，気道の部分の抵抗が**気道抵抗**である。肺と胸壁が動くときには，お互いの組織がスライドして生じる粘性力に打ち勝つ力が必要となる。これを**粘性抵抗**とよぶ。気道抵抗に粘性抵抗を加えたものが**肺抵抗**あるいは**肺粘性抵抗**である。胸郭（きょうかく）までをすべて含めたものが**呼吸抵抗**である。それぞれの病態生理学的意義や測定手技の詳細は割愛する。

実験的に気管支樹（きかんしじゅ）（bronchial tree）に沿いながら圧の変化を直接測定したところ，気道抵抗の主座は中等度サイズの気管支，すなわち第7分岐くらいまでにあることが判明した。第8分岐より末梢の気管支は抵抗にあまり寄与しないことが明らかとなり，直径が2mm未満の気道（いわゆる **small airway**）は，抵抗の20％にも寄与していなかった。理由としては，気道は分岐を繰り返し断面積が膨大になるためと考えられる。このため気道病変の早期検出は難しく，small airwayはいわゆる「サイレントゾーン」を形成するといわれる。

気道抵抗に大きく影響する因子としては，肺気量が重要である。末梢の気管支は周囲の肺組織に支えられ，外向きに牽引（けんいん）されている。このため，肺が拡張すると径が増大するのに対し，肺気量が減少すると径は減少する。気道抵抗は流体力学的に半径の4乗に反比例するため，気道抵抗は急激に増大する。非常に低い肺気量では末梢気道が完全に閉塞するため，気道抵抗が増大した患者では，高い肺気量レベルで呼吸することが多い。気道の径を変化させる気道平滑筋の緊張の度合いは，自律神経の支配を受けている。交感神経の**アドレナリン受容体**を刺激すると気管支は拡張する。β受容体は複数あるが，$β_2$受容体が気管支に存在する。選択的な**$β_2$刺激薬**は気管支喘息やCOPDの治療に広く使用されている。副交感神経活動も関与し，アセチルコリンの作用で平滑筋は収縮する。このため**抗コリン薬**が，気管支拡張薬としてCOPDや気管支喘息の治療に用いられる。

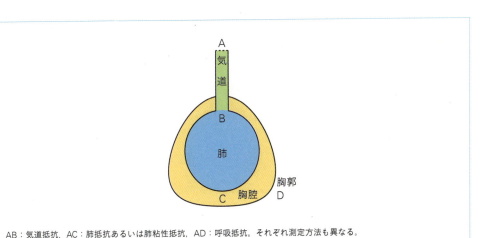

AB：気道抵抗，AC：肺抵抗あるいは肺粘性抵抗，AD：呼吸抵抗。それぞれ測定方法も異なる。

図1-14 呼吸生理学で扱う3つの抵抗の種類

C ガス交換

1. 酸素と二酸化炭素の運搬の流れ

ヒトは，エネルギー産生のために空気中から吸気により酸素（O_2）を取り込み，エネルギー産生の過程で生じた二酸化炭素（CO_2）を呼気により排出する。空気中の O_2 を取り込み，CO_2 を排出する過程が**ガス交換**である。まず取り込まれた O_2 は，肺胞内で次項に述べる拡散によって毛細血管内へ移動し，一部は物理的に溶解するが，大部分は赤血球のヘモグロビンと化学的に結合して組織に運搬される。この物理的に溶解した O_2 を分圧で表現したものが**動脈血酸素分圧**（Pao_2）である。組織では，赤血球から細胞へと O_2 が拡散し，ミトコンドリアに到達する。

一方，細胞内で産生された CO_2 は血管内へと移動し，約90％は赤血球内で**重炭酸イオン**（HCO_3^-）に変換されて運搬される。肺胞毛細血管に到達した HCO_3^- は，赤血球内で水素イオンと化学反応を起こし再び CO_2 となって拡散する。そして呼気により外気に放出される。以上が生体内での O_2 と CO_2 の運搬の概略である。言葉の使い方であるが，肺内での O_2 と CO_2 の運搬を指して，肺内ガス交換，あるいは単にガス交換という場合がある。

2. 酸素の摂取

図 1-15 は健常人の**終末細気管支**から末梢の肺胞領域までをとらえた**走査電子顕微鏡写**

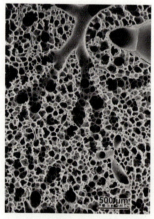

健常人の終末細気管支から肺胞領域までを示す走査電子顕微鏡写真

出典／Weibel, E.R.：What makes a good lung?, Swiss Med Wkly 139（27-28）：381, 2009.

図 1-15 ヒトの気道系の電子顕微鏡写真

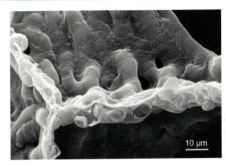

健常人の肺胞腔内を示す。肺胞壁を構成する肺毛細血管網がとらえられている。一部，毛細血管の断面も見える。

出典／Weibel, E.R. : What makes a good lung?, Swiss Med Wkly 139（27-28）: 375-386, 2009.

図1-16 ヒトの肺胞の電子顕微鏡写真

真である。この気道系を模式的に示す図があり，Weibelが作成した図であるため，これを **Weibelモデル** とよぶ（図1-2）。呼吸筋の活動とともに，吸気は上気道から終末細気管支レベルまで塊として運ばれるが，気道の壁に肺胞構造が現れる **呼吸細気管支** から末梢に行くほど断面積が著しく拡大し，肺胞レベルではテニスコート半面に相当するほどになる。このためガスは塊としては運べなくなり，これに代わり **拡散** がガスの移動の主たる機序となる。

図1-16は健常人の肺胞を示す。まさにガスが拡散する場をとらえた走査電子顕微鏡写真である。肺胞壁を構成するのは毛細血管網である。この図から，拡散現象については，ガス交換にかかわる面積が広いほど，移動する距離が短いほど，また肺胞内と血管内とでガス濃度あるいは **ガス分圧** に差があるほど，ガスは拡散しやすいことがわかる。疾患として例をあげると，COPDで呼吸細気管支から末梢が破壊され気腫性の変化が生じる場合，あるいは肺線維症で肺胞壁に線維化が起きる場合などは，拡散が障害されガス交換に支障をきたすことが理解できよう。その結果，低酸素血症が生じるのである。拡散障害を含めた低酸素血症の病態生理については後述する。

3. 二酸化炭素の排出

生体内での CO_2 輸送は，前述のように約90％が HCO_3^- として，そのほかは5％がヘモグロビンやたんぱく質と結合した **カルバミノ複合体** として，残り5％が物理的に溶解した形で行われる。この溶解した CO_2 を分圧で表現したものが **動脈血二酸化炭素分圧**（$PaCO_2$）である。CO_2 は組織で1日に約1万5000mmol産生され，主に換気によって排出される。ここで CO_2 産生量を $\dot{V}CO_2$，**肺胞換気量** を $\dot{V}_A$，肺胞気 CO_2 分圧を $PACO_2$ とすると，これらの関係は **肺胞換気式** とよばれる式，$PACO_2 = 0.863 \dot{V}CO_2/\dot{V}_A$ により示される。$PaCO_2$ は $PACO_2$ にほぼ等しいので，$\dot{V}CO_2$ を一定とすれば，$PaCO_2$ は $\dot{V}_A$ に反比例することがわかる。すなわち，$PaCO_2$ の値から肺胞換気量の増減を知ることができ，高炭酸ガス血症があれば **肺胞低換気** が，低炭酸ガス血症があれば **肺胞過換気** があると判断する。$PaCO_2$ が35〜

45mmHgの正常範囲にあれば，肺胞換気量はちょうど適性換気量にあると考えられる。

4. 肺胞気動脈血酸素分圧較差 $AaDo_2$

　肺内ガス交換に障害があると低酸素血症が生じる。このとき，室内気吸入時の動脈血ガス分析結果をもとに，肺胞気酸素分圧と**動脈血酸素分圧**の較差，すなわち$AaDo_2$を計算することは病態を探る意味で極めて重要である。紙面の都合で詳細は割愛するが，$AaDo_2$は次の式で求められる。

　$AaDo_2 = 150 - Paco_2/0.8 - Pao_2$

　Pao_2が年齢に依存するため$AaDo_2$も年齢に依存するが，10mmHg以下を正常範囲，10〜20mmHgを境界値，20mmHg以上を明らかな異常とする。低酸素血症の病態生理学的原因には，①**肺胞低換気**，②**拡散障害**，③**シャント**（静脈血混合様効果），④**換気血流比不均等**の4つがある。これらの原因は単独で存在することは稀で，通常種々の程度に絡み合い低酸素血症が生じる。

　$AaDo_2$が開大する原因は，上記①を除く②③④である。①の肺胞低換気は，肺胞に達する酸素が少ないために低酸素血症となるのであり，肺胞と毛細血管の間には障害がないので$AaDo_2$は開大しない。②拡散障害は上述した。③シャントは，静脈血が肺胞領域で酸素化されることなく動脈血に混入する病態であり，$AaDo_2$が開大する。換気と血流はマッチングするほどガス交換効率が良いはずであるが，各種肺疾患では④換気血流比の不均等が生じ低酸素血症が生じる。なお$AaDo_2$が開大する場合，②③④が関与することはわかるが，そのいずれかまでの詳細な鑑別はできない。ただし高濃度酸素投与にもかかわらず低酸素血症の改善が乏しいときは，③シャントの存在を疑う必要がある。ガス交換の場に血流が来ないからである。なお参考事項であるが，計算式中の150という数値は室内気吸入時の吸気酸素分圧（Pio_2）であるので，酸素吸入時にはこの式は使用できない点に注意する。

D 酸塩基平衡

1. 酸，塩基，pH

　水溶液中で水素イオンを放出するものを**酸**，水素イオンを取り込むものを**塩基**という。生体内での酸としては，炭酸，硫酸，リン酸，乳酸，ケトン体などがある。二酸化炭素を酸として扱う理由は，水と反応して炭酸になるからである。一方，代表的な塩基には重炭酸イオンがある。動脈血の**pH**の正常値は7.35〜7.45で弱アルカリ性である。生体内で酸が増加すると動脈血のpHは下がり，逆に塩基が増加するとpHが上がる。前者の生理学的変化の過程を**アシドーシス**，pHが低下した状態を**アシデミア**，後者の生理学的変化の過程を**アルカローシス**，pHの上昇した状態を**アルカレミア**とよぶ。アシデミアやアルカ

レミアの状態では，エネルギー産生にかかわる TCA サイクルの各種酵素の至適 pH が維持できず，生命活動に支障をきたす。このため酸や塩基が過剰の場合には，肺や腎臓に備わる pH 調節機構が速やかに反応して pH が大きく変動しないよう緩衝作用が働く。

生体内には，重炭酸緩衝系，リン酸緩衝系，たんぱく緩衝系など様々な緩衝系があるが，なかでも重炭酸緩衝系を解析したものが，**Henderson-Hasselbalchの式**である。すなわち，pH＝6.10＋log［HCO_3^-］／（0.03×$PaCO_2$）である。ここで定数とか対数を省略して，本式を定性的に単純化してしまうと，pH＝HCO_3^-／$PaCO_2$となり，生体の pH は腎機能で調節される重炭酸イオン（**HCO_3^-**）と肺機能，すなわち肺胞換気量で決まる動脈血二酸化炭素分圧（**$PaCO_2$**）の比であるととらえることができる。

これが，酸塩基平衡において HCO_3^- は**代謝性因子**，$PaCO_2$ は**呼吸性因子**と称される理由である。常にこのことを頭に入れておくと酸塩基平衡の理解が進む。HCO_3^- の正常範囲は 22〜26mEq/L，$PaCO_2$ は前述のように 35〜45mmHg である。なお，別の代謝性因子の指標として**塩基過剰**（base excess：BE）がある。正常範囲は 0±2mEq/L で HCO_3^- とは絶対値は異なるが，酸塩基平衡において動きはまったく同じなので，いずれか一つの指標をみれば判定には十分である。

2. 酸塩基平衡異常の基本病型

酸塩基平衡の異常を，pH の変化がアシドーシスかアルカローシスか，原因が呼吸性因子なのか代謝性因子なのかによってまず分類する。基本病型としては，呼吸性アシドーシスおよび呼吸性アルカローシスと**代謝性アシドーシス**および**代謝性アルカローシス**の4つであり，ここに急性か慢性かの時間的要素を加える。慢性は**代償**により pH が正常化の方向に変化する時期を意味する。

肺胞低換気による高炭酸ガス血症の結果 pH が低下するのが**呼吸性アシドーシス**，肺胞過換気による低炭酸ガス血症の結果 pH が上昇するのが**呼吸性アルカローシス**である。時

表1-2 酸塩基平衡異常の基本病型

		pH (7.35〜7.45)	$PaCO_2$ (35〜45mmHg)	HCO_3^- (22〜26mEq/L) または B.E. (0±2mEq/L)
呼吸性アシドーシス	急性	↓	↑	→
	慢性	→	↑	↑
呼吸性アルカローシス	急性	↑	↓	→
	慢性	→	↓	↓
代謝性アシドーシス	急性	↓	→	↓
	慢性	→	↓	↓
代謝性アルカローシス	急性	↑	→	↑
	慢性	→	↑	↑

表1-3 代謝性アシドーシスの原因となる病態・疾患

アニオンギャップが増加する病態・疾患	糖尿病性ケトアシドーシス，尿毒症性アシドーシス，飢餓性ケトーシス，アルコール性ケトーシス，乳酸性アシドーシス，中毒性アシドーシス（メタノール，サリチル酸，パラアルデヒド，エチレングリコール）など
アニオンギャップが正常な病態・疾患	下痢によるアシドーシス，近位および遠位尿細管性アシドーシス，腎不全性アシドーシスの初期，高カロリー輸液性アシドーシス，薬物（アンモニウムクロリド，アセタゾラミド），低アルドステロン症など

間的経過により，たとえば急性呼吸性アシドーシスとか慢性呼吸性アシドーシスと表現する。急性期は代謝性代償が働かない時期であるが，慢性期には腎臓によりHCO_3^-が調節され，pHは数日間のうちに正常に近い値となる。これが慢性呼吸性アシドーシスである。$PaCO_2$，HCO_3^-の推移を，代謝性アシドーシスおよびアルカローシスとともに一覧表にしたものを表1-2に示す（表にはB.E.も含めた）。上述したpH＝HCO_3^-／$PaCO_2$，すなわち生体のpHは，腎機能と肺機能の比であることを念頭に表のパラメータの動きを見ていただきたい。

3. アニオンギャップ

代謝性アシドーシスでは，血清電解質（けっせいでんかいしつ）を測定することは原因を推定するうえで特に重要である。なかでも（Na^+）−（Cl^-＋HCO_3^-）の値はアニオンギャップ（anion gap）とよばれ，代謝性アシドーシスの鑑別診断に役立つ。表1-3に代謝性アシドーシスの原因となる病態・疾患を示す。アニオンギャップは，代謝性アシドーシスでも血中に固定酸が蓄積する場合にのみ増加し，そのほかの場合は正常である。固定酸とは，肺から換気によって揮発することがなく体内に残る酸という意味合いである。アニオンギャップの基準値は10〜12mEq/Lである。電解質の変化も見逃さないよう注意を払う必要がある。

代償された慢性期のpHの見方

正常範囲に近く代償されたpHの値のみから，急性期にはアシデミアであったのか，アルカレミアであったのかを判別することが難しい場合がある。そこで参考になるのが，代償された場合，アシデミア側からなら7.35付近，アルカレミア側からなら7.45付近の値になることが多い点である。代償はある程度ゆとりをもって行われるので，ぴったり7.40になることはむしろ稀である。この点を参考に，急性期，プライマリーに何が生じていたのかを推定することができる。

国家試験問題

1 呼吸中枢の存在する部位はどれか。 （103回 AM26）

1. 大　脳
2. 小　脳
3. 延　髄
4. 脊　髄

2 血液による二酸化炭素の運搬で最も多いのはどれか。 （92回 AM9）

1. そのままの形で血漿中に溶解する。
2. 赤血球のヘモグロビンと結合する。
3. 重炭酸イオンになり血漿中に溶解する。
4. 炭酸水素ナトリウムになり血漿中に溶解する。

▶答えは巻末

参考文献

- 工藤翔二：呼吸器の構造と機能〈工藤翔二，青木きよ子編：新体系 看護学全書 成人看護学②呼吸器〉，メヂカルフレンド社，2016, p.15-25.
- 牛木辰男，小林弘祐：人体の正常構造と機能；1. 呼吸器，日本医事新報社，2006.
- ジョン・B・ウエスト，アンドルー・M・ラックス著，桑平一郎訳：ウエスト呼吸生理学入門 正常肺編，第2版，メディカル・サイエンス・インターナショナル，2017, p6.
- Weibel, E.R.：What makes a good lung?, Swiss Med Wkly 139（27-28）：375-386, 2009.

呼吸器

第2章

呼吸器の症状と病態生理

この章では
- 呼吸器の主な症状を理解する。
- 呼吸器症状の病態生理を理解する。
- 呼吸器症状と呼吸器疾患との関連を理解する。

I 呼吸不全

1. 定義

呼吸不全は「呼吸機能障害のため動脈血ガス（特に O_2 と CO_2）が異常値を示し，そのために正常な機能を営むことができない状態である」と定義されている。[1]

臨床現場で用いられる**呼吸不全の診断基準**は**酸素分圧**（PaO_2）の値を目安に定められており，「室内空気呼吸時の PaO_2 が 60Torr 以下となる呼吸器系の機能障害，またはそれに相当する異常状態を呼吸不全とする」とされている。また，呼吸不全の状態には至らないが，室内空気呼吸時の PaO_2 が 60Torr を超え 70Torr 以下のものを準呼吸不全状態として扱うことも提唱されている。

2. 病態生理

呼吸不全にかかわる呼吸器の機能には，新鮮な空気と肺胞内のガスを入れ替える**換気**と**肺胞レベルでのガス交換機能**＊がある（「第 1 章 - II -B 換気のメカニクス」を参照）。これらの機能障害は低酸素血症をきたし，高度になると呼吸不全となる。

呼吸不全の病態は換気の障害である**肺胞低換気**と，肺胞レベルでのガス交換障害の大きく 2 つに分けることができる。さらには肺胞レベルでのガス交換障害には，**換気血流比の不均等分布**（ミスマッチ），**拡散障害**，**右左シャント**がある（図 2-1）。肺胞低換気では外界からの酸素の取り込みが障害されるだけでなく，体内で産生された二酸化炭素の排出ができ

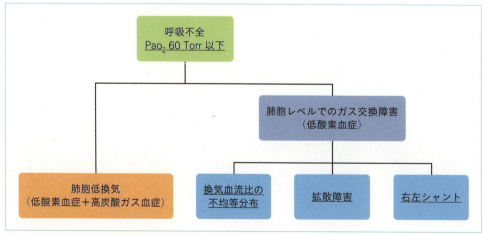

図 2-1 呼吸不全をきたす病態

＊**肺胞レベルでのガス交換機能**：肺胞内の酸素が血液に取り込まれ血液内の二酸化炭素を肺胞に放出するという機能である。

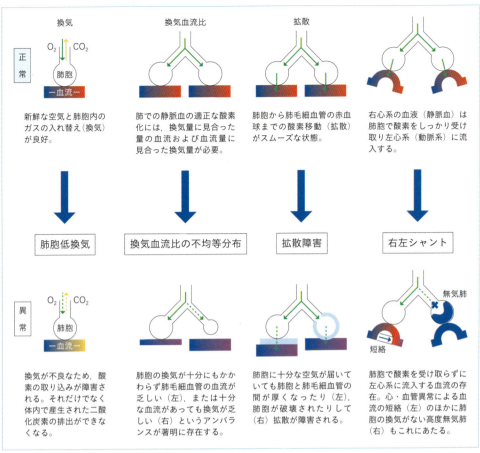

図2-2 肺胞低換気と肺胞レベルでのガス交換障害の機序

なくなるため高炭酸ガス血症を伴う。これに対し換気血流比の不均等分布（ミスマッチ），拡散障害，右左シャントでは主に低酸素血症を生じ，通常高炭酸ガス血症にはならない。（図2-2）

3. 原因疾患

呼吸不全をきたす原因疾患は，換気障害と肺胞レベルでのガス交換障害に分けて考える。換気障害は多くの場合，肺胞低換気をきたし $PaCO_2$ 上昇を生ずる。呼吸不全の代表的原因疾患を表2-1に示す。

4. 分類・程度

呼吸不全の分類には，発症や経過の速さを主眼とした分類（**急性呼吸不全**と**慢性呼吸不全**）と高炭酸ガス血症の有無による分類（**I型呼吸不全**と**II型呼吸不全**）がある。

表2-1 呼吸不全の代表的原因疾患

換気障害
上気道狭窄・閉塞
気道異物，急性喉頭蓋炎，急性血管性浮腫（アナフィラキシー反応など），頸部・後咽頭の膿瘍や血腫，気道および気道周囲の腫瘍，両側反回神経麻痺，喉頭痙攣，気道熱傷
呼吸中枢の機能障害
薬物（鎮静薬，麻薬，麻酔薬など）中毒，脳ヘルニア（脳血管障害，脳腫瘍，頭部外傷），CO_2ナルコーシス，甲状腺機能低下症
呼吸中枢から神経伝達や呼吸筋の障害
神経筋疾患（ギラン–バレー症候群，重症筋無力症急性増悪，筋萎縮性側索硬化症など），頸髄病変（頸椎損傷，腫瘍，出血など），呼吸筋力低下（筋炎，ミオパチー，呼吸筋疲労など），ボツリヌス症，ポリオ後遺症
胸郭・胸壁の高度の障害
胸部外傷，高度側弯症，肺結核後遺症（胸郭形成術後など）
気道系
進行した閉塞性肺疾患（最重症COPD，COPD急性増悪など），気管支喘息重責発作
そのほか
肺胞低換気症候群
肺胞レベルでのガス交換障害
肺循環・血管系
急性呼吸窮迫症候群（ARDS），非心原性肺水腫（神経原性肺水腫，再膨張性肺水腫），心原性肺水腫（左心不全），肺血栓塞栓症，脂肪塞栓，肺高血圧症クリーゼ，右左シャント（肺動静脈瘻，肝肺症候群など）
気道・肺胞系
肺炎，誤嚥，無気肺，気管支喘息，COPD，急性間質性肺炎（含む急性増悪），びまん性肺出血，刺激性ガス吸引，肺線維症（特発性間質性肺炎），膠原病肺，慢性過敏性肺炎，塵肺，気管支拡張症，びまん性汎細気管支炎，閉塞性細気管支炎，リンパ脈管筋腫症，肺野型サルコイドーシス
そのほか
気胸，緊張性気胸，大量胸水，肺がん（含むがん性リンパ管症），CO中毒

1 臨床経過による分類

❶急性呼吸不全

急性呼吸不全とは臨床経過が数時間から1か月未満で呼吸不全となるものを指すのが一般的である。

急性のうち，呼吸器疾患の症状所見を認めない人に突発し，発症・経過が急性で1日の単位で進行するものを狭義の急性呼吸不全，慢性呼吸器疾患に急速な症状所見の悪化が生じて呼吸不全に陥るものを急性増悪とよんでいる。

❷慢性呼吸不全

慢性呼吸不全とは呼吸不全の状態が少なくとも1か月以上続くものをいう。

2 高炭酸ガス血症（$PaCO_2$上昇）の有無による分類

$PaCO_2$が45Torr以下のものをⅠ型呼吸不全，$PaCO_2$が45Torrを超えるものをⅡ型呼吸不全という。Ⅱ型呼吸不全では肺胞低換気が存在すると考えられる。

5. 治療・対処法

呼吸不全症例への対応に際しては急性か慢性か，Ⅰ型かⅡ型かを考えながら対応することが大切である。原因疾患と併存症に対する治療，処置（薬物療法，手術療法など）を行うとともに，生命維持のためにまず呼吸管理が必要となる。さらに慢性期には在宅酸素療法，呼吸リハビリテーションや急性増悪の防止をはじめとする包括的医療が必要となってくる。

1 原因疾患と併存症に対する治療

可逆性の病態に対する治療が行われる。代表的なものとしては，喘息（気道攣縮）に対する気管支拡張薬投与（短時間作用性β_2刺激薬の吸入やテオフィリンの静脈内投与），気胸に対しての胸腔ドレナージ，肺血栓塞栓症に対するヘパリンの投与があげられる。

また，呼吸不全の増悪因子である感染症，右心不全に対する治療として，感染症には抗菌薬投与，右心不全には利尿薬投与が検討される。そのほかにステロイド投与が，COPDの急性増悪や間質性肺炎の急性増悪などによる進行性の呼吸不全があるとき，および敗血症性ショックを伴う場合に検討される。加えて全身管理が重要であり，水分管理，心不全，不整脈に対する治療，貧血の改善，栄養管理などが行われる。

2 呼吸管理

呼吸管理としてはまず**酸素療法**が基本となる。さらに重症例では**人工呼吸療法**の導入を検討する。また，慢性呼吸不全においてはⅠ型かⅡ型かを区別して呼吸管理の検討をする。

❶ 酸素療法

酸素投与量（流量）は一般的にPaO_2 60Torrを確保することを目標に設定する。

Ⅰ型呼吸不全では必要に応じて低～高濃度の酸素を投与するが，Ⅱ型呼吸不全の場合は投与する酸素濃度に注意が必要である。特に慢性Ⅱ型呼吸不全の場合は，CO_2ナルコーシスに十分な注意が必要なため低濃度の酸素から投与する必要がある。

❷ 人工呼吸療法

呼吸不全に対してまず行われる治療は，基礎疾患の治療と酸素投与であるが，呼吸性アシドーシスの代償が追いつかずpHが7.3を切るようなⅡ型呼吸不全症例や重症の呼吸不全を呈する急性呼吸窮迫症候群（acute respiratory distress syndrome；ARDS）の場合は，人工呼吸管理が必要になる場合が多い。

人工呼吸療法には大きく分けて，マスクを介した**非侵襲的陽圧換気**（non-invasive positive pressure ventilation；**NPPV**）と侵襲的補助換気療法の2つがあるが，まずNPPVを行う場合が多い。しかし，救命のためにはNPPVが有効でなく呼吸不全が進行する場合，自発呼吸が十分でない症例では速やかに侵襲的補助換気療法の実施を開始する。

3 慢性期の包括的医療

　基礎疾患と併存症の治療の継続に加え，慢性呼吸不全症例では慢性安定期の包括的医療が行われる。これには呼吸リハビリテーション，急性増悪の防止のためのワクチン接種（インフルエンザワクチン，肺炎球菌ワクチン）や気道感染時の抗菌薬投与，**在宅酸素療法**（home oxygen therapy：**HOT**），**在宅人工呼吸療法**（在宅 NPPV），社会的資源の活用などが含まれる。

▶ **HOT**　HOT は広く普及した在宅医療の一つである。HOT の適用基準は，高度慢性呼吸不全，肺高血圧症例，チアノーゼ型先天性心疾患と一部の慢性心不全症例である。その効果としては何より在宅での療養継続が可能となることであるが，生存期間，赤血球増多，肺循環動態，運動能，精神神経機能などの改善も報告されている。

▶ **在宅 NPPV**　在宅 NPPV は II 型慢性呼吸不全で pH 低下が著明な場合や高炭酸ガス血症を伴う急性増悪を繰り返す症例で適応が検討される。特に拘束性換気障害患者（肺結核後遺症や後側彎症），神経筋疾患（筋萎縮性側索硬化症やデュシェンヌ型筋ジストロフィーなど）による II 型慢性呼吸不全は在宅 NPPV の良い適応である。また，COPD などの呼吸器疾患による II 型慢性呼吸不全症例に対する NPPV の導入も検討されている。

▶ **社会的資源の活用**　慢性呼吸不全患者は，医療費，家族の介護負担などによる経済的負担の増大が問題となる。現存する社会資源を最大限に利用して，経済的負担を軽減させることは重要である。現在利用ができるものとしては身体障害者手帳の取得，特定疾患の認定，介護保険制度，高額療養費制度および障害年金制度の利用があげられる。

II 呼吸困難

1. 定義・概念

　呼吸困難は呼吸をする際に感じる努力感や不快感を総称した自覚症状であり，呼吸不全の定義のような「動脈血酸素分圧（Pao_2）が 60Torr 以下」といった客観的な基準がない。すなわち，低酸素血症を認めない呼吸困難もあり，呼吸困難の程度と身体所見や検査所見が相関しないこともある。そのため呼吸困難の感じ方には著しい個体差が認められ，表現も患者によって多彩である。たとえば，「息苦しい」「労作時の息切れ」「窒息する感じ」「呼吸の努力感」「呼吸促迫感」「呼吸に伴う不快感」「胸が狭い」「のどがつかえる」「息ができない」「動悸がする」などがあるため，他覚的に正確に把握することは難しい。

▶ **健常者でも起こり得る**　健常者でも激しい運動時に呼吸困難を感じるが，呼吸困難を引き起こす生体側の条件は幅広く，年齢，性別，体格，標高，生理的トレーニングの状態，心理的要素などにより様々である。健常者では，激しい運動により，換気が著しく増加することによって初めて呼吸困難を意識するが，肺や心疾患患者では，わずかな運動で

も，時には安静時でさえも呼吸困難感が現れる。

▶ **呼吸困難を訴える患者の理解**　呼吸困難を訴える場合は，緊急治療を必要とする場合もあり注意を要するが，呼吸困難自体が直接治療の対象となることは少なく，その原因疾患，たとえば急性・慢性の呼吸不全をきたす基礎疾患の重要な臨床所見としてとらえられることが多い。例外としては，がん患者，特に肺がん患者に高頻度にみられる呼吸困難がある。呼吸困難の有症率は，がんの進行とともに増加し，がん患者の耐え難い苦痛の代表的なものであり，身体機能に著しく影響を与えるだけでなく，社会生活や生きる意欲にも影響を及ぼし，患者のQOL（quality of life）を大きく阻害する。がん患者の呼吸困難は，単に呼吸器の器質的な障害によって起こるのではなく，様々な要素が複雑に絡んだ状態や要因によって修飾されると考えられ，原因に応じた対応と関連する特定の病態に応じた対応が必要である。

2. 病態生理

呼吸運動をコントロールする中枢部分は脳幹部の**呼吸中枢**であり，その調整は主に3つの調整系より成り立っている（表2-2,「第1章‐II-A-2 呼吸中枢」を参照）。呼吸調節は，延髄を主とした脳幹部の呼吸中枢で行われ，脊髄を介して横隔膜や肋間筋などの**呼吸筋**に情報を伝え，呼吸運動を引き起こす。呼吸中枢は酸素分圧，炭酸ガス分圧，pHを感知する中枢・末梢の化学受容器や呼吸運動を感知する気道，肺，胸壁の受容器からの情報を受け取り，呼吸中枢からの出力を呼吸筋に伝える。さらに大脳皮質から呼吸中枢に対する随意調整も加わり，呼吸調整が行われる。

▶ **呼吸困難の因子**　呼吸困難は，これらの呼吸調節の異常により生じると考えられている。メカニズムは，呼吸中枢からの呼吸筋への運動指令（出力）と受容器から入ってくる求心性の情報（入力）との間に，解離あるいはミスマッチが生じる場合に呼吸困難が生じるとされる。求心・遠心シグナルミスマッチ説などいくつかの説が提唱されているが，多くの神経，液性因子が関与しており，その詳細は明らかになっていない。

▶ **がん患者における呼吸困難**　がん患者における呼吸困難は，必ずしも病態的変化を伴わず心理的要因によって生じる可能性もある。がん患者の疼痛を，身体のみならず精神的・

表2-2　呼吸中枢の3つの調整系

①化学調整系	この調節に関係する受容器には中枢化学受容器と末梢化学受容器があり，動脈血中の酸素分圧，炭酸ガス分圧，pHの変化を感知し呼吸中枢に伝える。特に延髄にある中枢化学受容器は，炭酸ガス分圧の上昇とpHの低下により刺激を受け換気量を増大させる。また頸動脈と大動脈小体に存在する末梢化学受容器は酸素分圧を感知し，情報が呼吸中枢に伝えられ換気量を増大させる。
②神経調整系	刺激は呼吸中枢から脊髄をとおして肺，気道，呼吸筋に伝えられる。肺・気道系に分布する肺伸展受容器，C線維末端，胸壁の呼吸筋の筋紡錘を介して化学的，機械的な刺激が迷走神経を介して呼吸中枢に伝えられる。
③行動調整系	呼吸は意識的に早くしたり深くしたり一時的に止めたりすることができる。この呼吸変化は大脳皮質における高位中枢から呼吸中核群へ影響するものである。

社会的・スピリチュアルな側面を含めて全人的苦痛（total pain）ととらえるのと同様に，呼吸困難は単に身体的な側面だけでなく精神的な側面も含む多角的なものであると考えられるようになってきている。

3. 原因疾患

呼吸困難の原因となり得る疾患には呼吸器疾患（間質性肺炎，気管支喘息，慢性閉塞性肺疾患［chronic obstructive pulmonary disease；COPD］，肺塞栓，肺がん，胸水など），心疾患（うっ血性心不全，心臓弁膜症，虚血性心疾患など），脳疾患（脳血管障害，脳腫瘍），神経筋疾患（重症筋無力症，筋萎縮性側索硬化症など），貧血，心因性，生理的なものまで多岐にわたる（表2-3）。

4. 分類・程度

自覚症状である呼吸困難を一元的にとらえて，対象者の主観でどれくらい苦しいかという程度や強度を量的に評価する簡便な方法として，**フレッチャー-ヒュー・ジョーンズ（Fletcher, Hugh-Jones）分類**と，**修正MRC息切れスケール**が用いられることが多い（表2-4, 5）。この分類は主に生活動作から呼吸困難度を定量化しようとしたものであり，同一対象内における呼吸困難の相対的な経時推移を測定するのに適している。そのほかに「呼吸困難なし」を0，「最大の呼吸困難」を10とする10段階の度合いスケールを用いて呼吸困難感を定量化している修正ボルグ指数と（表2-6），心疾患に用いられるNew York Heart Association（NYHA）分類がある（表2-7）。

表2-3 呼吸困難の原因疾患

呼吸器疾患	拘束性換気障害	間質性肺炎，無気肺，塵肺，胸郭変形，呼吸器筋異常
	閉塞性換気障害	気管支喘息，COPD，びまん性汎細気管支炎
	肺循環障害	肺塞栓，肺梗塞，肺高血圧症
	腫瘍	肺がん，胸腺腫瘍，中皮腫
	胸膜疾患	胸膜炎，胸水，胸膜肥厚，気胸
	気道閉塞	気道内異物
呼吸器疾患以外	心疾患	心不全，肺水腫，心筋梗塞，狭心症，心臓弁膜症，心膜炎，心嚢液貯留，先天性心疾患
	血液疾患	貧血
	神経筋疾患	重症筋無力症，筋萎縮性側索硬化症，ギラン-バレー症候群
	脳疾患	脳血管障害，脳腫瘍
	代謝異常	尿毒症，肝不全，糖尿病，甲状腺機能亢進症
	心因性	過換気症候群，神経症
	そのほか	敗血症，横隔膜の圧迫，中毒

表2-4 フレッチャー-ヒュー・ジョーンズ分類

I度	同年齢の健常者と同様の労作ができ,歩行・階段の昇降も健常者並みにできる
II度	同年齢の健常者と同様に歩行できるが,坂・階段の昇降は健常者並みにできない
III度	平地でさえ健常者並みに歩けないが,自分のペースでなら1.6km以上歩ける
IV度	休みながらでなければ50m以上歩けない
V度	会話,着物の着脱にも息切れがする。息切れのため外出できない

表2-5 修正MRC息切れスケール

Grade 0	激しい運動をしたときだけ息切れがある
Grade 1	平坦な道を早足で歩く,あるいは緩やかな上り坂を歩くときに息切れがある
Grade 2	息切れがあるので,同年代の人よりも平坦な道を歩くのが遅い,あるいは平坦な道を自分のペースで歩いているとき,息切れのために立ち止まることがある
Grade 3	平坦な道を約100m,あるいは数分歩くと息切れのために立ち止まる
Grade 4	息切れがひどく家から出られない,あるいは衣服の着替えをするときにも息切れがある

表2-6 修正ボルグ指数

0	まったく感じない	5	強い
0.5	非常に弱い	6	
1	とても弱い	7	とても強い
2	弱い	8	
3	中くらい	9	非常に強い
4	やや強い	10	最大限に強い

表2-7 NYHA分類

I度	日常の活動に何らの制限を受けないもの
II度	日常生活に多少の制限を受け,過度の運動に際して呼吸困難,動悸などが出現するもの
III度	日常生活に高度の制限を受け,軽度の体動でも症状が出現するもの
IV度	安静時にも症状を有し,わずかの体動でも症状が増強するため,病床を離れることができないもの

5. 治療・対処法

❶ 原因治療

まず可能であれば呼吸困難の原因となっている病変に対する治療を行う。たとえば,呼吸器系基礎疾患(COPD,気管支喘息など)への標準治療(長時間作動型抗コリン薬の吸入,吸入ステロイドの吸入,β_2刺激薬の吸入,気管支拡張薬の点滴静注,ステロイドの点滴静注,呼吸リハビリテーションなど),胸水や気胸に対する胸腔穿刺やドレナージ,心疾患(心不全,虚血性心疾患,不整脈など)への標準治療(利尿薬,抗不整脈薬など),感染性肺炎に対する感染症治療,貧血に対する輸血,がん病変に対する化学療法や放射線治療,悪性胸水・心嚢液に対するドレナージや胸膜癒着術,気道狭窄に対する放射線治療やステント,上大静脈症候群に対する放射

線治療やステント，といった治療があげられる。

❷ 酸素療法

　低酸素血症がない患者では，空気吸入と比較して，酸素吸入の有意な呼吸困難改善効果は示されていない。しかし，低酸素血症がないがん患者では，酸素吸入は空気吸入と比較して，呼吸困難を緩和させる可能性がある。いずれの場合も酸素吸入前後では，呼吸困難の改善が示されていることから，低酸素血症の有無にかかわらず施行してみる価値はあると考えられる。ただし，常にメリット（呼吸困難改善効果）とデメリット（見た目，異物感，口渇など）について患者と話し合って使用を決めることが重要である。Ⅱ型呼吸不全（炭酸ガス分圧［$PaCO_2$］≧45Torr）を有する患者では，酸素化が保たれている状況で過量の酸素を投与するとCO_2ナルコーシスをきたす可能性があり，特に注意が必要である。

❸ 薬物療法

（1）モルヒネ

　呼吸困難を訴えているがん患者に対して，モルヒネはプラセボに比較して呼吸困難を緩和させると考えられている。代表的な副作用としては便秘，悪心，眠気があるが，モルヒネ投与に伴う副作用は，医療者による十分な観察を行うことで許容できると考えられる。しかし急性の呼吸不全，意識障害，認知機能障害を伴う患者などすべてのがん患者にモルヒネの呼吸困難緩和作用があるか否かは，現時点で結論できていない。

（2）ベンゾジアゼピン系薬

　がん患者のみを対象とすると，ベンゾジアゼピン系薬はプラセボと比較して有意な効果を示しているが，モルヒネと比較して呼吸困難をより緩和させる根拠は不十分と結論づけられている。がん患者の呼吸困難と不安などの心理的要因の関連を示す研究が複数存在し，不安を合併しているがん患者の呼吸困難に対しては検討してもよいと考えられる。

（3）ステロイド

　呼吸困難を訴えているがん患者に対して，副腎皮質ホルモン製剤の全身投与は，プラセボと比較して呼吸困難を緩和せる可能性がある。ただし，がん性リンパ管症，上大静脈症候群，気道狭窄，気管支攣縮，薬剤性肺障害，放射線肺臓炎などの副腎皮質ホルモン製剤による呼吸困難緩和作用を期待し得る病態の有無の評価，また副作用のマネジメントが必要である。

❹ 体位

　病状に応じて体位を工夫する。腹水の患者では，臥位では腹水が貯留することにより横隔膜が押し上げられ呼吸困難が出現しやすいため，頭側を挙上することで呼吸がしやすくなる。また大量胸水が貯留している場合には，側臥位にすることで症状の改善がみられることもある。一般的には呼吸筋の運動を妨げないように衣服を緩め，胸郭が十分広がるようにリラックスできる体位をとれるようにする。

❺ 環境整備

　部屋の中の人数の制限，窓を開ける，外部の視界が遮られないようにする，十分な湿度

を保つ，たばこや香水などの刺激物質を避ける，不安の緩和，家族への教育とサポート，などがあげられる。

❻ 鎮静

種々のアプローチにても対処困難であり，耐え難い苦痛の場合は苦痛緩和の手段として鎮静を検討する。

III 胸痛

1. 定義

胸痛は，原因にかかわらず，胸部・胸腔内のすべての組織・臓器を含む感覚的な症状の総称である。また胸腔外の病変でも放散痛という形で生じる場合もある。症状は高齢者や糖尿病患者では乏しいことも多く，必ずしも症状の強さは重症度に比例するとは限らない。

2. 病態生理

胸痛には，脊髄神経を経由する表在痛（表在感覚系）と自律神経（迷走神経，交感神経系）を経由する内臓痛（内臓感覚系）の2種類が存在する。刺激には牽引による物理的因子と化学的物質（疼痛物質）による化学的因子がある。

3. 原因疾患

胸痛の原因を本節では，呼吸器疾患，胸壁疾患，心疾患，脈管系疾患，消化器疾患，心因性疾患の大きく6つに分類した（表2-8）。このなかで，特に緊急を要する胸痛には，急性心筋梗塞，解離性大動脈瘤，肺血栓塞栓症があり，死に至るおそれもある。

4. 分類・程度

症状から疾患を分類・推測することは極めて重要で，問診が重要である。診察のポイントは，部位，程度，性状や発症の経過，増悪因子や改善をもたらす状況，疼痛に伴う合併症状などである。

表2-8 胸痛の原因疾患

呼吸器疾患	気胸，胸膜炎，膿胸，気管支炎，肺炎，縦隔炎
胸壁疾患	肋間神経痛，帯状疱疹，肋骨骨折，肋軟骨炎
心疾患	虚血性心疾患（**急性心筋梗塞**，狭心症），心膜炎
脈管系疾患	急性大動脈解離（**解離性大動脈瘤**），**肺血栓塞栓症**，肺梗塞，肺高血圧，肺梗塞
消化器疾患	逆流性食道炎，食道痙攣，十二指腸潰瘍，膵炎
心因性疾患	パニック障害（心臓神経症），不安神経症，過換気症候群，心臓神経症，うつ

※太字は，緊急を要する胸痛の原因となる疾患

表2-9 胸痛診察時の聴取項目

どのような痛みか	刺すような痛み，鈍い痛み，圧迫されるような痛み，絞め付けるような痛み
どこが痛いか	左胸部，前胸部，背部，首や肩に放散，局所的，限定的か移動性
どのくらい痛むか	瞬間的，数分，数時間かそれ以上
どのようなときに痛むか	動いたとき，安静時，体位を変えたとき，呼吸との関係，食事との関係
胸痛以外の随伴症状の有無	呼吸困難，発熱，冷や汗，吐き気，嘔吐

　亜急性から慢性の疼痛（とうつう）では細菌性胸膜炎，肺がんの胸膜浸潤や骨転移の場合もある。背部痛も含めて，内臓痛の疼痛は体動時のみならず安静時や夜間にも出現することが特徴である。胸痛診察時に具体的に聴取すべき内容を列挙する（表2-9）。「胸が痛みますか？」と質問しても「大丈夫」と答える人が，「胸を押さえられるような感じはないですか？」「胸が詰まる感じはありませんか？」などとより具体的な質問をすると「あります」と答えることも多く，問診のしかたは大変重要である。

　また，心筋梗塞，狭心症，解離性大動脈瘤は，動脈硬化のある人に発症しやすい。動脈硬化の原因としては高血圧，脂質異常症，糖尿病，肥満，喫煙があげられ，問診のポイントの一つとなる。

1 呼吸器疾患

　細い気管や肺実質には痛覚を伝える神経がなく，痛みの神経は胸膜にある。そのため，胸膜に関係する病気では痛みを感じる。

❶ 気胸（ききょう）

　気胸は，呼吸器疾患の胸痛の原因として比較的頻度が高く，やせ型の若い男性によく認められ，肺気腫を合併した中高年にも認められる。何らかの原因で肺に穴が開き，その後肺がしぼむ病気で，穴が開いたときやしぼんだことを自覚する患者もおり，何時何分と表現できることもあるくらい突然の胸痛と息苦しさを伴う。痛みは，深呼吸で増強し継続する（図2-3）。

　気胸のなかでも緊張性気胸は，通常の自然気胸と異なり胸腔内に入り込んだ空気が出られなくなり，結果的に対側の正常な肺や心臓を圧迫し血圧低下などを引き起こす緊急性の高い状態であり，胸腔ドレーン留置などにて速やかな胸腔減圧の処置が必要である。

❷ 胸膜炎・膿胸（のうきょう）

　胸膜炎や膿胸は，細菌や結核菌などの感染症が原因で発症し，発熱や悪寒（おかん），呼吸困難を伴い，倦怠感，疲労感，盗汗（とうかん）などの症状を認めることもある。細菌性胸膜炎は，う歯や歯周病と同じ微好気レンサ球菌や嫌気性菌が原因となることが多く，糖尿病の人，口腔衛生が保たれていない人に多く発症する。治療は，点滴での抗菌薬投与と胸腔ドレーンの留置，また，必要に応じて抗菌薬をドレーンから胸腔へ直接投与する。

　がん性胸膜炎の場合は発熱・胸痛を認めずに，呼吸苦だけの症状であることが多い。特に細菌が原因の場合は激しい胸痛を伴い，急速に膿胸に移行する場合があり注意が必要で

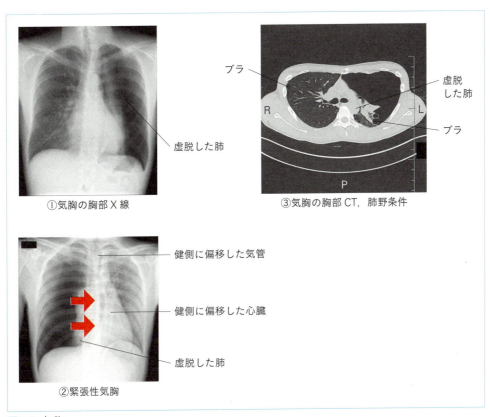

図 2-3 気胸

ある。

❸ 縦隔炎

縦隔炎は，食道穿孔や気道損傷などにより発症する病気である。高熱，悪寒，激しい胸痛などの症状が現れる。細菌性であることが多く，抗菌薬や重症例では縦隔ドレナージ（排膿）で治療を行う。胸骨後壁に激痛を伴う。

2 胸壁疾患

❶ 肋骨骨折

肋骨骨折は，安静時に鈍い痛みを認め，体位変換，深呼吸や咳，押したときに痛みが増強する。

❷ 肋間神経痛・帯状疱疹

肋骨に沿って走行する神経を肋間神経という。この神経が何らかの原因で障害されて生じる突発的な痛みを肋間神経痛という。痛みは片側性で強く，深呼吸，咳，体位変換でも増強することがある。原因の多くは不明だが，帯状疱疹が原因である場合がある。

▶ 帯状疱疹　帯状疱疹では，肋間に沿って水痘・帯状疱疹ウイルスが潜んでいる。鋭く激しい痛みが局所的に現れ，水膨れのある発疹を伴う。帯状疱疹以外で原因不明の肋間神

経痛では，不自然な姿勢をとったとき，また運動不足・疲労によって神経が骨や筋肉にはさまれた（絞め付けられた）ことなどがきっかけで突然起きている可能性がある。高ウイルス薬の全身投与にて治療を行う。

❸ 肋軟骨炎

片側の複数の肋骨に起こりやすい病気であり，頻度は比較的多く外来や救急でもよくみられる疾患である。肋骨肋軟骨接合部や胸肋関節の非化膿性の炎症で起きることが多い。痛みは，体幹の動きや深呼吸，上肢の運動で悪化する。病変部の圧迫により疼痛が再現され，肋骨骨折もない場合に肋軟骨炎が疑われる。

3 心疾患

❶ 虚血性心疾患

迅速に診断を行い，早めに治療を開始できれば救命率が飛躍的に向上するため，早期の問診・診断と素早い判断が重要である。

狭心症(きょうしんしょう)は，心臓を栄養する血管である動脈が動脈硬化などにより塞がりつつある状態であり，冠動脈からの酸素供給が減少する疾患を総称して虚血性心疾患とよぶ。

患者の症状の表現は，「突然，胸が絞め付けられるような」「胸が圧迫される感じ」「胸の奥がジーンとする」など様々である。主な症状としては，労作時に胸部中央から左側にかけて絞め付けられるような痛みや圧迫感があり，数分で消失する。時には首や肩などにも広がるような痛み（**放散痛***）や上腹部の痛みなどが現れることもある。ニトログリセリンで痛みは消失する。

▶ **心筋梗塞** 狭心症をはるかに勝る強い痛みが，胸骨の中央部あたり，あるいは胸全体に長時間起こり，冷や汗や呼吸困難などのそのほかの症状を認めた場合は，冠動脈(かんどうみゃく)が完全に塞がった心筋梗塞を疑う。心筋梗塞はニトログリセリンでは痛みは消失しないため，痛みをコントロールするには，医療用麻薬を用いることもある。

心筋梗塞は中年以降の男性に圧倒的に多く，その半数は狭心症のある人に発症する。糖尿病合併患者や高齢者では症状が軽い場合がある。

4 脈管系疾患

❶ 大動脈解離（解離性大動脈）

初診時に正確に診断できる可能性は60～80％ともいわれている疾患である。

大動脈の壁は3層構造である。大動脈解離は，その壁が2層に剝(は)がれ，2腔となった状態である。剝がれるきっかけとなった部位には，内膜に裂け目ができていて，本来の血液の通り道（真腔という）と新たにできた通り道（偽腔という）の間に交通がある。偽腔(ぎくう)側が膨

***放散痛**：病気の患部とはまったく関連なさそうな部位に出る痛みのことである。一見バラバラのようにみえるが，病気によって痛くなる場所は決まっている（例：心筋梗塞の場合は，左方から腕，左下顎，心窩部。胆嚢炎では背中や右肩。膵炎では，背部）。

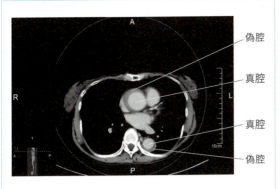
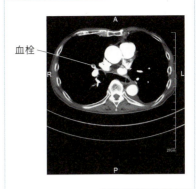

図2-4 大動脈解離（CT造影剤あり。縦隔条件）　　　図2-5 肺血栓塞栓症

らんで「瘤」状となったときに「解離性大動脈瘤」とよぶ。

突然，胸を引き裂くような激しい痛みが現れ，剝がれに沿って痛みは移動する。症状は血流の流れが悪くなる部分に現れ，意識障害をはじめ失神，胸痛，腹痛，血圧の左右差など様々である。ほとんどは動脈硬化が原因である。造影CTや血液検査が必要になり，治療にはステント留置や手術が必要になる（図2-4）。

❷肺梗塞・肺血栓塞栓症

肺の血管が血栓などによって閉塞して起こり，無症状のこともある。太い血管あるいは多数の血管が閉塞すると，虚血性心疾患や胸膜炎のような突然の胸痛と呼吸困難のほかに，咳嗽，発汗，顔色不良，酸素化障害などの症状が現れる。

がんや下肢静脈血栓症が合併することも多いが，ロングフライト症候群（以前はエコノミークラス症候群）という別名でよばれている。治療には，ヘパリンなどの抗凝固薬投与やカテーテル治療，手術がある（図2-5）。

5　消化器疾患

- ▶ **逆流性食道炎**　胸骨付近に生じる胸痛で，嚥下困難や胸やけなどの症状を伴う。
- ▶ **胆囊炎**　鋭いまたはうずくような痛みが右上腹部に突然起こる。背中や右肩に痛みが放散する。悪心，発熱，震えなどを伴う。
- ▶ **膵炎**　心窩部痛や背部への放散痛。仰臥位にて痛みが増強する。

6　心因性疾患

- ▶ **心臓神経症**　検査では異常を認めないにもかかわらず，精神的負荷がかかったときに胸痛，動悸，息切れなどを認める。過換気症候群でも同様の症状がみられることがある。初見から心因性疾患であると断定せずに，心疾患，呼吸器疾患でないことを確認してから，除外疾患として考える必要がある。

5. 治療・対処法

　胸痛を有する病気は前述のとおり様々であり，痛みの種類や部位などから病気を推測するために，詳しい問診や身体診察を行う。胸部X線検査，心電図検査や血液検査を行い，さらにこれらの検査で診断がつかず，異常がなければ，胸腹部のCT検査，腹部エコー検査などの精密検査を行うこともある。

　それぞれの診断のもとに治療を行うが，胸痛の原因がはっきりしない場合は痛み止めや抗不安薬などを投与して慎重に様子をみていくこともある。それぞれの病期での治療方法については第4章の各疾患の治療を参照してほしい。

IV 咳嗽

1. 定義

　咳嗽とは，気道内の分泌物や異物を気道外に排除するための生体の非特異的防御機構である。しかし，咳嗽が長く続くと体力が消耗するなど生体に不利に働く側面を有する。

2. 病態生理

　気道壁表層に分布する咳受容体の刺激が迷走神経を介して延髄孤束核に存在する咳中枢に伝達されると，咳嗽反射が発生する。また，気道壁深層の気管支平滑筋が収縮する際に平滑筋内の知覚神経終末が刺激され，咳中枢に伝達される機序も存在するとされる。また，気道のみならず，胸膜のほか食道などの他臓器にも迷走神経末端が存在するため，それらが刺激され咳嗽の原因となることがある。

3. 原因疾患

　咳嗽は，すべての呼吸器疾患が原因になり得る。最も多い原因は，ウイルス感染による感冒である。以下に代表的な咳嗽の鑑別疾患を**表2-10**に示す。

4. 分類・程度

❶喀痰の有無による分類

　喀痰を伴う湿性咳嗽と伴わない乾性咳嗽がある。湿性咳嗽は急性および慢性気管支炎，肺炎，**気管支拡張症**，副鼻腔気管支症候群，気管支喘息などが主な原因疾患である。ただし，気管支喘息では膿性痰を伴うことは少ない。乾性咳嗽の代表は間質性肺炎である。

❷持続時間による分類

　咳嗽は持続時間により，**急性咳嗽**（3週間未満），**遷延性咳嗽**（3週間以上8週間未満），**慢性**

表2-10 代表的な咳嗽の鑑別疾患

上気道疾患	喉頭炎，喉頭蓋炎，副鼻腔炎，声帯機能不全
中枢気道疾患	気道内腫瘍，気道異物，気管・気管支軟化症，気管支結核，サルコイドーシス、再発性多発軟骨炎
気管支〜肺胞領域の疾患	気管支炎・肺炎（細菌性，ウイルス性），肺がん，**肺結核**，慢性閉塞性肺疾患（chronic obstructive pulmonary disease；COPD），びまん性汎細気管支炎，気管支拡張症，間質性肺炎
アレルギー性呼吸器疾患	気管支喘息，**咳喘息**，**アトピー咳嗽**，アレルギー性気管支肺真菌症，好酸球性多発血管炎性肉芽腫症，慢性好酸球性肺炎
循環器疾患	うっ血性心不全，肺血栓塞栓症，アンジオテンシン変換酵素（ACE）阻害薬などの薬物による咳
そのほかの原因	自然気胸，胃食道逆流症，**感染後咳嗽**，迷走神経刺激症状，過換気症候群，**心因性咳嗽**

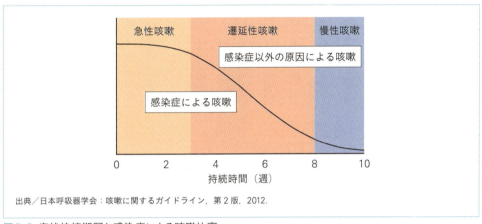

出典／日本呼吸器学会：咳嗽に関するガイドライン，第2版，2012.

図2-6 症状持続期間と感染症による咳嗽比率

咳嗽（8週間以上）に分けられる。咳嗽の原因は上記のごとく多岐にわたるが，このような分類が原因の推定につながる（図2-6）。急性咳嗽の多くはウイルス感染による感冒などの感染症であり，持続時間が長くなるに従い感染症の頻度は減少し，感染症以外の頻度が増す。慢性咳嗽の原因が感染症そのものである可能性は低い。

5. 治療・対処法

咳嗽の初期診療では，致命的，あるいは，重症化し得る疾患（肺炎，肺がん，肺結核，肺血栓塞栓症，間質性肺炎など）を意識した病歴聴取と聴診，胸部X線の読影が重要である。肺がんの一部や気管支結核，肺血栓塞栓症などでは，胸部X線で異常が指摘できないこともあり，病歴に注意し，血液検査や労作時のSpO_2などを参考にし，胸部（造影）CTや気管支鏡検査などを検討する必要がある。遷延性咳嗽，慢性咳嗽を鑑別する簡易チャートを記す（図2-7）。また以下に代表的な疾患への治療・対処法を記す。

▶ **胸部単純X線や胸部CTによる画像所見を認めない慢性咳嗽** 喘息，副鼻腔気管支症候群，胃食道逆流症，感染後咳嗽などを鑑別にあげる必要がある。

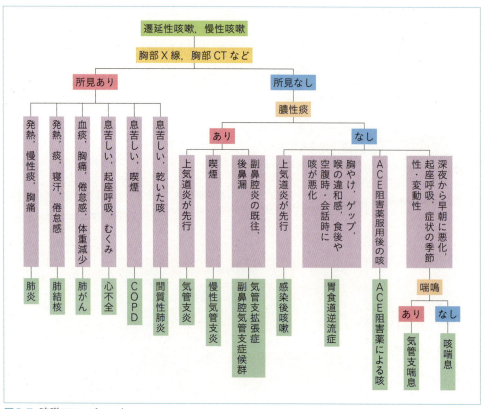

図2-7 咳嗽フローチャート

- **気管支喘息，咳喘息** 典型的な症状は，深夜・早朝に，または何らかの刺激によって，発作性の呼吸困難，喘鳴，咳が悪くなったり良くなったりを繰り返す。診断には気管支拡張薬による診断的治療の効果が有用である。そのほか，呼吸機能検査における気道可逆性試験陽性や気道過敏性亢進，呼気中一酸化窒素濃度高値，喀痰中好酸球増加も診断に有用である。治療では，急性期（発作時）の治療だけでなく，吸入ステロイド薬による抗炎症治療の継続が慢性期の長期管理に必須である。
- **アトピー咳嗽** 喘息と異なり，気道過敏性，気道可逆性はなく，咳感受性の亢進を認める。気管支拡張薬が無効で，ヒスタミンH_1受容体拮抗薬や吸入ステロイド薬が有効である。
- **副鼻腔気管支症候群** 喀痰，後鼻漏が咳嗽の主な原因であり，慢性副鼻腔炎と下気道の慢性炎症性病変（気管支拡張症など）を合併する症候群である。マクロライド系抗菌薬を治療に用いる。
- **後鼻漏** 副鼻腔炎のみならず，上気道感染，アレルギー性鼻炎，血管運動性鼻炎などによる後鼻漏が原因で咳嗽が誘発され，耳鼻咽喉科的な治療を要する。
- **胃食道逆流症** 上部消化管内視鏡で逆流性食道炎の所見がなくても，胃液の食道への逆流が咳嗽の原因となり得る。胸やけや噯気（ゲップ），咽頭違和感，呑酸を伴うことがある。プロトンポンプ阻害薬などによる胃液管理が重要である。

▶ **感染後咳嗽** 原因となった微生物がすでに排除されているか，少なくなっているために証明できない病態であり，咳嗽が後遺症として残存する状態である。主にウイルス，マイコプラズマ，百日咳菌の感染で認める。
▶ **心因性・習慣性咳嗽** 除外診断。

V 喀痰

1. 定義

　気道の表面は，乾燥を防ぎ，常に湿った状態を保つために，分泌物に覆われている。この分泌物は下気道の粘膜の気管支腺（さかづき）や杯細胞から分泌され，ムコたんぱくやムコ多糖類を主成分とし，吸気中に含まれる粉塵（ふんじん）や異物を捕らえて，これらの末梢気道への侵入を防ぐ役割をしている。これらの異物や剝離（はくり）した気道上皮細胞を含んだ気道分泌物は，気道上皮細胞の線毛運動により口側に運ばれ喉頭に到達する。通常は喉頭に運ばれた後は嚥下（えんげ）されるので，痰として自覚はされない。しかし，分泌物の量が増えたり，粘稠度（ねんちゅう）が増したり，線毛運動が低下したりすると，分泌物が気道に貯留するようになる。このような過剰な分泌物が咳嗽とともに喀出されたものを喀痰という。

2. 病態生理

　気道上皮を覆う分泌物は，杯細胞や粘膜下腺から産生されるムチン（粘液糖たんぱく）を含む粘性の高いゲル層と，その下に気道上皮細胞由来の水分を主体とする粘性の低いゾル層の2層からなり，ゾル層内に気道上皮細胞の線毛が存在する。この2つの層の構成が適度であると，分泌物は線毛運動によって気管支末梢から口腔側に向かって絶えず送られる（粘液線毛輸送）。しかし，気道感染，大気汚染，喫煙などによる異物の侵入やアレルギー反応による気道分泌物の増加，うっ血性心不全や肺水腫による水分の気道内漏出（ろうしゅつ）などが起きると，気道内の分泌物が正常量より過剰となる。このような過剰となった分泌物は，気道内に存在する咳受容体を刺激し，咳嗽反射（じゃっき）を惹起し，喀痰として喀出される。

　気道感染，大気汚染や喫煙では，気管支腺や杯細胞からの過分泌が起きるため喀痰の性状は粘性となり，細菌感染などで白血球が多く含まれると膿性となる。浸潤性粘液性腺がん（しんじゅん）では気道への水分漏出量の増加などにより，多量の漿液性（しょうえき）の痰が認められることがある（気管支漏）。うっ血性心不全や肺水腫による肺循環のうっ血で水分が毛細血管から漏出してきた場合は泡沫状になる。肺がん，肺結核や肺真菌症の進展による血管の破綻（はたん）や，気管支拡張症，慢性気管支炎などの慢性炎症に伴う毛細血管の発達により出血を起こした場合などは血性となる。

表2-11 ミラー-ジョーンズ分類

M1	膿性成分を含まない粘液性の痰
M2	膿性成分を含むが粘液優位の痰
P1	膿性成分が全体の1/3未満のもの
P2	膿性成分が全体の1/3～2/3のもの
P3	膿性成分が全体の2/3を超えるもの

表2-12 ゲックラー分類

群	細胞数/視野（100倍）	
	白血球数（好中球数）	扁平上皮細胞数
1	< 10	> 25
2	10～25	> 25
3	> 25	> 25
4	> 25	10～25
5	> 25	< 10
6	< 25	< 25

3. 分類・程度

　喀痰は，その性状から，泡沫状の泡沫状痰，さらさらした透明な水様性の漿液性痰，半透明で白色粘稠性の粘液性痰，粘液性の部分と膿性の部分が混在している粘液膿性痰，膿性の膿性痰，および血性の血痰に大別される。細菌感染などにより気道感染が起きたりすると，通常は漿液性である気道分泌物の粘性が増加したり膿性部分が増加する。

　この膿性部分の黄色～緑色は白血球（好中球）に多量に含まれるペルオキシダーゼとよばれる酵素の色調であり，膿性度はペルオキシダーゼの量によって決定される。この膿性度を評価するミラー-ジョーンズ（Miller & Jones）分類を表2-11に示す[2]。これは膿性度の低いものから順にM1，M2，P1，P2，P3の5段階に分けるものであり，粘液主体のM1やM2の喀痰は検体としての価値が低いとされている。また，感染症の原因菌の検索で用いるグラム染色標本の白血球数（好中球数）と扁平上皮細胞数から適切な検体かどうかを評価するゲックラー（Geckler）分類を表2-12に示す[3]。顕微鏡の低倍率（100倍）視野で，扁平上皮細胞が優位であれば，下気道からのものではなく口腔由来の検体である可能性が高く，検体として適切でない可能性が高いと考えられている。4～6群の喀痰は，経気道的に吸引した検体との病原体の一致率が高かったとされ，培養検査を行ううえで意義の大きい検体と考えられる。

　喀痰の臭気も診断の手掛かりとなり，嫌気性菌による肺化膿症や，膿胸で気管支・胸腔瘻が形成された際などでは腐敗臭が認められる。

　喀痰の量としては，慢性気管支炎，気道感染，気管支喘息などで増加することは知られているが，びまん性汎細気管支炎，気管支拡張症，肺水腫，浸潤性粘液性腺がん，気管支・胸腔瘻などでは，特に多量の喀痰が喀出されることが知られている。

4. 原因疾患

　喀痰が増加する疾患を表2-13に示す。うっ血性心不全や肺水腫では，肺胞腔内に水分が漏出し，泡沫状の喀痰となる。浸潤性粘液性腺がんでは気道内への水分漏出量の増加などにより，漿液性で多量の喀痰がみられる。気道感染，気管支喘息，喫煙などでは，気管

表2-13 痰の性状と代表的な疾患

性状	発生機序	代表的疾患
泡沫状	肺うっ血による漏出	うっ血性心不全, 肺水腫
漿液性	気道内への水分の漏出の増加	浸潤性粘液性腺がん
粘液性	気管支腺, 杯細胞からの粘液分泌亢進	急性上気道炎, 急性気管支炎, 気管支喘息
膿性	細菌や異物, 白血球（好中球）などを含む気道分泌物	急性気管支炎, 慢性気管支炎, 細菌性肺炎, 肺膿瘍, 気管支拡張症, 非結核性抗酸菌症, びまん性汎細気管支炎
血性	気道や肺胞の血管の破綻	肺がん, 肺結核, 非結核性抗酸菌症, 肺真菌症

支腺や杯細胞からの過分泌をきたし，粘液性の痰となる。

その後，感染などに対しての生体反応として，肺胞腔内，気道内に白血球（好中球）が滲出し，これにより喀痰は膿性となる。したがって，細菌感染による急性気管支炎，細菌性肺炎，慢性的な細菌感染が関与する慢性気管支炎，気管支拡張症，びまん性汎細気管支炎などでは喀痰は膿性となる。慢性気管支炎や気管支拡張症では気道で血管の新生が起こり，これらが破綻することにより血痰が生じる。また，肺がん，肺結核，非結核性抗酸菌症や肺真菌症などでは，病巣の進展に伴い血管が破綻して血痰が生じる。

5. 治療法・対処法

気道内に分泌物が貯留すると，それより末梢への空気の出入りが障害され，換気が維持できなくなる。このようなことを防いで，適切な換気が維持できるように気道内分泌物はできる限り喀出し去痰する必要がある。このような喀痰を促す方法として，①排痰ドレナージ法，②吸入療法，③薬物療法などがある。

1 排痰ドレナージ法

気道の分泌物は，重力の影響により肺内で最も低い位置に貯留する。したがって，痰が貯留しやすい場所を最も高い場所に保つこと，痰が気道から離れやすくするために空気や気道の振動を利用することなどが重要である。まず，聴診により痰が貯留していると考えられる断続性ラ音を聴取する部位を探し，この部位を最も高い位置に移動させる。同部位にバイブレータなどの器具で振動を与え，痰を気道から遊離させて喀出させる方法（振動法）がある。痰が貯留していると考えられる部位を呼気時に軽くたたくこと（タッピング法）や，呼吸に合わせて用手的に胸壁を圧迫すること（スクイージング法）も有効である。

また，痰をうまく喀出させるために有効な咳を促すことは重要である。さらに，口から喉頭までを開放して吸気をゆっくり行い，呼気を強く早く2～3回繰り返して排痰するハフィング法も有用である。

2 吸入療法

吸入療法とは，微粒子化あるいはエアロゾル化した薬剤を気道局所に投与する治療法で

ある。全身投与と比べ同じ効果を得るための薬剤投与量は少なくて済み，薬剤は気道以外の臓器には到達しづらいため，副作用が少ないのが利点である。吸入療法に用いる器具としては，使用ごとに1回分の薬液を器具に入れて薬剤をエアロゾル化するネブライザーと，あらかじめ複数回分の薬剤が充塡されていて，吸入時に一定量の薬剤が投与できる吸入器がある。

去痰を目的とする場合は，生理的食塩水や去痰薬（ブロムヘキシン塩酸塩など）を混ぜてネブライザーを用いて吸入することにより喀痰を促すことが一般的である。ネブライザーには，コンプレッサーから放出させる気体を小さなノズルから薬液中に噴出させることによってエアロゾルを発生させる加圧ネブライザーと，超音波振動によってエアロゾルを発生させる超音波ネブライザーがある。加圧ネブライザーによって発生した薬剤の粒子径は1〜15μmと不ぞろいであるが，ほとんどの薬剤が使用可能とされている[4)]。超音波ネブライザーによって発生した薬剤の粒子径は1〜5μmとされ，均一な密度の高い粒子が得られ，肺末梢まで薬剤を到達させることに優れているが，一部の薬剤は超音波により効果を失うといわれており注意を要する[5)]。

3 薬物療法

❶ システイン誘導体

システイン誘導体のSH基が，分泌物のムコたんぱくのS-S結合（ジスルフィド結合）を切断することで粘液の粘稠度を低下させる。システイン誘導体のなかでもカルボシステインはSH基を有しておらず，中性のフコースを減らす作用を有している（図2-8）。この結果，気道分泌物のシアル酸／フコース比が増加し，気道分泌物の粘稠度を低下させることにより痰を喀出しやすくさせる。

❷ ブロムヘキシン塩酸塩

ブロムヘキシン塩酸塩は，気管支粘膜および粘膜下気管支腺の分泌を活性化し，漿液性分泌物を増加させる作用を有する。また，気管分泌細胞内に作用することで，リソソーム酵素の分泌を促し，気道分泌物中のムチンが分解され粘稠度を下げる作用もある。これら

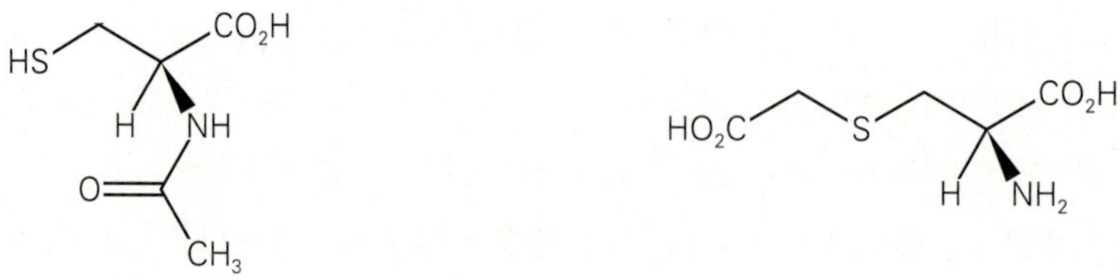

アセチルシステインの構造式　　カルボシステインの構造式

図2-8 アセチルシステインの構造式とカルボシステインの構造式

の作用により痰として喀出しやすくさせる。

❸ アンブロキソール塩酸塩

アンブロキソール塩酸塩は，Ⅱ型肺胞上皮細胞，クララ細胞に作用し，サーファクタント（肺表面活性物質）の分泌を促進させる。また，気道粘液組織機能を亢進させ，正常気道液の分泌を増加させる。さらに，線毛運動亢進作用も有しており，気道分泌物を喀出させやすくする。

Ⅵ 血痰・喀血

1. 定義

血痰（bloody sputum）とは喀痰に血液が混入することで，喀血（hemoptysis）とは気管・気管支または肺実質から出血することをいう。血痰と喀血は，**血痰は喀痰が主体，喀血はほぼ血液**であるという点で異なる。また，血痰・喀血は吐血（消化管からの出血）との鑑別が重要である（表2-14）。

24時間で500mL以上（100～600mL以上とする場合もある），もしくは1時間に100mL以上喀血する場合を**大量喀血**といい，重篤な事態で直ちに対応が必要である。

2. 病態生理

肺には肺動脈と気管支動脈という2種類の動脈が灌流している。このうち気管支動脈は大動脈や肋間動脈から分岐して肺を栄養しているが，**大量喀血のほとんど（90%）は気管支動脈からの出血**である。後述する様々な原因で肺に炎症が起きることで気管支動脈の末梢血管が増生し，破綻・出血をきたしやすくなると考えられる。

3. 原因疾患

血痰・喀血の原因は様々だが，原因としては①**悪性腫瘍**（肺がん），②**感染症**（結核・非結核性抗酸菌症・真菌症），③**急性・慢性気管支炎**（気道の炎症），④**気管支拡張症**，⑤**自己免疫疾患**（ANCA関連血管炎），⑥**抗凝固薬・抗血小板薬内服**（医原性血痰），⑦**心疾患**（心不全，肺高血圧症）が代表的である（表2-15）。そのほか，**上気道**（鼻腔，口腔，咽頭，喉頭）**からの出血**，および前述したような**消化管出血**（吐血）によるものは血痰・喀血と鑑別が必要である（表2-16）。精査

表2-14 血痰・喀血と吐血の違い

	意味	出血源
血痰	喀痰に血液が混入（喀痰が主）	上気道（鼻腔・口腔・咽頭・喉頭），気管・気管支，肺実質
喀血	気道からの出血（ほぼ血液）	気管・気管支，肺実質
吐血	消化管からの出血	消化管（食道・胃・大腸）

表2-15 血痰・喀血の主な原因と診断に用いる検査

分類	疾患	特徴的な検査
気道病変	気管支拡張症，急性・慢性気管支炎，囊胞性線維症	
悪性腫瘍	肺がん，転移性肺腫瘍，気管・気管支腫瘍，咽頭がん・喉頭がん	喀痰細胞診 喉頭ファイバー
感染症	**肺炎**，肺化膿症，肺結核，非結核性抗酸菌症，放線菌症，真菌感染症（肺アスペルギルス症など），肺寄生虫感染症	喀痰細菌・抗酸菌培養 インターフェロンγ遊離試験（interferon-γ releasing assay；IGRA），抗MAC抗体，β-D-グルカン，アスペルギルス抗原，アスペルギルス沈降抗体
自己免疫疾患	ANCA関連血管炎，全身性エリテマトーデス，グッドパスチャー症候群	自己抗体（抗核抗体，MPO-ANCA，PR3-ANCA，抗GBM抗体）
循環器疾患	心不全，肺高血圧症，肺血栓塞栓症，胸部大動脈瘤，肺動静脈瘻	**脳性ナトリウム利尿ペプチド**（BNP），Dダイマー，心電図，心臓超音波，肺血管造影
血液疾患	抗凝固薬・抗血小板薬内服，播種性血管内凝固（disseminated intravascular coagulation；DIC），血小板減少症，血液悪性腫瘍（白血病）	凝固検査，血小板数，骨髄穿刺・生検
そのほか	特発性気管支出血，特発性肺胞出血，特発性肺ヘモジデリン沈着，気道異物，胸部外傷（肺挫傷），薬剤性	

表2-16 喀血と吐血の鑑別

	喀血	吐血
病歴	・悪心・嘔吐がない ・肺疾患がある ・低酸素血症を伴う	・悪心・嘔吐を伴う ・消化管もしくは肝疾患がある ・低酸素血症は少ない
喀痰検査	・泡沫を伴う ・液体または凝結塊を伴う ・鮮血色もしくはピンク色	・泡沫はほとんど伴わない ・コーヒー残渣様 ・茶色から黒色
検鏡・pH	・アルカリ性 ・マクロファージと好中球がみられる	・酸性 ・食物残渣が混入

を行っても原因がわからない場合もある。

4. 分類・程度

血痰・喀血は様々な原因で起こるため，詳細な病歴聴取，身体診察，および複数の検査を組み合わせて原因を特定することが必要である（表2-15, 17）。

身体診察ではまずバイタルサインを確認し，頻拍や血圧低下，酸素化不良，発熱がないかを評価する。口腔内および咽頭を観察し，上気道からの出血がないか，血痰や喀血により気道閉塞が起きていないかどうかを確認する。引き続いて聴診を行い異常呼吸音や異常心音の有無を評価する。そのほか出血傾向や下肢浮腫がないかなど，胸部以外の身体所見も確認する。

検査では一般採血にくわえて血液凝固系や脳性ナトリウム利尿ペプチド（brain

表2-17 病歴聴取のポイント

- 性状（喀痰に血液が混入しているのか，ほとんどが血液なのか）
- 出現時期（数か月前，数日前，数時間前からか）
- 量（ティッシュ何枚分か，片手いっぱいに出るか，量は増えていないか）
- 頻度（持続しているか，間欠的か，経時的に悪化しているか，改善しているか，増悪改善を繰り返しているか）
- 呼吸器症状（咳嗽を伴っているか，呼吸困難はないか，咽頭痛はないか）
- 出血傾向（鼻出血・歯肉出血や血便・下血はないか）
- そのほかの症状（発熱，盗汗，疼痛，浮腫などはないか）
- 既往歴（肺がん，結核，肺真菌症，血液凝固異常など），喫煙歴，薬剤使用歴

natriuretic peptide；BNP）など心不全マーカーも評価する。胸部 X 線や胸部 CT で肺野病変や血管病変の有無を評価する（血管病変評価のために**気管支動脈相による造影 CT** が望ましい）。感染が疑われる場合には喀痰細菌・抗酸菌塗抹培養検査を行い，肺がんが疑われる場合には喀痰細胞診による検体を提出する。必要に応じて**喉頭ファイバー**や**気管支鏡**を実施し，出血源を確認する。

5. 治療・対処法

　血痰は，多くの場合は少量であり，緊急の対応が必要な症例は多くはない。止血薬の内服で対応を行いつつ原因の精査を行い，原疾患が同定できればそれに対する治療を行う。しかしながら，経過中に血痰や喀血が突然増量して急変する場合もあるので十分な説明と注意が必要である。また，血痰や喀血量が片手いっぱい以上あるような場合には入院で経過をみるほうが無難である。

　大量喀血によりバイタルサインに異常をきたしている場合には，直ちに人を集めて対応を開始し，バイタルサインの安定化を図る。出血源がわかっている場合には，**病変がある側（出血側）を下にして側臥位**をとり，出血が健側の肺に垂れ込まないようにする。血痰や喀血により気道閉塞がみられる場合，もしくは気道閉塞をきたす可能性が高い場合には気管挿管を行って**確実な気道確保**を行う。病変とは反対側の肺に片肺挿管を行い，健側を保護することを考慮する。止血薬の点滴を行いながら各種検査を行って，全身状態を評価する。また，必要に応じて気管支鏡を行って出血源の特定を図る。止血薬で喀血のコントロールが困難な場合には，**気管支動脈塞栓術**（bronchial arterial embolization；BAE）や**緊急手術**により出血のコントロールを行うことがある。

VII チアノーゼ

1. 定義

　チアノーゼ（cyanosis）とは，酸素と結合していない還元ヘモグロビンの絶対量が増加

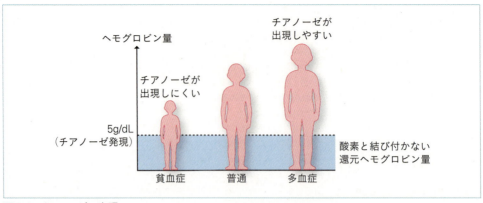

図2-9 チアノーゼの出現

して 5g/dL 以上（血液 100mL 中に 5g 以上の還元ヘモグロビン）になり，皮膚，粘膜が紫から青紫色を呈する状態のことをいう。皮膚や粘膜の細静脈，毛細血管内の酸素量（酸素飽和度）が減少し，主として口唇，爪床，頬部，耳朶，鼻尖部，四肢末端などに生じやすく，肉眼的に判断できる低酸素血症の所見である。

この還元ヘモグロビンの量は，酸素を運ぶ血液中のヘモグロビンの量，すなわち赤血球の量（総ヘモグロビンの量）と酸素飽和度で決められている。したがって，貧血だと低酸素血症があっても還元ヘモグロビン量が減少するので，チアノーゼが出現しにくく，逆に多血症では，酸素飽和度の少しの低下でも還元ヘモグロビン量が増加するため，チアノーゼが出現しやすいので注意を要する（図 2-9）。

また，火災などで発生する一酸化炭素は，酸素よりも約 250 倍ヘモグロビンとの結合能が高く，一酸化炭素と結合したヘモグロビンは紅色を呈する。そのため，一酸化炭素中毒では一酸化炭素がヘモグロビンと結合してしまうため，実際には酸素飽和度が低下しているにもかかわらず，チアノーゼが出現しないので注意を要する。

2. 分類および原因疾患（表2-18）

1　中心性チアノーゼ

肺における動脈血の酸素化が十分に行われずに，動脈血酸素含量が減少した結果，還元ヘモグロビンが増加したために発現する。動脈血酸素飽和度（Sao_2），静脈血酸素飽和度，毛細血管内血液酸素飽和度のすべてが低下した全身性のチアノーゼの状態を意味する。発症の機序は，呼吸機能障害（肺胞低換気，換気血流不均等，拡散障害）や右左シャント（先天性心疾患，先天性肺血管異常），肺胞内酸素分圧低下（高地環境）の 3 つが主な原因となる。

シャントの原因疾患としては，心臓内で酸素含量の低い右心系の静脈血がシャントを通じて左心系の動脈血に流れ込む先天性心疾患，肺内で肺動脈系（静脈血）から肺静脈系（動脈血）へ血液が流入する肺動静脈瘻などがあげられる。そのほか，急性心不全（肺水腫）や

表2-18 チアノーゼの分類と基礎病態

中心性チアノーゼ	動脈血の酸素化が十分に行われないため，動脈血酸素含量が低下した結果，還元ヘモグロビンが増加して発現する。口唇や頬部粘膜で最もよく観察できる。	換気血流比不均等を生じる肺疾患（肺炎，肺がんの進展例，高度COPD，肺高血圧，肺血栓塞栓症，間質性肺炎，気管支喘息，ARDS）
		右左シャントを伴う疾患（肺動静脈瘻，ファロー四徴症，心房中隔欠損症）
		急性心不全（肺水腫）
末梢性チアノーゼ	動脈血酸素含量は正常，あるいは低下しても僅少，四肢末梢，顔面などに限局して発症する。	ショックや末梢血管障害による末梢循環障害
		局所静脈還流障害：上大静脈症候群（SCV症候群），末梢静脈瘤，レイノー症候群，トレンデレンブルグ位，痙攣，寒冷曝露

薬剤などが原因となり，酸素と結合できない異常ヘモグロビンが増加した場合などがある。

2 末梢性チアノーゼ

肺における酸素化は正常に行われているが，循環障害によって毛細血管などの末梢血の酸素濃度が低下し，還元ヘモグロビンが増加するために発生する。すなわち，SaO_2は正常である。しかし，静脈血酸素飽和度と毛細血管内血液酸素飽和度が低下する場合に生ずる。

末梢循環不全（心拍出量の減少，ショック，低血糖，寒冷曝露，赤血球増多症，レイノー現象）や動脈・静脈閉塞性疾患（血管炎，閉塞性動脈硬化症など）が主な原因である。日常，冷水・寒冷刺激環境下で口唇などが紫色になるのは，血管の収縮により末梢循環が悪くなり，循環血液が滞留し，この間にヘモグロビンが酸素を放出し，結果的に還元型ヘモグロビンが増え，チアノーゼが生じる。これは一時的なもので，循環さえ回復すればすぐに戻る，生理的な末梢性チアノーゼである。

3 そのほか

赤血球増多症では，赤血球増加による還元ヘモグロビンの増加で，チアノーゼが発現する。酸素親和性の低いメトヘモグロビンの異常増多によるメトヘモグロビン血症は，血液性チアノーゼの原因となる。

3. 治療法・対処法

チアノーゼの原因の多くは背景疾患に起因しており，原因疾患の改善によりチアノーゼ症状は消失する。よって，中心性チアノーゼか，末梢性チアノーゼかの鑑別から原因疾患の究明が重要となる。末梢性チアノーゼであれば局所的に口唇や四肢末端などに認められ，体温，上下肢の血圧差，末梢冷感，四肢における脈拍触知状態の確認が重要となる。中心性チアノーゼであれば症状が全身に認められ，呼吸器疾患・心疾患などの有無から服薬歴などの確認，呼吸状態，意識状態，脱水症状，浮腫，心音の確認を行う。

基本的には，背景疾患・病態に応じ，①保温，②安静な体位の維持，③酸素の投与，の

3つの方法で改善を図る。

VIII 呼吸音の異常

A 呼吸運動

　安静吸気は呼吸筋（ほとんどの呼吸運動は横隔膜，一部は外肋間筋が担う）の収縮により胸腔の容積を拡大させることにより行われる。安静呼気は呼吸筋が弛緩すると，弾性収縮力により肺が縮むことによって行われる。安静時の呼吸は吸気・呼気ともに通常，鼻呼吸である。疾患により呼吸運動の異常がみられる。

1 口すぼめ呼吸

　口すぼめ呼吸とは呼気時に口をすぼめて口から息を吐く呼吸である。慢性閉塞性肺疾患（chronic obstructive pulmonary disease ; COPD）患者の多くが，口すぼめ呼吸を行うと呼吸困難が軽減することを体得している。COPD はたばこ煙を主とする有害物質を長期に吸入曝露することで生じた炎症性疾患である。呼吸機能検査で正常に復すことのない気流閉塞を示す。COPD 患者では呼気時に末梢気道の虚脱が生じ，閉塞性換気障害を呈する。口をすぼめて，口から息を吐くと，呼気時の気道抵抗が高まるため，気道内圧が上昇し，呼気時の末梢気道閉塞を防ぐことができる。COPD 患者は口すぼめ呼吸をすることにより，呼吸回数を減らし，1回換気量を増大させることができる。結果的に $PaCO_2$ を低下させ，酸素化も改善する。口すぼめ呼吸は患者自らが，呼気終末陽圧（positive end-expiratory pressure ; PEEP）をかけて呼吸していることになる。

2 フーヴァー徴候（Hoover's sign）

　吸気時に下部肋間腔が著明に陥凹し，両側の肋骨弓が作る角度が狭くなる現象である。高度の気流制限がある場合の異常所見である。正常では，吸気時に肋間腔が著しく陥凹することはなく，外肋間筋の作用で胸郭の径が拡大するため，両側の肋骨弓が作る角度は拡大する。

3 奇異呼吸

　正常では呼吸に伴い胸部と腹部は同じ方向に動く。すなわち，吸気時には胸部も腹部も膨らみ，呼気時には凹む。胸部と腹部または左右の胸部で逆の動きをする場合を**奇異呼吸**とよぶ。奇異呼吸は横隔膜をはじめとする呼吸筋の疲弊，胸部外傷，窒息，閉塞性睡眠時無呼吸症候群でみられる。左右の胸部における奇異呼吸は片側の緊張性気胸でみられる。

B 呼吸数と深さ（図2-10）

呼吸調節は橋，延髄を中心とする脳幹部の呼吸中枢で行われ，必要に応じて，呼吸数，リズム，深さが変化する。正常の呼吸は吸気と呼気が一定の規則的なリズムで繰り返され，成人の呼吸数は12〜20回/分である。深さ（1回換気量）は約500mLである。様々な要因で呼吸数と深さに異常が生じる。

1 呼吸数の異常

深さは500mLのまま，呼吸数が増えたものが頻呼吸（＞24回/分）であり，緊張時，興奮時，発熱時，貧血などでみられる。深さは500mLのまま，呼吸数が減少したものが徐呼吸（＜8回/分）であり，頭蓋内圧亢進でみられる。

2 深さの異常

呼吸数は12〜20回/分のまま，浅くなったものが浅呼吸であり，睡眠時，鎮静薬使用時などにみられる。呼吸数は12〜20回/分のまま，深くなったものが大呼吸である。

3 呼吸数と深さの異常

呼吸数が多く浅い呼吸が浅速呼吸であり，間質性肺炎，がん性リンパ管症などの様々な呼吸器疾患でみられる。正常の1回換気量500mLのうち，150mLはガス交換に関与しない死腔換気であり，有効な肺胞換気は350mLである。死腔は呼吸の深さに関係なく150mLと一定であるため，浅い呼吸では肺胞換気量が減少することになる。したがって，

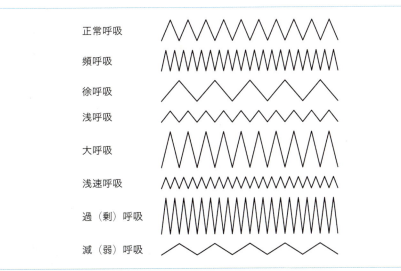

図2-10 呼吸数と深さの異常

浅速呼吸は換気効率の悪い呼吸ということになる。

呼吸数が多く深い呼吸が過剰呼吸であり，過換気症候群でみられる。

呼吸数が少なく浅い呼吸が減弱呼吸であり，死亡前の重篤な時期などにみられる。

C 呼吸リズム（図2-11）

1 クスマウル（Kussmaul's）大呼吸

クスマウル大呼吸は，呼吸数は減少するが著しく深い呼吸を繰り返す。代謝性アシドーシス（糖尿病性ケトアシドーシス，高度な飢餓状態，尿毒症，重症下痢）による呼吸中枢刺激（代謝性アシドーシスに対する呼吸性代償）で生じる。

2 チェーンストークス（Cheyne-Stokes）呼吸

チェーンストークス呼吸は，無呼吸期と過剰呼吸期の交代がある。無呼吸または減弱呼吸が数十秒続き，その後，呼吸の深さと数がしだいに増加し過換気状態となり，再び呼吸の深さと数がしだいに減少し無呼吸または減弱呼吸に至る。無呼吸または減弱呼吸は数十秒続き，同様の変化をほぼ一定の周期で繰り返す。**チェーンストークス呼吸**は安定したうっ血性心不全患者の30％に生じる。脳幹またはより上位の中枢神経系の出血，梗塞，腫瘍，髄膜炎，および頭部外傷を含む多くの神経疾患でも生じる。尿毒症や睡眠薬服用時などにみられることもある。睡眠時や高地では健常者にみられることもある。直ちに呼吸停止に至るようなものではないが，重大な疾患が原因であることが多い。チェーンストークス呼吸を生じている患者ではCO_2に対する感受性が亢進している。そのため，CO_2分圧の上昇に対して必要以上の過換気となり，中枢性の無呼吸を生じるほどにCO_2分圧を下げてしまう。呼吸が停止すると，CO_2分圧は再び上昇して次の過換気反応を誘発するため，無呼吸期と過剰呼吸期が交代するサイクルが繰り返される。

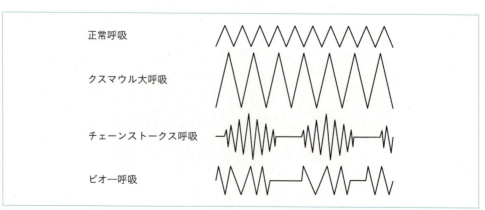

図2-11 リズムの異常

3 ビオー（Biot）呼吸

ビオー呼吸は，普通よりやや深い呼吸の間に，10〜30秒の無呼吸（不規則）が入るもので，これを不規則な周期で繰り返す。チェーンストークス呼吸と異なり，呼吸の深さに変化はないが，間隔は不規則である。脳腫瘍，髄膜炎，脳炎，頭部外傷などでみられる。呼吸中枢の障害によって生じる異常呼吸であり，生命の危機を示唆する異常呼吸である。

D 呼吸音（肺音）（図2-12）

肺音（広義の**呼吸音**）とは呼吸運動に伴って生じ，胸部から聴取し得る音の総称である。気道・肺胞を換気する気流の音としての呼吸音と，**異常音**である**副雑音**に分類される。

1 喘鳴

喘鳴とは「ヒューヒュー」「ゼーゼー」という雑音で，聴診器を用いなくても患者のかたわらで聴き取れる音である。患者自身や周囲の人にも聴き取れる狭窄音であり，**聴診**の所見ではない。喉頭よりも口腔側の狭窄では吸気性，気管の狭窄では吸呼気性，気管支の狭窄では呼気性の喘鳴を生じやすいとされる。

2 聴診

肺音の聴診は前胸部と背部で行う。前胸部と背部のそれぞれで，少なくとも，左右，上中下部，側胸部を聴診する。重要な点は左右を比較しながら聴診することである。それぞれの部位で吸気の始めから呼気の終わりまで少なくとも1サイクル以上行うべきである。肺音の聴診では聴診器の膜を一定の圧で胸壁に密着させることが重要である。膜が胸壁か

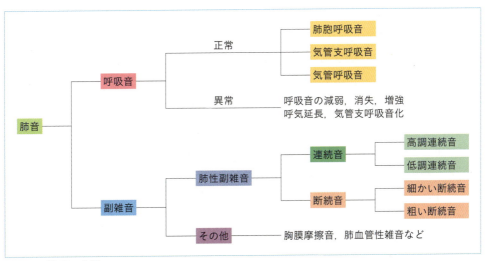

図2-12 肺音の分類

ら離れると**断続音**と紛らわしい音が発生するため、聴診器の保持には注意が必要である。

3 呼吸音

正常の呼吸音には肺胞呼吸音，気管支呼吸音，気管呼吸音がある。肺胞呼吸音は正常末梢肺に接する大部分の胸壁で聴取される音であり，特に肺底部でよく聴取される。これが正常呼吸音の基本である。吸気時にはほぼ一定の大きさで聴かれるが，呼気時では弱く聴取される。気管支呼吸音は肺胞呼吸音よりも大きく高調な成分をもつ呼吸音である。吸気より呼気で大きい。正常では胸骨上部の狭い範囲でのみ聴取される。気管呼吸音は頸部気管上で聴取される粗い感じの呼吸音である。吸気より呼気で大きい。

4 呼吸音の異常

❶ 呼吸音の減弱，消失，増強

呼吸音の減弱，消失はCOPD，無気肺，気胸，胸水貯留などでみられる所見である。呼吸音の増強は過換気症候群，気道の部分的狭窄（腫瘍，異物など）でみられる所見である。

❷ 呼気延長

COPD，気管支喘息発作時など，閉塞性換気障害の際に，呼気延長がみられる。

❸ 気管支呼吸音化

肺胞呼吸音が聴かれるべき部位での気管支呼吸音の出現は，肺炎や無気肺でみられる所見である。

5 副雑音

副雑音とは主に呼吸運動に伴って発生する異常音の総称である。肺内から発生する肺性副雑音（ラ音）とそのほかの副雑音に分けられる。

❶ 連続音（連続性ラ音）

気道の一部に狭窄が生じた場合に発生する。途切れ途切れの音ではなく長くつながった音である。気管支喘息，COPD，気管気管支狭窄などで聴取される。気道の狭窄が軽度の場合，安静換気下では**連続音**が聴取されなくても，努力呼出時には聴取されることがある。

▶ **高調連続音** 高い音の連続音（ヒュー，ピーなど）をいい，笛様音（wheeze，複数形はwheezes）ともよばれる。これは比較的細い気管支が発生源と推定される。

▶ **低調連続音** 低い音の連続音（ブー，グーなど）をいい，類鼾音（rhonchus，複数形はrhonchi）ともよばれる。これは比較的太い気管支が発生源と推定される。鼾とは「いびき」のことであり，類鼾音とはいびきに似た音という意味である。また，rhonchusとは「いびき」を意味するギリシャ語である。

❷ 断続音（断続性ラ音）

持続時間の短い不連続な副雑音が断続音であり，細かい断続音（捻髪音）と，粗い断続音（水泡音）に分類され，それぞれで発生機序が異なる。

- **捻髪音（fine crackles）** 細かい断続音（プチプチ，パチパチなど）である。硬くなった肺（コンプライアンスの低下）において，呼気時に閉塞した細い気道が，吸気時に再開放される際の音が音源である。したがって，吸気時（特に吸気後半）に聴取される。間質性肺炎，肺線維症で聴取される。
- **水泡音（coarse crackles）** 粗い断続音（ブツブツなど）である。気管支壁に張った液体膜が呼吸により破裂することが音源と考えられている。したがって，吸気時，呼気時のどちらでも聴取される。気道分泌物の多い状態で聴取される所見で，気管支拡張症，肺炎，進行した肺水腫などで聴取される。

IX そのほかの症状

A ばち状指

1 ばち状指とは

　健常者では，爪の基部とそれに接する指背面の皮膚との角度が160°を超えないとされている。しかし，ばち状指（clubbed finger）では，それを超えて変形が進行するため，180°を超えても爪も膨隆し，彎曲してくる。すなわち，手指と足趾の末端が太鼓のばちのように腫大して，指尖部の骨の変形や組織の増殖を伴い，爪の彎曲度が増加した状態である（図2-13）。

　成因は明確ではないが，末梢指節における微小血管や線維芽細胞の増生，血小板の微小塞栓などが生じるためと考えられている。ばち状指はまずは人差指に現れ，ほかの指に及

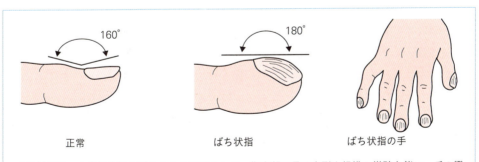

手指と足趾の末端が太鼓のばちのように腫大して，指尖部の骨の変形や組織の増殖を伴い，爪の彎曲度が増した状態である。健常者では，爪の基部とそれに接する指背面の皮膚との角度が160°を超えないとされており，ばち状指ではそれを超えて進行するため，180°を超えて爪ももりあがり，彎曲してくる。慢性呼吸器疾患，肝硬変，チアノーゼを伴う先天性心疾患などで認められる。

図2-13 ばち状指

んでいく。爪の彎曲があっても角度の消失がなければ，ばち状指とはいわない。ばち状指の最も強い変化は，太鼓ばち状指または肺性肥大性骨関節症（pulmonary hypertrophic osteoarthropathy）とよばれ，軟部組織の浮腫と骨膜増殖が認められる。

　ばち状指には自覚症状はなく，ゆっくりと変化するので，患者自身も気づかないことも多い。観察時の注意としては，指を視線と平行になるように目の高さに持ち上げて，爪と軟部組織との間の角度が保たれているかどうかを確かめるようにする。

2 ばち状指が生じる疾患

　ばち状指は，時に以下のような疾患で認められる。原因疾患が発症する前に出現したり，原因疾患の治療とともに改善することもある。
- **肺疾患**：気管支拡張症，肺がん，COPD，特発性間質性肺炎，びまん性汎細気管支炎など
- **心疾患**：先天性心疾患，うっ血性心不全など
- **消化器疾患**：肝硬変，慢性下痢，スプルーなど
- **そのほか**：粘液水腫，レイノー病，赤血球増加症など

　肺がん，気管支拡張症，特発性間質性肺炎ではその頻度が高く，診断的意義がある。

B 発熱

1 発熱とは

　ヒトの体温は周囲の温度に影響されることはなく，おおむね 37 ± 1℃ の範囲にある。正常では日内変動が 1℃ 以内である。このような体温調節機能に異常が生じて，体温が上昇した状態を発熱という。

2 原因

　発熱の最大の原因は感染症（インフルエンザ，急性上気道炎，急性咽頭炎，化膿性扁桃炎，肺炎，結核，肺化膿症など）であるが，内分泌疾患，悪性腫瘍，膠原病（血管炎），肉芽腫性疾患（過敏性肺炎，サルコイドーシス），薬剤熱などの疾患も考慮し，発熱以外の症状（脈拍異常，咳嗽，喀痰，胸痛，咽頭痛，腫瘤，皮疹など）に加え，血液検査，胸部X線検査，胸部CT検査などにより原因を診断する。さらに確定診断が必要な場合は，骨髄生検，経気管支肺生検，開胸（胸腔鏡下）肺生検，リンパ節生検などを追加する。

3 発熱の分類

　発熱は熱型により，次のように分離できる。
- ▶ **稽留熱**　日内変動が 1℃ 以内で高熱が持続するもの（変動が少ない）（例：急性肺炎，腸チフ

- ▶ **弛張熱** 1日の体温差が1℃以上と変動が激しいが,平熱まで下がることはないもの(例:敗血症,インフルエンザなど)。
- ▶ **間欠熱** 日内変動が大きく,高熱となることもあるが,平熱まで下がることがあるもの(例:マラリア,腎盂腎炎など)。
- ▶ **回帰熱** 高熱と平熱とが数日の間隔で繰り返すもの(例:ノミ・シラミなどによって媒介される急性の感染症)。
- ▶ **二峰熱** 一度平熱まで解熱した後,再度体温が上昇し,二峰状となるもの(例:麻疹,泉熱などのウイルス性感染症など)。

4 治療

基本的な治療は,原因を診断し,原因となる疾患の治療を行うことである。しかし,発熱は病状を的確に反映する指標となるため,安易な解熱薬投与は診断を困難にすることもある。一方,長期間にわたる発熱や急激な高熱は,体力を消耗し,脱水,痙攣などを起こすこともあるため,状況により解熱薬を用いることもある。

C 声の異常(嗄声)

1 嗄声(hoarseness)とは

嗄声は声がかすれることをいい,声門を支配する反回神経麻痺と声門部の病変による,声を出す部分の声帯の異常が原因である。

2 発症メカニズムと疾患

発声には呼気が声門を通過するときに声帯が閉じていることが必要であり,声帯は内喉頭筋(外側輪状披裂筋)の働きにより閉じるが,ここを支配する神経が障害を受けると声帯がうまく閉じなくなり,声がかすれてしまう(嗄声)。この神経は,咳反射などを支配する迷走神経の枝の反回神経である。すなわち,迷走神経は,頸静脈孔を通過して頭蓋の外に出ると節状神経節を形成し,総頸動脈に沿って下行して胸腔内に達し,反回神経の枝として分かれ,右側は右鎖骨下動脈,左側は大動脈弓のそれぞれ前から後ろにループを形成して気管食道溝に沿って上行し,最終的に声門筋に達する(図2-14)。そのため,この経路のどこが障害されても声帯が麻痺して,嗄声が発生する可能性がある。

反回神経が最も障害されやすい部位は,左反回神経が大動脈弓を取り巻きながら反転する部位で,食道,肺,甲状腺のがんなどで腫大した縦隔リンパ節による圧排や縦隔腫瘍の浸潤,大動脈瘤,左胸郭内手術の際の損傷によって生じる。そのほか,声門部の病変として,急性または慢性喉頭炎,喉頭結核,喉頭部腫瘍,声帯ポリープなどが原因になること

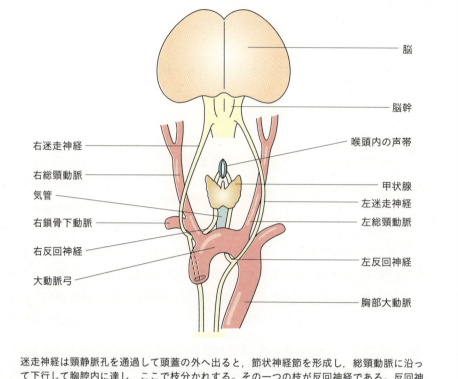

迷走神経は頸静脈孔を通過して頭蓋の外へ出ると，節状神経節を形成し，総頸動脈に沿って下行して胸腔内に達し，ここで枝分かれする。その一つの枝が反回神経である。反回神経は，右側は右鎖骨下動脈，左は大動脈弓のそれぞれの前から後ろにループを形成して気管食道溝に沿って上行し，最終的に声門筋に達する。

図2-14 反回神経の走行

もある。

D いびき

1 いびきとは

　人は仰向けに寝ると舌根が沈下して上気道は狭くなる。さらに，睡眠中は上気道を構成している筋肉の活動性の低下に加えて，吸気時には胸郭の拡大による胸腔内の陰圧に伴い気道内圧が低くなるため上気道はいっそう狭くなり，その狭い気道をとおって空気が流れることにより気道壁が振動して，いびき（snore）が生じる（図2-15）。いびきは，通常，自覚することはなく周囲の人に指摘されて初めて気づくことが多い。いびきが止まり気流も停止している状態を無呼吸という。

2 原因

　もともと扁桃肥大があったり，肥満などで，のどの軟部組織が腫れて気道が狭くなって

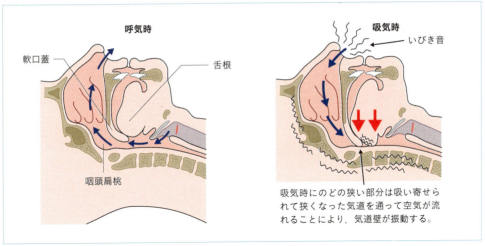

図2-15 いびきの発生

いる人では，睡眠中に咽頭開大筋の緊張が緩むと容易に気道が閉塞しやすくなり，いびきが発生する。生まれつき顎が小さい人や顎が後退している人，あるいは加齢により筋肉の緊張が低下している中高年でも高い頻度でみられる。一方，ふだんいびきをかかない人でもアルコールを飲んで寝たとき，過労のとき，睡眠薬を服用したときなどには気道周囲の筋肉の緊張が低下していびきがみられる。このようないびきは，眠気，夜間頻尿，口渇，起床時の頭痛，全身倦怠感，肥満などの自覚症状を伴う場合は，**睡眠時無呼吸症候群**（sleep apnea syndrome：SAS）の大切な症状として見落とすことはできない。

E 意識障害

意識障害は様々な疾患で引き起こされるが，呼吸器内科で特に重要なものとして**肺性脳症**や電解質異常がある。

1 肺性脳症とは

呼吸器疾患患者で意識障害が生じるものを肺性脳症（pulmonary encephalopathy）とよび，これが認められるときには極めて重篤な状態である。意識障害の原因は，呼吸不全の結果生じた血液ガスの異常，すなわち**低酸素血症**または高炭酸ガス血症，その両方の共存，あるいは過剰呼吸による低炭酸ガス血症である。

2 発症メカニズムと疾患

❶ 低酸素血症によるもの

低酸素血症では，酸素欠乏に最も敏感な脳に低酸素化が生じることにより，軽度の場合は注意力の低下，判断力の低下，不穏，運動失調などが認められるが，長期化すると傾眠

傾向や反応低下，重度では昏睡などの意識障害が起こる。

　このような中枢神経症状は，先行する基礎疾患による低酸素状態の程度，期間，酸素分圧の低下速度などが影響し，脳へ運搬される酸素量に関与する循環動態やヘモグロビン量にも影響される。したがって，ヘモグロビン量が不足する貧血では症状が出やすい。また，肺循環不全を起こす疾患（急性肺血栓塞栓症，原発性肺高血圧症など）では急激な心拍出量の減少により脳血流量が減少し失神することもある。

❷ 二酸化炭素の貯留を伴う低酸素血症によるもの

　肺胞低換気を示す疾患では，二酸化炭素が貯留し低酸素血症を合併し体内の酸塩基平衡異常のため中枢神経障害を起こす（**CO_2 ナルコーシス**）。

　慢性呼吸器疾患患者，特に慢性呼吸不全患者では，慢性的に低酸素血症状態にあるため，この低酸素血症が呼吸中枢を刺激して換気を維持している。一方，二酸化炭素貯留が慢性的にある場合，$PaCO_2$ の上昇に対する呼吸中枢の感受性は低下している。そのため，低酸素血症だからといって，安易に酸素を投与し低酸素状態を改善させると，低酸素血症による呼吸中枢への刺激が弱くなり，その結果，換気量が減少し二酸化炭素の排出が障害され，炭酸ガスの貯留がさらに悪化する。さらに $PaCO_2$ の増加は PaO_2 の低下を伴うので，酸素投与量を増やすとさらに二酸化炭素の貯留を招くという悪循環に陥りやすい。

　慢性の高炭酸ガス血症では，腎臓による代謝性代償により pH の恒常性を保つため，$PaCO_2$ が 70〜80mmHg（正常値 35〜45mmHg）の状態でも意識障害を認めない場合が多いが，急性の状態のように，二酸化炭素が急激に貯留すると腎臓による代償機能が間に合わず，呼吸性アシドーシスにより pH が低下する。

　CO_2 ナルコーシスでは頻脈，発汗に加え，高炭酸ガス血症による脳血管拡張のため，頭痛，顔面うっ血，眼球結膜の充血などを呈する。さらに進行すると羽ばたき振戦，傾眠傾向を認め，しだいに意識レベルが低下していく。

❸ 二酸化炭素の急激な減少によるもの

　過剰換気を特徴とする**過換気症候群**では，$PaCO_2$ が急激に低下するため pH が上昇し，呼吸性アルカローシスを呈する。その結果，空気飢餓感，呼吸困難を訴え呼吸促迫となり，気分不快，口唇のしびれ，頭痛，腹痛，四肢のしびれ，テタニー症状などを訴え，やがて意識レベルの低下，失神などを起こすことがある。救急外来を受診することも多く，発作時の治療として，以前は紙袋再呼吸を指導していたが，現在この方法は**禁忌**とされ，通常，上胸部を圧迫し十分に息を吐かせること，腹式呼吸をするように指導することが有効である。

❹ 電解質異常によるもの

　呼吸器疾患では特に電解質異常で意識障害や痙攣を呈することがある。肺がんの患者で腫瘍から異常ホルモン，たとえば副甲状腺ホルモン（パラソルモン，parathormone；PTH）が異所性に産生分泌され，高カルシウム血症を呈することで発症する。そのほか，抗利尿ホルモン分泌異常症候群（syndrome of inappropriate secretion of antidiuretic hormone；

SIADH*）による低ナトリウム血症も意識障害をきたすことがしばしば認められる。

❺ そのほか

上記に述べたほかに腫瘍に伴う病態では，脳転移や髄膜播種など中枢神経系への腫瘍の転移，浸潤・播種が原因で，意識変容，頭痛，痙攣，麻痺などを呈することもあるため鑑別として非常に重要である。

F 胸郭の形の異常

胸郭の形の異常には，はと胸，漏斗胸，ピラミッド胸，樽状胸郭，扁平胸がある（図2-16）。そのほか，高度の胸膜癒着，胸郭形成術後（結核後遺症）などによる左右不対称，脊柱走行異常（脊柱彎曲症）による脊柱の後側彎などの収縮した胸郭がある。

▶ **はと胸** はと胸（pigeon breast）は前胸部の突出する胸郭の変形である。胸骨に接続する肋骨の過剰発育のために生じる。多くは先天性であるが，後天性では先天性心疾患や幼児期に発症した気管支喘息患者に認められることもある。そのほかの症状はほとんどない。

▶ **漏斗胸** 漏斗胸（pectus excavatum）は，胸骨，肋軟骨，肋骨の構成異常であり，胸骨体部から陥没し，剣状突起が最も陥没する。そのため胸椎前面と胸骨との距離が著しく狭められ，心臓は左方に転位する。原因はなお不明であるが，先天的な異常と考えられる。多くは無症状だが，高度の場合には手術の適応となる。

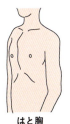
はと胸
胸骨角の異常突出

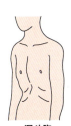
漏斗胸
胸骨下部・剣状突起部が高度に陥没したもの。

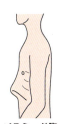
ピラミッド胸
横隔膜前面の胸骨部の形成不全に起因するもの。このため胸骨下部が剣状突起を頂点とするピラミッド型に突出しているものをいう。

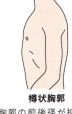
樽状胸郭
胸郭の前後径が拡大し，肋骨の走行が水平に近くなり，胸郭が文字どおりビール樽状になったもので，肺の含気量の持続的増加の状態，すなわちCOPD（特に，気腫型）の特徴の一つである。

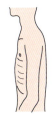
扁平胸
細長型の扁平な胸郭で，肋間腔は広く，急角度で下行し，肋骨弓角は狭くなっている。

図2-16 胸郭の形の異常

＊ **SIADH**：抗利尿ホルモン（antidiuretic hormone；ADH）が過剰に分泌されることにより，腎臓における水の再吸収が亢進し，循環血液量（細胞外液量）が増加する。その結果，血液が希釈され低ナトリウム血症を来たす。一方で，循環血液量の増加はナトリウムの排泄を増加させるため（糸球体濾過量の増加や，心房性ナトリウム利尿ペプチドの分泌が亢進することによる），低ナトリウム血症はさらに進行する。

- ▶ **ピラミッド胸** ピラミッド胸（pyramid breast）は，はと胸の極端な場合で，胸骨の下1/3ないし胸骨と剣状突起との境界を頂点として，前胸部がピラミッド状に突起した胸郭の変形である。小児期に喘息発作の既往をもつ患者にみられることがあり，横隔膜の形成不全によって生じる。頻度は極めて低いので，はと胸と見誤らないよう注意する。
- ▶ **樽状胸郭** 樽状胸郭（barrel chest）は，胸郭が前後左右に拡大し，樽状を呈することから名づけられたもので，COPD（気腫型COPD）に特徴的な所見である。肺弾性の低下や肺胞の破壊と拡大により，肺内に過剰に空気が取り込まれた状態が長期間続くために生じる。ほかの慢性肺疾患でも時に認められる。
- ▶ **扁平胸** 扁平胸は細長型の扁平な胸郭で，肋間腔は広く，肋骨は急角度で下行し左右の肋骨弓の間の肋骨弓角が狭くなっている。

国家試験問題

1 呼吸困難とはどれか。 （104回AM14）

1. 脈拍数の増加
2. 息苦しさの自覚
3. 動脈血酸素分圧（PaO_2）の低下
4. 経皮的動脈血酸素飽和度（SpO_2）の低下

2 チアノーゼの際に増加しているのはどれか。 （101回PM11）

1. 直接ビリルビン
2. 間接ビリルビン
3. 酸化ヘモグロビン
4. 還元ヘモグロビン

▶答えは巻末

文献

1) 川上義和：I 呼吸不全の定義，診断基準〈厚生省特定疾患「呼吸不全」調査研究班：呼吸不全—診断と治療のためのガイドライン〉，メディカルレビュー社，1996年，p.10.
2) Miller, D.L.: A study of techniques for the examination of sputum in a field survey of chronic bronchitis, Am Rev Respir Dis, 88: 473-483, 1963.
3) Geckler, R.W., et al.: Microscopic and bacteriological comparison of paired sputa and transtracheal aspirates, J Clin Microbiol, 6(4): 396-399, 1977.
4) 玉置淳：吸入療法のABC，日本呼吸ケア・リハビリテーション学会誌，25（1）：47-52，2015.
5) 前掲書4)

参考文献

・日本呼吸器学会：咳嗽に関するガイドライン，第2版，2012.
・村田朗：呼吸器疾患で生じる主な症状〈工藤翔二，青木きよ子編：新体系 看護学全書 成人看護学②呼吸器〉，メヂカルフレンド社，2016，p.60.

呼吸器

第 3 章

呼吸器疾患にかかわる診察・検査・治療

この章では
- 呼吸器の診察方法を理解する。
- 呼吸器の検査方法を理解する。
- 呼吸器疾患の治療法を理解する。

I 呼吸器疾患にかかわる診察

A 問診

　実際の診療において，患者と医療関係者の出会いは病歴をとることから始まる。いかに臨床検査や画像診断が進歩しても，詳細な問診とていねいな診察にまさるものはない。また，問診では患者が最も悩んでいることを自身の言葉で表現してもらうことも大切である。そうすることで患者は満足な気持ちを得ることができ，医療関係者も先入観や過誤を減らすことができる。

　また，最初に氏名，年齢（生年月日），性別などの患者像を確認することで患者間違いを予防することができる。

1 主訴

　主訴（chief complaint）とは，患者がなぜ医療機関を受診することになったのかを原則として一言で表現したものである。呼吸器疾患では，咳嗽，喀痰，喀血，血痰，胸痛，呼吸困難（息切れ），喘鳴などであることが多い。

2 現病歴

　現病歴（history of present illness）は，患者が主訴をもって医療機関を受診するに至った時間的な流れ（経過）をまとめたものである。主訴となる症状の始まった時期が突然（発症時刻が特定できるほど）なのか，急性（数日の経過）なのか，亜急性（数日～数週間）なのか，慢性（数週間～数年）なのかを聴取する。「いつからその症状が始まったのか」「どのくらい続いているのか」「症状の程度は変化しているのか」「何か治療や検査は行われたか」「ほかに随伴する症状はないか」など，受診するまでの期間における症状の変遷の聴取も現病歴としては大切である。

　また，現病歴によって，ある程度の疾患カテゴリーを絞ることができる。咳嗽であれば時間帯や体位による違いを，喀痰であれば性状や量，発症時期を聴く。呼吸困難では発症時期や緊急度，重症度（表2-4, 5参照）を聴取することで診断治療や看護計画を立てるのにとても役立つ。

3 既往歴

　既往歴（past history）は，患者が過去に罹患した病気の経歴である。
　具体的にはこれまでにどのような病気にかかったか，アレルギーや持病，大きな怪我をした経験はないか，どのような治療を受けてきたか，などを聴取する。一般的には悪性疾

患，高血圧症などの慢性疾患を聴取する。

呼吸器疾患では，特に小児期までさかのぼって気管支喘息，アレルギー性鼻炎，アトピー性皮膚炎，などのアレルギー性疾患の有無を確認することが重要である。そのほか，慢性副鼻腔炎などの鼻疾患，う歯や歯槽膿漏，扁桃炎，扁桃肥大などの口腔疾患にも注意が必要である。高齢者では各種の慢性疾患に対する薬物を内服していることもあり，常用薬のチェックも大切で，同時に薬物や食物アレルギーの聴取も忘れない。ツベルクリン反応やBCG 接種歴，インフルエンザワクチン，肺炎球菌ワクチンなどの接種歴も呼吸器疾患では重要となってくる。健康診断や人間ドックの受診状況や胸部 X 線写真で異常陰影を指摘された既往も重要な情報となる。

4 家族歴

家族歴（family history）は，家族や親族，同居人の病気・健康状態のことを指す。遺伝性疾患や感染症などで家族歴が重要となるだけでなく，患者の背景を知り，適切な治療方針を立てるうえで参考になる。過去の呼吸器疾患や喘息などのアトピー疾患，結核などの感染症の聴取は重要である。急性気道炎症を疑う場合は，インフルエンザなどのウイルス疾患，マイコプラズマなどの非定型病原体，百日咳などの家族内感染についても関心をもって聴取を行う。

5 社会歴

呼吸器疾患は外因性，内因性の数多くの疾患が発生することから，患者背景の聴取はとても重要である。呼吸器疾患の発症には生活上での環境や習慣が重要な因子となることが多く，社会歴（social history）や職歴，生活像を病歴内に記載する。

社会歴には患者の出生地，生育場所，受けた教育，家族状況，人間関係，趣味や嗜好品，職業歴，常用薬，旅行渡航歴，さらには宗教も含まれる。特に呼吸器疾患においては，粉塵曝露歴，刺激性ガス，抗原物質，アスベストなどの吸入歴を聴取することになる。

生活像とは趣味や嗜好品，旅行渡航歴などを聴取することである。呼吸器疾患では**喫煙歴**（ブリンクマン指数＝喫煙年数×1日の平均喫煙本数），住環境（築年数，木造または鉄筋コンクリート造など），ペット飼育歴（ネコ，イヌ，鳥など詳細に），旅行渡航歴（温泉地，海外への渡航歴など）の聴取を行う。そのほか，羽毛布団の使用やダウンジャケットの着用などが診断の助けになることもある。

これら社会歴の聴取は，患者の全体像を把握する意味でとても重要なことである。

B 身体所見

身体診察は患者が外来診察室に入ってきたとき，入院して病室に入室したときから始まり，入院患者の場合には1日に何度か行うものである。普通に歩行しているか，杖歩行か，

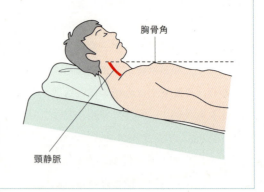

頸静脈の怒張
● 中心静脈圧の（CVP）上昇を示し，頸静脈圧が20cmH₂O以上に上昇すると，座位でも拡張が観察される。
● 45°以上の半座位で頸静脈の異常な拡張を認める場合には，頸静脈怒張と判断する。
● 右心系が機能不全に陥っている場合や静脈還流が障害された場合にみられる。慢性呼吸不全に伴う肺性心や三尖弁閉鎖不全症などに伴う右心不全，上大静脈症候群，心タンポナーデなど。

図3-1 視診のチェックポイント

ストレッチャーで入室してきた際には起座なのか臥位なのかなど，患者の全体像を把握することから始まる。そして意識状態，血圧，脈拍，呼吸数，呼吸パターンなどのバイタルサインのチェックで緊急性の有無を判断する。身体診察に関して呼吸器においては，視診，触診，打診，聴診の順に行うのが一般的である。

1 視診

初めに胸郭外見を観察する。胸郭は一般的には，ほぼ左右対称としてよいが，先天的または後天的に変形を認めることもある。この異常が高度になると呼吸機能障害が生じることがある。

次に呼吸に伴う胸郭の動きを観察する。奇異呼吸などは腹部の動きで判明することもあるため，同時に腹部の動きにも注目する。

呼吸器疾患に関連するチアノーゼ，ばち状指，ホルネル症候群，頸静脈怒張（図3-1）の有無を確認する。

最後に胸郭の動きから，呼吸数や呼吸の深さ，規則性，体位や随伴症状，呼吸様式を確認する。呼吸様式には胸式，腹式，胸腹式の3様式があり，通常は胸腹式である。正常な呼吸は規則性であり，呼吸数は12〜20回/分である。

2 触診

胸郭を覆う皮膚と筋肉の状態を確認し，胸郭表面の皮下腫瘤，腋窩リンパ節の腫脹をチェックする。呼吸音の左右差が疑われる症例では，背部の触診法による声音振盪（図3-2）を確認する。

頸部から鎖骨上窩，腋窩，胸部と順に触診を行い，腫瘤の有無，リンパ節腫大の有無，腫瘤の位置，大きさ，硬さ，可動性，圧痛，熱感などを調べる。皮下気腫が存在する場合，触診時に特徴的な握雪感を感じることができるので，その広がりも確認する。同時に胸郭の動きを触診でも観察して，胸壁の声音振盪（図3-2）を確認することで胸郭内部の異常

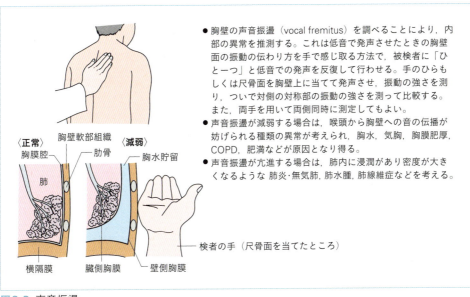

図3-2 声音振盪

を推測する。

3 打診

　打診は，胸膜および肺に指の叩打による振動を与え，跳ね返ってくる振動と音の性質から，直下にある物体の密度を知って，病変の有無を調べる方法である。両側肺野の打診では，左右対称に肺尖部から肺底部までを打診する。密度の大きいものは濁音として，低いものは鼓音として聴こえる。この性質を生かして肺肝境界を確認して，右横隔膜の高さや左心室左縁の診断が可能となる。また実際には，慢性閉塞性肺疾患（chronic obstructive pulmonary disease；COPD）や気胸では鼓音，胸水や肺炎，無気肺では濁音を呈する。

　悪性疾患の胸膜胸壁浸潤，骨転移，化膿性胸膜炎などで胸痛を訴える患者では，局所の叩打痛の有無を確認する。

4 聴診

　聴診器を用いて，呼吸に伴って肺および気管支を出入りする空気の発する音を聴き，肺内に起こっている病変を把握する方法である。

　静かな環境での聴診を心がける。心音を聴取して心雑音の有無を確認してから，呼吸音を聴取する。呼吸音の聴診は背部を含めて全肺野の聴診を左右対称に，肺尖部から肺底部までていねいに行う。気管の呼吸音も同時に聴取する。聴診においては正常時に聴取される正常呼吸音と，病変があると生じる**副雑音**が存在する（図3-3）。

　副雑音の**連続性ラ音**は平滑筋の攣縮，粘膜浮腫，炎症，腫瘍，異物などを原因として生じる気道内腔狭窄による気流制限で起こる振動音である。高音性の笛音（wheeze）と低音

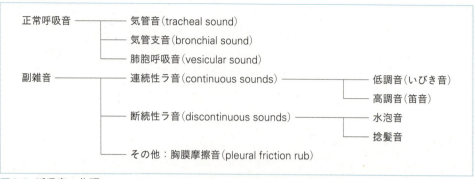

図3-3 呼吸音の分類

性のいびき音（rhonchus）に分類される。**断続性ラ音**は水泡音（coarse crackles）と捻髪音（fine crackles）に分類され，水泡音は気管支拡張症やびまん性汎細気管支炎，肺水腫などで聴取され，捻髪音は間質性肺疾患や肺線維症，肺水腫の初期で聴取される。

II 呼吸器疾患にかかわる検査

血液検査

　血液検査は最も基本的な検査であり，あらゆる疾患において施行することが通常である。呼吸器疾患の診断は，病巣から原因菌や腫瘍細胞などを検出同定することによりなされ，血液・血清検査は直接診断にかかわるものではない。しかし病巣・病態の変化を知るための補助診断として有用な検査である。

1. 白血球

　呼吸器疾患において特に重要であるのが，**白血球数**とその分画である。白血球増加，白血球減少がある場合には，必ず分画を確認する。
　疾患により特定の白血球分画の増加，減少がみられる一方で，分画成分の反応を用いることで種々の検査が行われる。
　たとえば，アレルギー性鼻炎，気管支喘息などのⅠ型アレルギー反応により生じる疾患に対する**アレルギー検査**の一つとして，好塩基球にアレルゲンを反応させ，遊離されるヒスタミンを測定する**抗原特異的ヒスタミン遊離試験**がある。また薬物アレルギーの検査である**薬剤リンパ球刺激試験**（drug lymphocyte stimulation test；**DLST**）は，特定の薬剤に反応して増殖する**リンパ球**（T細胞）を測定する検査である。また**インターフェロンγ遊離試験**（interferon-γ releasing assay；**IGRA**）は結核菌特異的たんぱくを抗原として，血液中の免疫

系細胞を刺激する検査である。結核感染者のT細胞の免疫反応により産生されるインターフェロンγ産生量，産生細胞数を測定する。

1 異常値をきたすとき

- **好中球増加**：細菌性肺炎，悪性腫瘍，血管炎，器質化肺炎，薬剤性急性出血（副腎皮質ステロイド薬投与など）を考える。喫煙も考慮する。
- **好中球減少**：ウイルス性肺炎，マイコプラズマ肺炎などを考える。
- **好酸球増加**：好酸球性肺炎，喘息などのアレルギー疾患，悪性腫瘍を考える。また，好酸球が1,500/μLを超えて（6か月以上）臓器異常を伴う場合には，高好酸球症候群（hypereosinophilic syndrome）の可能性がある。
- **単球増加**：結核などの炎症性疾患や膠原病肺，サルコイドーシスにみられる。
- **リンパ球増加**：ウイルス感染症，リンパ系増殖疾患などを考える。
- **リンパ球減少**：リンパ腫などのリンパ系疾患を考えるが，後天性免疫不全症候群（acquired immune deficiency syndrome：AIDS）も考慮する必要がある。

2. 赤血球・ヘモグロビン値

赤血球系の変化は**貧血**と増多症に分けられ，貧血は平均赤血球容積（mean corpuscular volume：MCV）と，網赤血球と基礎疾患の存在などにより診断する。

1 異常値をきたすとき

- **貧血**：MCVが80～100の場合，悪性腫瘍，慢性感染症，炎症性疾患を考慮する。MCVが80未満の場合は鉄欠乏性貧血，120を超える場合は巨赤芽球性貧血（ビタミンB_{12}欠乏症，葉酸欠乏症，葉酸代謝拮抗薬使用）を考慮する。
- **二次性多血症**：慢性呼吸不全，喫煙を考慮する。

3. 生化学検査

炎症や悪性疾患などの生体の異常に反応して，臓器に存在する酵素が血中へ放出される。放出された酵素の血中濃度を測定することは疾患の診断，治療方針の決定に有用である。血液だけでなく，胸水の検体も検査することがある。

呼吸器疾患における血液生化学検査で特に重要なのは，**C反応性たんぱく**（C-reactive protein：**CRP**），乳酸脱水素酵素（lactic dehydrogenase：LDH）である。胸水では総たんぱく，LDHなどの値を診断の参考にすることもある。

LDHは炎症などによる組織障害を反映するとされ，上昇する場合には間質性肺炎，急性期の肺血栓塞栓症，肺がん，肺胞たんぱく症などを考慮する。

表3-1 CRPが上昇する疾患

機序	疾患
炎症性疾患	感染性肺炎，ウイルス感染症，真菌感染症，肺結核，非結核性抗酸菌症，膠原病肺（関節リウマチ，多発性筋炎／皮膚筋炎，全身性エリテマトーデス，シェーグレン症候群，強皮症，血管炎），好酸球性肺炎，器質化肺炎
組織障害をきたす疾患	肺がん，悪性胸膜中皮腫，悪性リンパ腫，肺梗塞

4. 血清検査

　得られた血液の血清中の抗原抗体反応を測定し，感染症検査，**腫瘍マーカー**，血中**薬物濃度**などの検査が行われる。そのなかでも，CRPは重要である。CRPは肺炎球菌のC多糖体と反応するたんぱくであり，急性期たんぱくの一つである。生体内に炎症や組織障害がある場合に上昇し，特に**感染症診断**に役立つ（表3-1）。そのほか，疾患特異的に上昇し補助診断として用いられる項目もある。

　たとえばサルコイドーシスでは，**アンジオテンシン変換酵素**（angiotensin converting enzyme；**ACE**）が上昇する。また間質性肺炎では**シアル化糖鎖抗原**（**KL-6**），**サーファクタントたんぱくA**（surfactant protein A；**SP-A**），**サーファクタントたんぱくD**（surfactant protein D；**SP-D**）の上昇がみられる。膠原病肺の診断目的に抗核抗体，抗好中球細胞質ミエロペルオキシダーゼ抗体（MPO-ANCA）などの血管炎関連抗体，筋炎に関連した抗体などのいわゆる**自己抗体**が測定されることがある。

　肺がんの診断，治療過程においては血清中の腫瘍マーカーが測定される。がん胎児性抗原（carcinoembryonic antigen；CEA），サイトケラチン19フラグメント（cytokeratin 19 fragment；CYFRA），ガストリン放出ペプチド前駆体（pro-gastrin-releasing peptide；Pro-GRP）などのマーカーは，肺がんの補助診断に有用であるとともに，肺がんの組織型の推測にも役立つ。

　アレルギー疾患に対しての血清検査の有用性は高い。花粉症，食品・動物アレルギーなどに関して，血清中の特異的IgEを測定する**アレルギー検査**も行われる。肺アスペルギルス症の診断では，免疫沈降反応を利用した**アスペルギルス沈降抗体**の測定が有用である。

　また血清中の薬物濃度の測定は，薬物の有効血中濃度を保つための服薬量を決定するために用いられる。

B 喀痰検査

　喀痰検査には**微生物学的検査**と細胞診学的検査がある。いずれの検査も患者への侵襲がなく，簡便に行える有用な検査である。適切な診断のためには良質な喀痰を採取することが重要である。

　感染症の治療では起炎菌を同定することが重要であり，気道感染症においては喀痰から

菌を同定することが重要，かつ，簡便な方法である。

また肺がんの診断においては，がん細胞を証明することが必須であり，喀痰細胞診検査は侵襲のない検査であり，全身状態の悪い患者にも施行が可能な検査である。

1. 微生物学的検査

1 採取法

気道感染症の診断は喀痰から検出された微生物により確定されるため，その採取方法は非常に重要となる。したがって患者への喀痰採取の指導は重要である。

①採取の時期としては抗菌薬投与の前に行うことが重要である。

②常在菌，食物残渣の混入を避けるために，採取の前に口をゆすぐなど口腔内を洗浄した後が望ましい。

③咳払いをして専用の容器に採取するが，十分な喀痰が喀出されない場合は高張食塩水をネブライザーで吸入し喀痰を排出させることもある（誘発喀痰）。

④検体採取後は直ちに検査室に提出するが，困難な場合は検体の乾燥を避け，室温では2時間以内，冷蔵保存（4℃）でも24時間以内が原則となる。

2 性状

採取された喀痰が起炎菌同定に適したものか，また治療の効果をみるうえで肉眼的な性状の評価は重要である。膿性痰が検査に適した痰である。

喀痰の性状を表すのに**ミラー-ジョーンズの分類**（Miller&Jones の分類）（表3-2）が用いられる。膿性度の低い順に M1，M2，P1，P2，P3 の5段階に評価する。肉眼的に明らかな唾液の場合は検体の再採取が必要となる。

3 検査方法

❶塗抹検査

塗抹検査は採取した喀痰をスライドグラスに塗り付け，染色し，顕微鏡で観察する。患

表3-2 ミラー-ジョーンズの分類

分類	M1	M2	P1	P2	P3
性状	完全な粘液痰	粘液痰に膿性痰が少量含まれる	膿性痰で膿性部分が 1/3 以下	膿性痰で膿性部分が 2/3 以下	膿性痰で膿性部分が 2/3 以上
検体					

写真提供／小栗豊子

表3-3 喀痰検査の染色法と培養法

微生物	染色法	培養法
一般細菌	グラム染色	寒天培地
レジオネラ	ヒメネス染色	BCYE-α培地
抗酸菌（結核菌，非結核性抗酸菌）	チール-ネルゼン染色，蛍光染色法	MGIT，小川培地
真菌（カンジダ，アスペルギルスなど）	グラム染色，グロコット染色	サブロー寒天培地
ニューモシスチス	Diff-Quik染色，グロコット染色	培養不可

者の初期治療に有効な基本的な検査である。

一般細菌に対しては通常グラム染色を行う。グラム染色で好中球が多い場合は細菌感染を疑い，好中球に貪食された菌がいる場合はその菌が起炎菌である可能性が高い。グラム染色で染色されない抗酸菌（結核菌，非結核性抗酸菌）に対してはチール-ネルゼン（Ziehl-Neelsen）染色と蛍光染色法などの抗酸菌染色法が用いられる。そのほか，レジオネラ，真菌などには特殊な染色が用いられる（表3-3）。

❷ 培養検査

培養検査の目的は患者検体から感染症の起炎菌を検出し，同定検査，薬剤感受性試験に必要な分離菌を得ることである。一般細菌，抗酸菌，そのほかの起炎菌に応じて培養検査を行う。微生物によって必要な培地や培養法が異なる（表3-3）。

❸ 同定検査

塗抹・培養検査で推定された起炎菌について**同定検査**を行う。

❹ 薬剤感受性試験

薬剤感受性試験とは，感染症に対する抗菌薬の有効性を判断する試験である。培養により得られた起炎菌を用いて数種類の抗菌薬を試験する。通常，①微量液体希釈法と②ディスク拡散法が用いられる。微量液体希釈法では最小［細菌発育］阻止濃度（minimum inhibitory concentration；MIC）を定量的に表し，その値から抗菌薬の治療効果を推定し，感性（S）と耐性（R）に分け，（S）と（R）の間に中間（I）を設けている。ディスク拡散法では発育阻止円の大きさから，同様に（S），（R），（I）を定めている。

- **感性**（S）：推奨される抗菌薬の投与量で効果が期待できる。
- **中間**（I）：通常投与量では効果が低く，大量投与が必要。
- **耐性**（R）：効果が期待できない。

❺ 遺伝子診断

遺伝子診断は検体を前処理して微生物のDNA（遺伝子）を抽出し，ポリメラーゼ連鎖反応（polymerase chain reaction；PCR）法，LAMP（loop-mediated isothermal amplification）法などの方法を用いて，DNAを増幅し微生物の有無を調べる検査である。

結核菌，非結核性抗酸菌，ニューモシスチス，レジオネラ，百日咳菌，マイコプラズマなどの培養に長い時間を要したり，特殊な培地が必要であったりと，培養が困難な微生物の診断に有用である。

培養検査に比べて短時間で結果が出せる点が大きなメリットである。

2. 細胞診学的検査

喀痰細胞診検査は喀痰の中の細胞を顕微鏡で観察し，**悪性細胞**の有無，**炎症細胞**の種類を調べる。

主に悪性腫瘍（特に肺がん）の診断に用いられ，通常パパニコロー染色が行われる。一度の検査で悪性細胞が確認できない場合でも検査を複数回行うことで診断率が上昇することがわかっている。

また，炎症細胞の中で好中球が増加していれば肺炎などの感染症，好酸球が増加していれば気管支喘息，好酸球性肺炎などのアレルギー疾患など，悪性疾患以外の疾患の診断にも有用である。

C 胸水検査（胸腔穿刺）

1 概要

壁側胸膜と臓側胸膜の間のスペース（胸腔という）に貯留した液体を胸水という。健常者でも約10〜20mL程度の胸水が存在し，呼吸性に肺が伸縮する際に潤滑油のような役割を果たしている。胸水は主に壁側胸膜で産生・吸収され，生理的胸水はほぼ一定量に保たれている。産生と吸収のバランスが破綻すると病的な量の胸水が貯留する。

2 種類

胸腔穿刺には，原因診断のため少量の胸水を採取する場合と，息切れなどの自覚症状を軽減させるために多量の胸水を排液する場合がある。

3 目的

胸水貯留の原因は多岐にわたる。診断確定のためには，胸水を採取し胸水中の生化学データなどの種々の所見を調べることが重要である。

4 適応疾患

胸水貯留を認める症例が対象となる。胸水貯留は悪性腫瘍（がん性胸膜炎），感染症（細菌性，結核性など），心不全，肝硬変，薬剤性，肺血栓塞栓症，膠原病などでみられる。

5 必要物品

ポビドンヨード綿棒，局所麻酔薬（リドカイン塩酸塩など），注射針，留置針，注射器，排液ボトル（胸水を排液する場合）を用意する。

6 方法

　胸水は超音波診断装置で容易に観察できるため（図3-4），穿刺前に安全な穿刺部位を確認しておくことが望ましい。ポピドンヨードを用い，穿刺部位を中心に皮膚表面を消毒する。皮膚から皮下にリドカイン塩酸塩などを注入し局所麻酔を行う。次いで穿刺する肋間の下位肋骨の上縁に向けて穿刺針を胸壁に刺入する（図3-5）。穿刺針を徐々に胸壁内に進め，壁側胸膜付近に十分に麻酔薬を注入する。穿刺針が壁側胸膜を貫き，胸腔内に達すると胸水が吸引される。

　採取された胸水は，胸水および血清中の総たんぱく（TP）値，乳酸脱水素酵素（lactic dehydrogenase；LDH）値により滲出性，漏出性に大別される（表3-4）。滲出性胸水は，悪性腫瘍，感染症，薬剤性，肺血栓塞栓症，膠原病などでみられ，漏出性胸水は，心不全，腎不全，肝硬変，低アルブミン血症などでみられる。

　胸水中の総たんぱく，LDHの測定以外に，想定される疾患に応じて，以下の生化学的検査を含めた項目を追加する。

① **アデノシンデアミナーゼ**（adenosine deaminase；ADA）：結核性胸膜炎では50U/L以上の高値をとることが多い。
② **グルコース**：膿胸では低値となる（＜40mg/dL）。
③ **アミラーゼ**：急性膵炎では胸水中のアミラーゼが血清の値以上になる。
④ **白血球細胞分画**：がん性胸水，結核性胸水，膠原病ではリンパ球優位となる。肺炎随伴性胸水，膿胸，急性膵炎，肺血栓塞栓症などでは好中球優位となる。
⑤ **pH**：膿胸では低値となる（pH＜7.0が多い）。
⑥ **細胞診**：がん性胸膜炎では細胞診陽性が40〜80％程度にみられる。原発部位別では肺がん，乳がんの頻度が高い。

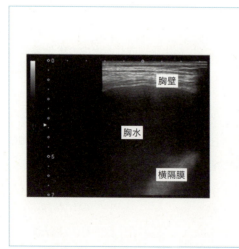

図3-4 胸水のエコー所見

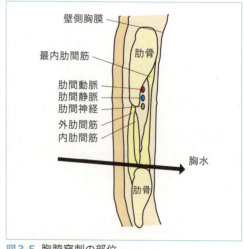

図3-5 胸腔穿刺の部位

表3-4 ライト（Light）の基準

以下の3項目のうち少なくとも1項目を満たせば滲出性、いずれも満たさなければ漏出性と判断する。

①胸水 TP/ 血清 TP ＞ 0.5
②胸水 LDH/ 血清 LDH ＞ 0.6
③胸水 LDH が血清 LDH 上限値の 2/3 以上

⑦細菌学的検査

　一般細菌による感染が疑われる場合，グラム染色，一般細菌培養を行う。抗酸菌感染を疑う場合，抗酸菌塗抹染色（チール-ネールゼン染色），結核菌ポリメラーゼ連鎖反応（polymerase chain reaction；PCR）などの遺伝子検査を行う。

　胸水の**色調**として，血性胸水であれば，がん性胸水，肺血栓塞栓症，血胸などが，混濁または乳白色の場合は乳び胸が疑われる。また混濁が強い膿性胸水の場合は膿胸が疑われる。膿胸では，胸水で**悪臭**がすることが多い。

　これらの検査項目を調べることで，胸水貯留の原因を鑑別していく（表3-5）。胸水検

表3-5 滲出液の鑑別

原因疾患	白血球細胞分画	胸水所見・そのほか
悪性腫瘍	リンパ球優位	（胸水）細胞診で悪性細胞陽性（40〜80％），CEA（がん胎児性抗原）高値，ヒアルロン酸高値（悪性胸膜中皮腫）
細菌性胸膜炎・膿胸	好中球優位	（胸水）塗抹・培養陽性，pH 低値，グルコース低値
結核	リンパ球優位	（胸水）抗酸菌塗抹陽性（10％以下），抗酸菌培養陽性（20％以下），結核菌 PCR 陽性（20〜42％程度），ADA 高値（＞ 50U/L）
		（胸膜）病理組織像で乾酪性肉芽腫
膠原病	リンパ球または好中球優位	関節リウマチ：グルコース低値（＜ 40mg/dL），pH 低値（＜ 7.20），LDH 高値（＞ 700IU/L または血清正常値の 2 倍以上）
		補体低値，リウマチ因子高値（320 倍以上または血清測定値と同等以上）
		全身性エリテマトーデス：グルコース（＞ 60mg/dL），pH はリウマチより高値（＞ 7.35），LDH 低値（＜ 500IU/L または血清正常値の 2 倍以下）
		抗核抗体，LE 細胞陽性
肺塞栓	好中球優位	30〜50％に胸水貯留あり。60％が血性胸水。胸水に特異的所見なし
薬剤性	好酸球またはリンパ球優位	好酸球性胸膜炎：バルプロ酸ナトリウム，ダントロレンナトリウム，ブロモクリプチンメシル酸塩，プロピルチオウラシル
		薬剤性ループスに伴う胸膜炎：プロカインアミド塩酸塩，ヒドラジン塩酸塩，クロルプロマジン塩酸塩，イソニアジド，ペニシラミン，メチルドパ，キニジン硫酸塩
急性膵炎	好中球優位	胸水中アミラーゼ高値（血清アミラーゼ値に比し），両側（77％）・左側（16％）・右側（8％）
メイグス（Meigs）症候群	好中球優位	良性卵巣腫瘍，腹水の存在，腫瘍摘出後の胸腹水の消失，右側（70％）・両側（20％）・左側（10％）
横隔膜下膿瘍	好中球優位	白血球数が著増，pH（＞ 7.2）・グルコース（＞ 60mg/dL）は比較的保たれる

査で診断が確定できない場合には，経皮的もしくは胸腔鏡下の胸膜生検を考慮する。

7 注意点

穿刺を行う前に，血小板数，凝固機能検査を行い穿刺による出血のリスクがないかを確認する。また，抗凝固薬や抗血小板薬を内服している場合は，薬剤に応じた一定の休薬期間が必要である。あらかじめ問診でそれらの薬剤の内服の有無を確認しておく。

また，短時間に大量の胸水を排液すると，肺が急速に膨張することで再膨張性肺水腫を発症することがある。1回の排液量は1L程度までにとどめることが望ましい。

8 合併症

気胸，出血，迷走神経反射，肋間神経損傷，再膨張性肺水腫がある。

D 肺生検

1. 胸膜（局所麻酔下，全身麻酔下）生検

1 概要

胸水穿刺で診断確定できなかった胸水症例の原因精査として，胸膜生検を行う。これまでは胸膜生検用の生検針（Cope針など）を用いた盲目的胸膜生検が施行されてきたが，現在は病変を直視下に生検する胸腔鏡下胸膜生検が主流になっている。特に局所麻酔下胸腔鏡検査は，低侵襲であり，胸腔ドレーンを挿入することが可能な患者であれば施行可能とされる。胸腔内を直接観察し，壁側胸膜の病変部を直視下に生検できるため診断率も高い。

2 種類

局所麻酔下の胸膜生検には，①Cope針などを用いた盲目的胸膜生検，②CTや超音波などの画像ガイド下の生検，③局所麻酔下胸腔鏡検査がある。盲目的胸膜生検では胸膜病変がびまん性に存在すれば診断率が高くなるが，病変が限局性だと診断が困難となる。限局性病変の場合，超音波検査やCTで病変を認識できれば，画像ガイド下の経皮生検が可能である。経皮生検での診断が困難な場合，もしくは診断を急ぐ場合は診断率の高い胸腔鏡下生検が勧められる。一般的に局所麻酔下胸腔鏡検査では壁側胸膜の生検のみ行うが，全身麻酔下胸腔鏡検査では臓側胸膜の生検も可能である。

3 目的

胸水貯留の原因精査，胸膜腫瘍の診断が目的となる。

4 | 適応疾患

両側性の漏出性胸水は心不全や低アルブミン血症などが原因であることが多く，原因診断に難渋することは少ない。胸膜生検の適応になるのは主に原因不明の滲出性胸水である。

5 | 必要物品

胸腔穿刺に必要な物品（本章-Ⅱ-C「胸水検査（胸腔穿刺）」を参照）に加え，盲目的胸膜生検ではCope針などの胸膜生検針，画像ガイド下生検ではガイド下生検用の生検針を用意する。また局所麻酔下胸腔鏡検査では，フレキシブルビデオ胸腔鏡（図3-6），検査中に肋間に留置しておくアクセスポートと検査後に留置する胸腔ドレーンチューブ，ドレーンバッグを用意する。

6 | 方法

経皮生検では胸腔穿刺の際と同様に，皮膚，皮下，胸壁，壁側胸膜の順に局所麻酔薬を注入し局所麻酔を行う。穿刺する肋間の下位肋骨上縁に向けて生検針を刺入する。Cope針などによる盲目的胸膜生検では，留置した外套針を通して内套採取針を挿入し，内套採取針の側孔鉤を下方に向け，押し付けるように採取針を引き抜くことで壁側胸膜が採取される（図3-7）。画像ガイド下生検では，モニター画像を見ながら病変に生検針を刺入することで適正な部位からの生検が可能になる（図3-8）。

胸腔鏡検査も経皮生検と同様に，皮膚から壁側胸膜にかけて十分に局所麻酔を行う。皮膚切開ののちに，胸壁を鈍的に切開し，胸腔まで達したらアクセスポートを留置する。ポートから胸腔鏡を挿入し，胸水を吸引し，胸腔内を観察する。壁側胸膜に隆起性病変，肥厚性病変があれば，生検鉗子を用いて組織を採取する。悪性腫瘍の胸膜病変は隆起性病変（結節，腫瘤）を呈し（図3-9），結核性胸膜炎では黄色，灰白色，ピンク色のびまん性小結節がみられる。通常，壁側胸膜の複数箇所から生検するが，疼痛があれば，適宜局所麻酔薬を

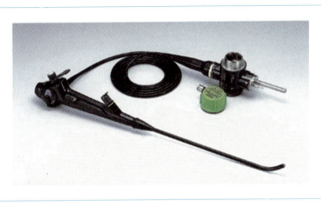

図3-6 局所麻酔下胸腔鏡

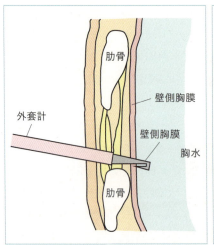
図3-7 胸膜生検針（Cope針）による胸膜生検

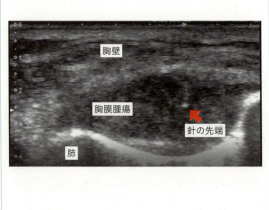
図3-8 胸膜病変に対するエコーガイド下生検

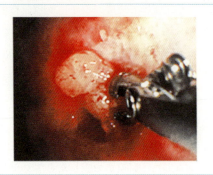
図3-9 悪性胸膜中皮腫の胸腔鏡所見

散布・注入する。生検後は，胸腔鏡挿入部より胸腔ドレーンチューブを挿入し検査を終了する。

7 注意点

壁側胸膜を刺入・生検する際の疼痛により迷走神経反射を生じる場合がある。そのため壁側胸膜に対しては特に十分な局所麻酔が必要である。また，経皮生検や胸腔鏡のポート挿入時は，肋間動脈，肋間神経を損傷しないよう穿刺肋間の下位肋骨上縁に沿って刺入するよう留意する。

8 合併症

針生検による合併症としては，気胸，迷走神経反射，血胸などの出血がある。胸腔鏡検査では，膿胸などの感染症の併発，出血，血圧低下，再膨張性肺水腫などがある。

2. CTガイド下生検

1 概要

CT画像ガイド下に行う経皮的生検のことである。

2 種類

超音波ガイド下生検なども含む、画像ガイド下検査の一つである。

3 目的

診断確定のために肺・胸膜などの組織・細胞を採取する。

4 適応疾患

気管支鏡検査などで診断が確定しない、または診断が困難と予想される肺病変が主な適応となる。心大血管近傍の病変や既存の肺に著明な気腫性変化や嚢胞性変化などがみられる場合には、合併症のリスクが高く検査は困難である。出血傾向がある場合や抗凝固薬などを中止できない場合も禁忌である。

5 必要物品

必要物品は、他の経皮生検の際と同様である（本章Ⅱ-D-「1 胸膜生検」参照）。生検針には、吸引生検針（aspiration needle）と切削針（cutting needle）がある。

6 方法

病変が穿刺しやすいよう仰臥位もしくは腹臥位をとる。体表にCTで認識できるマーカーを用い穿刺点を決定する。皮膚・皮下の局所麻酔を行い、適宜CTを撮影しながら壁側胸膜まで穿刺針を進める。次いでCTを撮影しながら、息止めを指示し、生検針を病変内に進め生検を行う（図3-10）。

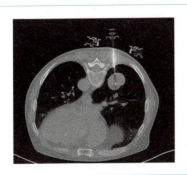

図3-10 CTガイド下肺生検

7 注意点

局所麻酔の際の細い注射針でも臓側胸膜を損傷すると気胸を発症することがあるため，あらかじめ体表から胸膜面までの深さをCT画像で確認し，必要以上に深く穿刺しないようにする。

8 合併症

気胸が最多で，それ以外に血胸，肺出血，喀血・血痰，空気塞栓，腫瘍の播種などがある。

3. 気管支鏡を用いた生検

1 概要

気管支鏡を用いて，末梢気管支〜肺内に存在する病変から組織・細胞を採取する。

2 種類

気管支鏡には硬性気管支鏡と軟性気管支鏡がある。肺生検を行う場合，軟性気管支鏡を用いる。

3 目的

肺病変の一部を採取することで診断を確定する。

4 適応疾患

肺がん，肺感染症，間質性肺疾患，サルコイドーシスなどが疑われる場合に行う。出血傾向がある場合や，血管病変が疑われる場合は禁忌である。

5 必要物品

喉頭麻酔や気管内散布のための麻酔薬（リドカイン塩酸塩など），末梢ルート用の点滴，前投薬の鎮静薬（ペチジン塩酸塩など），気管支ファイバーに塗布する局所麻酔薬のゼリー（リドカイン塩酸塩など）を用意する。

6 方法

局所麻酔薬を噴霧し十分に咽喉頭を麻酔する。検査開始時に末梢点滴ルートから鎮静薬を静脈注射する。気管支鏡を挿入し，気管・気管支内に局所麻酔薬を散布しながら，全体を観察する。目的気管支に生検鉗子を挿入し，X線透視下に，鉗子が病変に到達していることを確認し生検を行う。なお，最近では細径超音波プローブにより病変を確認し生検を

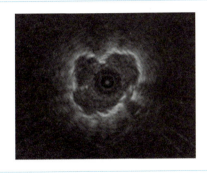

図3-11 EBUS-GS法による肺がんのエコー所見

行うガイドシース併用気管支腔内超音波断層法（endobronchial ultrasonography with a guide sheath；EBUS-GS）（図3-11）が主流になっている。通常は生検以外に気管支擦過，気管支洗浄も併せて行う。

▶ **注意点** 検査前は4時間前からの禁飲食が必要である。検査を安全に行うために降圧薬は通常どおり内服する。抗凝固薬，抗血小板薬を内服している場合，一定期間の休薬が必要となるため，事前に内服の有無を確認しておく。

7 合併症

出血，気胸，迷走神経反射，リドカイン中毒，肺炎などがある。

E 鼻腔・咽頭ぬぐい液検査

　鼻腔・咽頭のぬぐい液による迅速診断法は診療現場でよく使われる。インフルエンザ感染症が有名であるが，そのほかにも小児感染症疾患ではよく使用されている。咽頭結膜熱（プール熱），A群溶血性レンサ球菌（溶連菌）咽頭炎，手足口病，百日咳，ヘルパンギーナ，RSウイルス感染，水痘，マイコプラズマ感染などである。約10～15分で診断ができる簡易キットがあり，診断によって即治療対応ができるため，一般開業医のレベルでも対応可能である。しかし，必ずしも診断率は高いとはいえず，臨床的な判断が非常に重要である。

▶ **採取方法** 鼻腔ぬぐい液の場合は，綿棒を鼻孔から口蓋と平行になるように挿入する。そして，分泌物を吸収させるために，2，3秒そのままにしておく。両方の鼻孔につき，ぬぐい液を採取する。口腔・咽頭ぬぐい液の場合は，舌を避けて，後部咽頭と扁桃領域のぬぐい液を採取する（図3-12）。

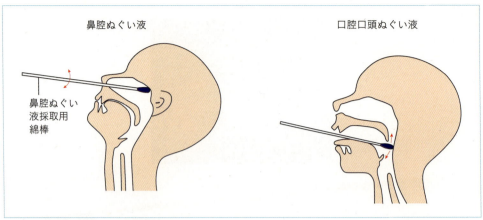

図 3-12 鼻腔・咽頭ぬぐい液採取の手技

F 血液ガス分析

1 血液ガス分析の目的

本検査の目的は，血液ガスや酸塩基平衡異常の原因を診断することにある。検査に際しては，特に禁忌となる事項はない。

2 血液ガスの基本項目

基本項目は，①pH，②**動脈血炭酸ガス分圧**（Paco$_2$），③**動脈血酸素分圧**（Pao$_2$），④**血漿重炭酸イオン濃度**（HCO$_3^-$）あるいは**塩基過剰**（base excess；BE），⑤血清電解質の 5 つである。pH，Pco$_2$，Po$_2$ については，それぞれ専用の電極があり，動脈血サンプルから直接測定する。HCO$_3^-$，BE は一定の仮定のもとに計算する。本項では血液ガスについて述べるので，酸塩基平衡異常については第 1 章 - Ⅱ - D「酸塩基平衡」を参照されたい。

3 サンプルの採取と保存

図 3-13 に血液ガス分析のための動脈血採血の様子を示す。あらかじめヘパリンが入った専用シリンジで橈骨動脈から採血を行っている。採血後は圧迫止血を行い，検体は空気に触れないようキャップをする。気泡は速やかに除去すればほとんど誤差の原因とはならない。

検体採取の際，痛みのために息こらえや過換気の影響が出ることがあるので，安静換気をするよう事前に説明を行い，かつ数呼吸にまたがり採血することが望ましい。また体位も影響を与えるので，採血時の体位を記録しておくこと。病棟から検査室まで時間を要する場合などは，代謝性変化を抑えるため，検体を氷水中に保存すると良い。

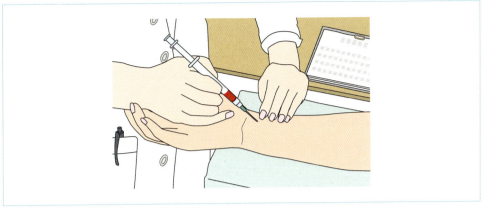

図3-13 血液ガス分析のための動脈血採血

4 検査データの意義と解釈

❶pH

pHは水素イオン濃度の−logと定義される。生体内で酸が増加すると動脈血のpHは低下し**アシデミア**（酸血症）になり，逆に塩基が増加するとpHは上昇し**アルカレミア**（アルカリ血症）になる。アシデミアになる生理学的変化過程を**アシドーシス**，アルカレミアになる生理学的変化過程を**アルカローシス**という。pHは動脈血，毛細管血とも7.40付近にあり，7.35〜7.45を正常範囲とする。

❷$Paco_2$

生体内でのCO_2輸送は90％がHCO_3^-，5％がヘモグロビンやたんぱく質と結合したカルバミノ複合体，残り5％が血液に物理的に溶解した形で行われる。この溶解したCO_2を分圧で表現したものが**動脈血炭酸ガス分圧**（$Paco_2$）である。CO_2産生量を$\dot{V}co_2$，肺胞換気量を$\dot{V}_A$，肺胞気CO_2分圧をP_Aco_2とすると，これらの関係は**肺胞換気式**，$P_Aco_2 = 0.863\dot{V}co_2/\dot{V}_A$により示される。ここで$Paco_2$は$P_Aco_2$にほぼ等しいので，$\dot{V}co_2$を一定とすれば，$Paco_2$は$\dot{V}_A$に反比例する。すなわち，血液ガス分析を行い$Paco_2$の値をみることで肺胞換気量の増減を知ることができる。高炭酸ガス血症から**肺胞低換気**を，低炭酸ガス血症から**肺胞過換気**があることを判定できる。なお$Paco_2$は35〜45mmHgを正常範囲とする。

❸Pao_2

O_2は物理的に溶解するものと化学的にヘモグロビン（Hb）と結合するものがあり，物理的に溶解したO_2を分圧で表現したものがPao_2である。参考事項であるが，物理的および化学的な両者の総量を**動脈血酸素含量**（Cao_2）という。$Cao_2 = 0.003 \times Pao_2 + 1.39 \times Hb \times Sao_2/100$で計算される。$O_2$の全血に対する溶解度が0.003であり，**$Sao_2$**は後述するヘモグロビンの**動脈血酸素飽和度**である。1.39（mL/g）は，ヘモグロビンが結合できる酸素の量である。Cao_2と心拍出量の積は生体組織に供給されるO_2の絶対量を示すことにな

り，すなわち**酸素消費量**（$\dot{V}O_2$）に相当する．PaO_2の測定は，肺内ガス交換の良否を判定することに加え，組織酸素化をモニタリングするうえでも重要である．PaO_2の値は年齢に依存し，加齢とともに換気血流不均等の影響もあって低下する．実用上PaO_2の正常範囲を80mmHg以上とする場合が一般的である．

❹ SaO_2

ヘモグロビンの**動脈血酸素飽和度**（SaO_2）は，酸化ヘモグロビンと還元ヘモグロビンの吸収スペクトルの差を利用した分光分析法（オキシメトリー）により測定される．2種類の波長でヘモグロビンの吸光度を測定すれば，連立方程式によってSaO_2が計算できる．動脈血サンプルを検体として，分光光度計により直接SaO_2を測定する．現在，分光光度計を組み込んだ全自動の血液ガス分析装置が普及している．一方，非侵襲的にSaO_2を連続測定できるパルスオキシメータが世界的に広く普及している．**パルスオキシメータ**は，プローブを指先，耳たぶなどに装着することで，動脈血の吸光度変化を検知しSaO_2の絶対値を求める．経皮的にパルスオキシメータで測定されたSaO_2は，動脈血サンプルから直接測定されたSaO_2と区別するために**SpO_2**と表記する．

5 肺胞気–動脈血酸素分圧較差 A–aDO_2

第1章-Ⅱ-C「ガス交換」にも述べたが，血液ガス分析の結果を基に，肺胞気-動脈血酸素分圧較差（A-aDO_2）を計算することは鑑別診断のうえで非常に参考となる．吸気酸素分圧は室内気吸入時は150であり，ガス交換率を0.8とすると，肺胞気酸素分圧（PAO_2）は$PAO_2 = 150 - PaCO_2 / 0.8$により計算できる．$PaCO_2$を代入し計算された$PAO_2$と$PaO_2$の差を計算すれば，これがA-$aDO_2$となる．10mmHg以下を正常範囲，10〜20mmHgを境界値，20mmHg以上を異常とする．A-aDO_2が開大する原因については後述する．

6 低酸素血症の病態生理学的原因

低酸素血症の病態生理学的原因には，①**肺胞低換気**，②**シャント**（静脈血混合様効果），③**拡散障害**，④**換気血流不均等**の4つがある．これらの原因は単独で存在することは少なく，種々の程度に絡み合って低酸素血症を生じることが一般的である．血液ガス分析の結果に

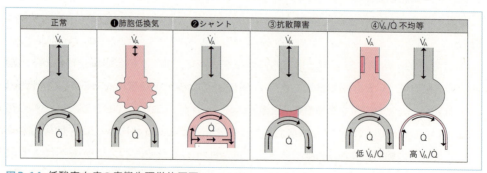

図3-14 低酸素血症の病態生理学的原因

表3-6 低酸素血症をきたす代表的病態・疾患

病態生理学的原因	代表的な病態・疾患
①肺胞低換気	各種の高炭酸ガス血症をきたす病態・疾患
②肺気道系疾患	慢性閉塞性肺疾患（COPD），びまん性汎細気管支炎，気管支喘息発作，間質性肺炎，肺線維症，各種の肺炎，気管支拡張症，無気肺，急性呼吸促迫症候群（ARDS），胸水，リンパ脈管筋腫症（LAM），肺がんなど
③肺循環障害	肺水腫，肺血栓塞栓症，特発性肺動脈性肺高血圧症など
④先天性心疾患	ファロー四徴症，心室中隔欠損症など
⑤そのほか	敗血症，肝硬変症，人工呼吸器調節不良，高地居住など

基づきA-aDO₂を求めると，A-aDO₂が開大する原因は，①を除く②〜④である。第1章のⅡCにも述べたので，ご参照いただきたい。図3-14に病態生理学的原因の模式図を，表3-6に低酸素血症をきたす病態・疾患の例をあげた。

7 CO₂ナルコーシスについて

高炭酸ガス血症の臨床症状や所見としては，同時に存在する低酸素血症の影響もあるが，急性の場合は，頭痛，めまい，昏迷，意識消失，不随意運動（羽ばたき振戦など），縮瞳および乳頭浮腫，高血圧，発汗などがある。頭痛を訴え，血圧が高く，発汗しているような場合は，高炭酸ガス血症を疑って血液ガス分析を施行するべきである。

呼吸不全とは

血液ガス分析の結果に基づき呼吸不全を診断するので，参考事項として概説する。これまで最も広く受け入れられている呼吸不全の概念は，「動脈血ガス，特にO₂とCO₂が異常な値を示し，それがために生体が正常な機能を営みえない状態」[1]との記述である。わが国では，1978（昭和53）年度より厚生省特定疾患「呼吸不全」調査研究班が発足し，次のような診断基準が提言され，現在までこの基準が一般に用いられている[2]。

①室内気吸入時の動脈血酸素分圧が60mmHg以下となる呼吸障害，またはそれに相当する呼吸障害を呈する異常状態を呼吸不全と診断する。
②呼吸不全を動脈血炭酸ガス分圧が45mmHgを超えて異常な高値を呈するもの（Ⅱ型）と然らざるもの（Ⅰ型）とに分類する。
③慢性呼吸不全とは呼吸不全の状態が少なくとも1か月持続するものをいう。
④動脈血酸素分圧が60mmHgを超え，70mmHg以下のものを準呼吸不全として取り扱うこととする。

文献 1）笹本浩，他：肺不全と呼吸不全．呼吸と循環，17（1）：4-7, 1969.
2）厚生省特定疾患「呼吸不全」調査研究班（横山哲郎班長）：昭和54年研究業績集

高炭酸ガス血症のなかでも注意すべきは CO_2 ナルコーシスである。CO_2 ナルコーシスは，①重症呼吸性アシドーシスの存在，②意識障害，③自発呼吸の減弱という3条件を満たす病態である。Ⅱ型慢性呼吸不全患者が高濃度酸素吸入によって CO_2 ナルコーシスを発症する機序は，酸素吸入により末梢化学受容器の低酸素換気刺激が奪われてしまう点にある。慢性高炭酸ガス血症のある症例では，CO_2 に対する換気応答が減弱しており，換気刺激となっている低酸素血症を高濃度酸素吸入により改善してしまうと，肺胞低換気，呼吸性アシドーシスを生じ，意識障害が発症する。ナルコーシスの発症には呼吸性アシドーシスの進行の早さが関係するといわれており，急性呼吸性アシドーシスでは，比較的低い $PaCO_2$ 値でもナルコーシスを生じる。一方，慢性の病態ではかなり高い値であってもナルコーシスに至らない症例も実際経験される。いずれにせよ，意識障害の発現とともに，血圧上昇，頻脈，縮瞳，眼底血管怒張，乳頭浮腫，四肢の振戦などの臨床症状を認めた場合は，本病態を疑って血液ガス分析を至急行うべきであろう。

8 過換気症候群について

　過換気症候群は，日常臨床上遭遇する頻度の高い疾患である。本症候群は，器質的な異常や疾患がないことが前提となる。心理的および身体的なストレスによる精神的不安が引き金となって誘発された過換気によって，急性呼吸性アルカローシスの状態となる。この結果，脳血管収縮による血流低下と Bohr 効果により脳組織への O_2 delivery が低下する。これに交感神経の緊張状態が加わり，中枢神経系，末梢神経，さらに筋肉系，呼吸循環器系，消化器系など全身にわたる多彩な臨床症状を呈することが特徴である。これらの症状により不安はさらに増大し，換気がさらに亢進するという悪循環を形成する。PaO_2 が高いにもかかわらず，空気飢餓感や呼吸困難を訴えるという特徴があり，酸素吸入はまったく意味がない。パルスオキシメータにより低酸素血症にならないよう注意しながら，**ペーパーバッグによる再呼吸**を続け，悪循環を断ち切るべく吸気 CO_2 濃度を増加させることが治療上有効である。

G 呼吸機能検査

1. スパイロメーター

　スパイロメーターは，換気（呼吸）に際して口から出入りする空気の量を測定する装置である。残気量以外の肺気量分画の各要素（volume，および複数の volume から成る capacity）（図3-15），努力呼出曲線（図3-16）などが測定可能である。

1 肺活量

　肺活量（vital capacity；VC）には，最大吸気位から最大呼気位までゆっくり呼出させた呼

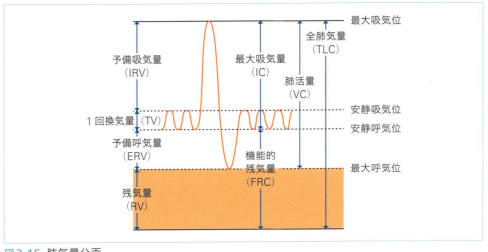

図 3-15 肺気量分画

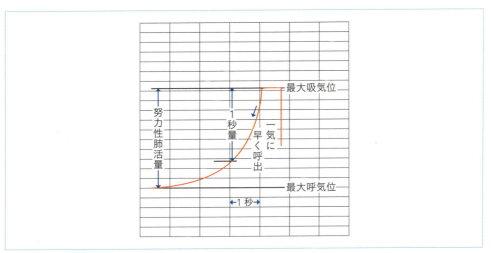

図 3-16 努力呼出曲線

出肺活量（expiratory VC ; EVC）と，最大呼気位から最大吸気位までゆっくり吸気させた吸気肺活量（inspiratory VC ; IVC）がある。通常両者は等しいが，閉塞性換気障害のあるときは，努力呼出時に気道分泌物や肺弾性収縮圧の低下による気道虚脱のため，EVC が IVC より低くなることがある。

2 努力肺活量，1秒量と1秒率

最大吸気位から最大努力呼気を行った際の呼出量を努力肺活量（forced vital capacity ; FVC），その最初の1秒間の呼出量を**1秒量**（forced expiratory volume in one second ; FEV_1）という。1秒率（$FEV_{1.0}$%）は両者の比の百分率（$FEV_1/FVC \times 100$）をいう。

3 換気障害の診断

呼吸機能検査の各測定値は，被検者の性別，年齢，身長から計測した正常予測値に対し，

表3-7 換気障害の種類と定義

換気障害の種類	定義
拘束性換気障害	比肺活量（パーセント肺活量，%VC）＝肺活量実測値／肺活量予測値×100＜80%
閉塞性換気障害	1秒率（$FEV_{1.0}$%）＝1秒量（FEV_1）／努力肺活量（FVC）×100＜70%
混合性換気障害	%VC＜80%　かつ　$FEV_{1.0}$%＜70%

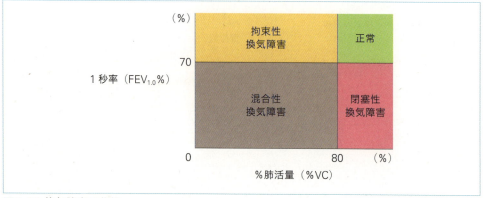

図3-17 換気障害の分類

実測値が何%なのかで評価する。換気障害の種類と定義を（表3-7）に示した。拘束性換気障害は，肺実質や胸郭のコンプライアンスが低下する疾患であり，肺線維症・間質性肺炎，肺結核後遺症，および重症筋無力症などの神経筋疾患がある（図3-17）。一方，閉塞性換気障害は，気流閉塞が起こる疾患や肺の弾性収縮圧が低下する疾患であり，気管支喘息，慢性閉塞性肺疾患（chronic obstructive pulmonary disease：COPD）などがある。

2. 肺気量の測定

肺気量分画のなかで，スパイロメーターでは測定できない項目，すなわち残気量（residual volume；RV），機能的残気量（functional residual capacity；FRC），全肺気量（total lung capacity；TLC）は，ヘリウム希釈法，窒素洗い出し法，体プレチスモグラフ法のいずれかの方法を用いて測定する。正常予測値に対する比で病態や疾患を推定する。残気量や全肺気量の増加は肺の過膨張を意味し，気管支喘息やCOPDなどでみられる所見である。

3. フローボリューム曲線

図3-16に示した時間 - 気量の関係を示した努力呼出曲線を，気量-気速（フロー）の関係で示したものがフローボリューム曲線である（図3-18）。

評価には2つの視点がある。1つめは曲線のパターン認識である（図3-19）。閉塞性換気障害では，全体的なフローの低下とピークに達した後の急激なフローの低下が特徴で，下降脚が下方に凸となる。上気道閉塞では，フローのピークが平坦化する。胸郭内の気管や主気管支に狭窄がある場合には，下降脚に平坦な部分を認める。2つめはある特定の時点

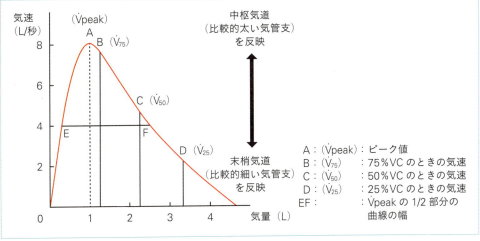

図3-18 フローボリューム曲線

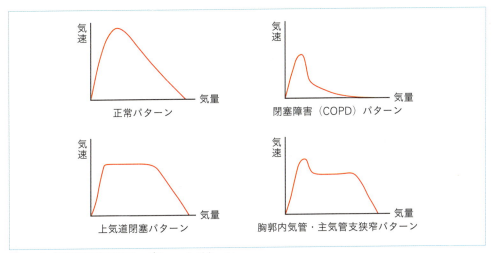

図3-19 各種障害時のフローボリュームパターン

でのフロー（$\dot{V}_{25}$，$\dot{V}_{50}$，$\dot{V}_{75}$）の認識である（図3-18）。$\dot{V}_{25}$，$\dot{V}_{50}$ は努力に影響されずその低下は細気管支病変の診断に役立つ。$\dot{V}_{75}$ は上気道の狭窄や呼吸筋収縮力の低下を意味するが，被検者の努力に大きく影響されるため，判定には注意が必要である。

4. FOT，モストグラフ

　広域周波オシレーション法（multi-frequency forced oscillation technique）は，強制オシレーション法（forced oscillation technique；FOT）を用いた非侵襲的な呼吸機能評価法である。FOT自体は以前から気道過敏性測定のアストグラフなどに用いられている。周波特異性を経時的に認識できるように可視化しているモストグラフ（チェスト社）では，検査所見を3Dカラーグラフとして評価できる（図3-20）。末梢気道病変が主体で換気の不均衡が生じているCOPDでは，低周波数で呼吸抵抗（respiratory resistance；Rrs）が増大する周波依

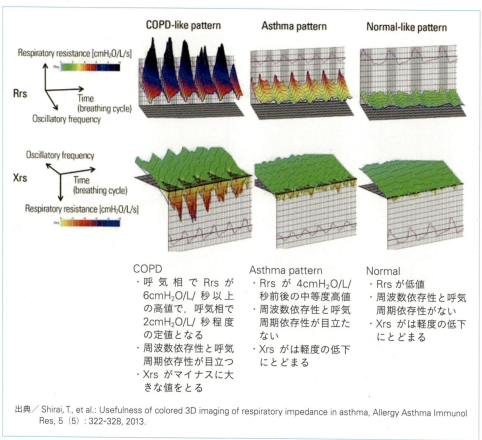

図3-20 モストグラフの3D検査所見

存性の変化が認められる。また，空気とらえ込み（air trapping）に伴う吸気・呼気での呼吸周期依存性のRrs変化も認める（図3-20）。一方，気管支喘息では呼吸周期依存性のRrs変化は認められにくく，全体的にRrsが上昇している（図3-20）。こういった点でCOPDと気管支喘息の鑑別に有用である。

5. クロージングボリューム

クロージングボリューム（closing volume；CV）は，肺気量の測定法のなかの窒素洗い出し法で計測する。最大吸気位からゆっくり呼出した際に，末梢気道閉塞が開始する時点から最大呼気位までの気量がCVである。喫煙者など末梢気道に病変を有する場合には，末梢気道閉塞現象が非喫煙健常者より早く生じるため，CV/VC％が増加する。

6. 肺拡散能検査

肺胞内の空気と肺毛細血管内の血流との間では，酸素と二酸化炭素のガス交換が行われるが，ガス分圧の高いほうから低いほうへと圧が均等になるまで移動し平衡状態になろうとする。この現象は拡散とよばれる。肺胞内の酸素分子が赤血球中のヘモグロビン（Hb）

にたどり着くまでには，肺胞上皮細胞，間質，毛細血管の内皮細胞，血漿，赤血球膜，とたくさんの障壁を越えて行かねばならない。組織を通過する単位時間当たりのガス分子の拡散は，組織の拡散面積，拡散距離，組織とガスの性状によって規定される拡散係数に影響される。間質性肺炎のように間質が肥厚するような呼吸器疾患では，拡散能が低下する。

本来，疾病における酸素の拡散能を知りたいわけだが，通常は一酸化炭素（CO）の拡散能（D_{LCO} ［mL/分/mmHg］＝1分間に肺胞から吸収されたCOの量（mL/分）/平均肺胞気CO分圧［mmHg］）を測定する。理由は，COはHbとの親和性が酸素の210倍高く，Hbに十分吸着するので毛細血管中のCO分圧は低く維持され，肺胞気CO分圧と平衡に達することはない。また，酸素とCOの拡散係数はほぼ同様の値であるからである。

測定値にはD_{LCO}とD_{LCO}/V_A（mL/分/mmHg/L）の2種類がある。前者は肺全体の拡散能を，後者は肺の大きさ（V_A，単位L）当たりの拡散能をそれぞれ示す。たとえば，片肺全摘をした患者では，残存肺が正常であれば，D_{LCO}は本来の約1/2に減少するが，D_{LCO}/V_Aは変わらない。

一般に，D_{LCO}，D_{LCO}/V_Aともに予測値の80％以上を正常とする。バラツキの大きな検査であるため，同一症例の変動については，検査間の変動を考慮してD_{LCO}値が10％以上，あるいは2mL/分/mmHg以上変化した際に有意と評価する。

7. 気道過敏性検査

非特異的な気道刺激に対する気道収縮反応を評価する検査である。気道収縮を誘発する薬剤を，薄い段階から段階的に濃い濃度まで吸入する。その変化を，スパイロメーターによる1秒量の変化で計測する方法が標準法，広域周波オシレーション法で計測する方法がアストグラフ法である。

気道過敏性とは，刺激を受けた気道が過剰な収縮反応を示すことであり，気管支喘息の生理学的基本病態である。このため，気流制限や気道可逆性が検出されない症例における喘息の確定診断や，治療効果の判定に有用である。

1　気道刺激物質

通常は，コリン作動薬であるアセチルコリン塩化物やメタコリン塩化物，ケミカルメディエーターであるヒスタミン二塩酸塩などを用いるが，特異的刺激としてアレルゲンなどを用いることもある。

2　検査法

❶日本アレルギー学会標準法

Tidal Breathing法の変法である。吸入液は2倍希釈系列のアセチルコリン塩化物（39～20,000μg/mL）あるいはヒスタミン二塩酸塩（20～10,000μg/mL）の溶液を2分間ずつ吸入させ，直後に1秒量を測定する。1秒量が20％低下するまで順次濃度を上げ，20％以上

低下した薬剤濃度（PC₂₀）を閾値（いきち）とする。

❷ アストグラフ法

アストグラフ（チェスト社）を使用する。安静呼吸下で薬剤を1分間ずつ連続吸入し，強制オシレーション法でRrsをモニタリングする。吸入液は2倍希釈系列のメタコリン塩化物であれば，49〜25,000μg/mLの溶液を用いる。Rrsが上昇し始める時点まで吸入した薬剤累積投与量を，反応閾値（dose minimum：Dmin［unit］）とする。1unitは1mg/mLを1分間吸入した量である。

喘息（ぜんそく）と非喘息の鑑別には標準法が優れているが，検査の負担に関してはアストグラフ法のほうが優れている。

3 │ 検査結果

- **標準法**：喘息と非喘息におけるアセチルコリン塩化物の識別域は，5,000〜10,000μg/mL程度とされる。
- **アストグラフ法**：メタコリン塩化物のDminは，おおよそ健常者≧50unit，喘息患者≦10unitである。

これらの閾値にはおのおの重なる範囲があり，境界の場合に喘息の鑑別は容易ではない。

8. 咳感受性検査（咳受容体感受性検査）

咳受容体の感受性が亢進する疾患の評価に有用である。また，治療により咳嗽（がいそう）が改善すると咳受容体の感受性も改善するため，治療効果の判定にも有用である。病的乾性咳嗽の発生機序には，咳感受性の亢進によるものと気管支平滑筋収縮がトリガーとなるものがある。慢性咳嗽の原因の多くは前者であり，アトピー咳嗽，胃食道逆流症，感染後遷延性咳嗽，アンジオテンシン変換酵素阻害薬による咳嗽が含まれる。後者には咳喘息や副鼻腔気管支炎症候群，慢性気管支炎があげられ，咳感受性検査はこれらの鑑別に有効性を発揮する。

1 │ 咳嗽誘発物質

誘発物質としてはカプサイシン，クエン酸が使用されることが多く，国際的に最も使用されているのは赤唐辛子の主成分であるカプサイシンである。

2 │ 検査法

主なものに，15秒安静換気法，60秒安静換気法，ドシメーター法がある。それぞれカプサイシン溶液を低濃度から漸増しながら吸入させ，最初に咳嗽を5回以上誘発したカプサイシン濃度を咳閾値C5として決定する。吸入液は，2倍希釈系列のカプサイシンであれば0.25〜250μMの溶液を用いる。ドシメーター法はカプサイシン溶液を1呼吸のみ吸

入して咳閾値を決定するのに対して，安静換気法では 15 秒あるいは 60 秒間吸入して評価するため，ドシメーター法の咳閾値は 15 秒安静換気法で測定した閾値の約 4 倍である。すなわち，カプサイシンの咳閾値を求めるために高濃度のカプサイシンを必要とし，咽頭刺激が強いため，侵襲性の面から 15 秒安静換気法のほうが優れている。

3 検査結果

咳感受性は女性のほうが男性の約 4 倍亢進しているため，男性 3.9μM，女性 0.98μM 以下で陽性とする（平均値：男性 37.9μM，女性 9.5μM）。

9. 呼気中一酸化窒素濃度測定

気管支喘息では，主に好酸球性気道炎症によって誘導型一酸化窒素合成酵素（inducible nitric oxide synthase；iNOS）が発現し，呼気中の一酸化窒素濃度（fraction of exhaled nitric oxide；FeNO）が上昇する。FeNO 測定は，簡便かつ非侵襲的な検査であることから，気管支喘息の診断や気道炎症のモニタリング，アドヒアランスの確認などに有用である。

日本人の成人健常者を対象とした調査から，FeNO の正常値は薬 15ppb，正常上限値は約 37ppb と算出されている。

10. 時間内歩行負荷試験

1 概要

決められた種類の運動を患者それぞれの最大努力で行ってもらい，自覚症状，酸素濃度，脈拍，血圧などの変化を測定する。

2 種類

6 分間歩行負荷試験，シャトルウォークテスト，自転車エルゴメーターなどがある。なかでも歩行負荷試験は患者が日常的に行う動作であることや，専用の運動設備がない施設でも実施可能であることから頻用されている。

3 目的

呼吸器疾患をもつ患者の運動耐容能の現状評価，経時的変化，治療効果を知る手助けとなる。

4 適応疾患

ほとんどすべての呼吸器疾患で適応となるが，労作時に症状が顕著に出やすい COPD や間質性肺炎で行われることが多い。

5 必要物品

　ストップウォッチ，パルスオキシメーター，歩行距離測定器を用意する。歩行経路に距離を示す印を付けておいてもよい。自転車エルゴメーターでは，換気量や酸素消費量や二酸化炭素排出量などの解析専用機器も使用する。

6 方法

　患者に可能な限り早く歩行してもらい，1分ごとに客観評価としてSpO_2，心拍数をチェックして，自覚症状の評価としてBorgスケールや視覚的評価尺度（visual analogue scale；VAS）スケールを示してもらう。途中しんどければ休憩してもらい，回復したら歩行を再開する。

7 注意点

　運動禁忌となるような最近発症の心疾患，脳血管系障害などの合併症がないことを確認する。転倒，怪我防止のため，歩行コースの障害物は避けておく。

　患者の歩行ペースを乱さないために，検者は患者の先を行かず，やや後ろをついてゆく。残り時間などの声かけはするが，患者の呼吸ペースを乱さないように，会話はしないことを先に伝えておく。

8 合併症

　低酸素血症，転倒による怪我などがある。

H 画像検査

　呼吸器疾患に対して行われる画像検査には，電離放射線の一種であるX線を利用するX線検査，胸部CT検査，血管造影検査，同じく電離放射線の一種である陽電子線を利用する陽電子放出断層撮影（positron emission tomography；PET），磁気を利用するMRI検査，超音波を利用する胸壁・肺・心臓などに対する超音波検査などがある。

　肺は気体を多く含む臓器であり，X線は透過しやすく，反対に磁気や超音波は伝わりにくい性質がある。この性質を利用し，体内の構造を画像として描出し，診断につなげる検査である。

1. X線検査

　簡便かつ安価であり，放射線被曝量も少ない（1回の撮影当たり0.04ミリシーベルト［mSv］。自然放射線による世界の平均被曝は年間2.4mSv）ことから，呼吸器診療上最も多く使われている検査である。

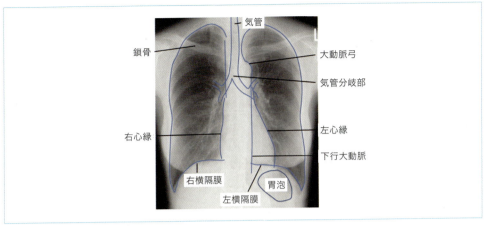

図 3-21 胸部単純 X 線写真

　放射線は大きく「電離放射線（一般的に言う"放射線"）」と「非電離放射線（電波や赤外線など）」の 2 つに分類され，このうち「電離放射線」はさらに「粒子線」と「電磁波」に分類される。X 線はこの「電磁波」の一種で，1pm〜10nm 程度の波長をもち，たいていの物質を通り抜ける性質がある。ある物質の X 線の通り抜けやすさ（"透過性"とよぶ）は，物質の密度や厚みにより変化する。一般的に，物質の密度が高く，また厚みがあるほど X 線はたくさん吸収されてしまい，通り抜けにくく（＝透過性は低く）なる。この性質を利用し，X 線を人体の胸部に照射して，反対側にフィルムを置き画像化するのが X 線検査である。X 線が通り抜けやすい部分（特に肺）では多量の X 線がフィルムに検出され，画像上は"黒く"映し出される。反対に，X 線が通り抜けにくい部分（骨・筋肉・脂肪・心臓など）では少量の X 線がフィルムに検出され，"白く"映し出される（図 3-21）。

　撮影の基本は立位**正面像**である。立位の姿勢で対象者の前胸部にフィルムを置き，背中から X 線を照射して撮影する方法である。そのほかに，**側面像**や側臥位像，座位や仰臥位での撮影も必要に応じて行われる。

2. 胸部 CT 検査

　CT は computed tomography（コンピューター断層撮影）の略語で，X 線がからだのまわりを 360°回転しながら情報を収集し，それをコンピューターで処理することで，様々な方向からの断面像や 3 次元画像として描出する検査法である。現在は，多数の検出器をらせん状に連続的に回転させながら撮影するマルチスライス CT が一般的となり，短時間で詳細な画像を得ることができるようになった。通常は肺の読影に適した「肺野条件」と，そのほかの臓器の読影に適した「縦隔条件」の 2 種類で画像が作成されることが多い（図 3-22）。放射線被曝量は 1 回の撮影当たり 7〜8 mSv 程度である。

　肺がん，間質性肺炎，慢性閉塞性肺疾患（COPD），肺炎，胸膜炎，気胸など，様々な呼吸器疾患の診断・治療に日常よく用いられており，静脈からヨード造影剤を注射しながら

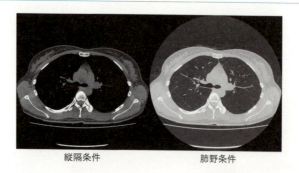
図3-22 胸部単純CT写真

撮影する**造影CT検査**と，何も用いずに撮影する**単純CT検査**を目的に応じて使い分ける。重喫煙者などのハイリスク集団に対する検診には，被曝量を少なくした**低線量CT**が用いられている。さらに，CTを撮影しながら体表から胸腔に向かって穿刺を行い，組織採取（CTガイド下生検）やドレナージ（CTガイド下ドレナージ）なども行われる。

3. MRI検査

核磁気共鳴画像（MRI）は，強い磁場と電波を用いて人体の組織を画像化する検査である。空気の多い肺内については空間分解能が低いが，縦隔腫瘍の質的な診断や，腫瘍性疾患の胸壁や心血管系への浸潤の精査には有用である。

4. 陽電子放出断層撮影

PETともいう。グルコースの水酸基の一つを，放射線（γ線）を出す「^{18}F」に置き換えた^{18}F-FDG（フルオロデオキシグルコース）という薬剤が主に用いられる。^{18}F-FDGを静脈注射すると，この薬剤はブドウ糖と同じように細胞に取り込まれるため，そこで発生するγ線を検出し画像化する検査である。^{18}F-FDGは腫瘍細胞の量や増殖の速さ，悪性度で集積が変化するため，腫瘍の性質や良性疾患との鑑別診断，さらに肺がんの転移の検索などに利用されている。

5. 肺血管造影検査

肺血管（肺動脈や気管支動脈など）にカテーテルを挿入し，主にヨード造影剤を注入しながらX線を照射して，その詳細を描出する検査である。現在では，主に肺血管からの出血や肺動静脈奇形に対する塞栓術を行う際に用いられている。

6. 超音波検査

超音波を胸部に当てて，その反射を映像化する検査である。腹部同様，胸部でも超音波検査は非常に有用であり，気胸，胸水，胸壁に近い肺野や縦隔の異常（肺炎，肺水腫，腫瘍

など）の検査（画像診断，穿刺細胞診，生検など）や治療（ドレナージなど）に用いられる。また，肺疾患に伴う心疾患の診断や，下大静脈の大きさを診察して水分量の過不足を判断するのにも用いられる。

内視鏡検査

1. 気管支鏡検査

1 目的

肺内の異常陰影の診断や，咳嗽（がいそう）などの呼吸器症状の原因検索の目的で施行する。

2 気管支鏡

気管支鏡には，全体が軟らかく屈曲する**軟性気管支鏡**と屈曲しない**硬性気管支鏡**がある。硬性気管支鏡は全身麻酔下での挿入が必要であり，一般的に診断・治療に広く用いられているのは軟性気管支鏡である（図 3-23）。本項では，"気管支鏡"の記載は軟性気管支鏡を指すこととする。外径 6.9mm のコンベックス型（凸型）**超音波気管支鏡**から外径 2.8mm の極細径気管支鏡まで，検査内容や生検する部位などで各種気管支鏡を使い分ける。

3 検査前の準備

検査前の評価として，胸部 X 線，胸部 CT，心電図，感染症（HBV, HCV, HIV, 梅毒など），血小板数，凝固能（PT［プロトロンビン時間］, APTT［活性化部分トロンボプラスチン時間］）のチェックを行う。COPD や間質性肺炎などの低肺機能を伴う症例については，さらに呼吸機能検査や動脈血ガス分析を実施しておくことが望ましい。

抗凝固・抗血小板薬を内服中の症例に関しては，中止が困難な場合には，休薬期間中に抗凝固薬であるヘパリン投与のうえで検査を行う（ヘパリン投与）。APTT で 1.5〜2.5 倍を

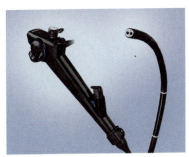

写真提供／オリンパス

図 3-23 軟性気管支鏡

目安とし，検査の4〜6時間前に投与中止とする．肺結核が疑われる症例については，検査前に喀痰・胃液の抗酸菌検査やQFT（クォンティフェロン）やT-スポットなどの結核抗原特異的インターフェロンγ遊離検査を施行し，検査施行者の予期せぬ結核菌曝露を減らすことを心がける．

4 当日の流れ

検査前に最低4時間の絶食が必要である．少量の水分摂取は可とする．検査後2時間は禁飲食で，2時間後に水分を摂取し誤嚥がなければ飲食可とする．

5 麻酔・鎮静

検査前の喉頭麻酔や検査中の気管支内腔の麻酔には，1〜2％リドカイン塩酸塩（キシロカイン®），を用いる．喉頭麻酔はジャクソン型噴霧器やネブライザーを用いて行う．リドカイン塩酸塩中毒を防ぐために，喉頭麻酔で使用した余剰な麻酔薬の口腔内からの回収や検査中の頻回な吸引を行うことで，リドカイン塩酸塩の体内への吸収量を減らすよう心がける．

検査中は，ペチジン塩酸塩（オピスタン®）やミダゾラム（ドルミカム®）を用いて鎮静を行う．近年は，しっかりとした鎮静を行うことが推奨されており，これらの薬剤を併せて使用する施設も多い．検査終了後は，それぞれの薬剤の拮抗薬であるナロキソン塩酸塩やフルマゼニル（アネキセート®）を用いて早期の覚醒を促す．ただし，フルマゼニルはミダゾラムよりも半減期が短く，覚醒後に再鎮静をきたすおそれがあるので注意が必要である．鎮静薬使用後の一定時間内は，しっかりとしたモニター管理のもとで患者の経過観察をする必要がある．

6 検査中の管理

酸素飽和度，心電図モニター，血圧についてモニタリングする．検査中は少なくとも経皮的動脈血酸素飽和度（SpO_2）が90％を超えていることが望ましく，これより低下した場合には酸素投与を開始する．全例で検査前に静脈ルートを確保する．

7 検査の実際

❶経気管支肺生検

経気管支肺生検（transbronchial lung biopsy；TBLB）は，間質性肺疾患やサルコイドーシスなどの肉芽腫性肺疾患，感染性疾患などの診断を目的として，胸膜に近い末梢の細気管支や肺胞レベルから組織採取を行う．気胸を避けるために，透視で鉗子が胸膜に接していないことと患者に胸痛がないことを確認してから生検を行う．通常，鉗子が胸膜直下にあることが確認しやすいB^2_b, B^3_a, B^4_a, B^6_b, B^8, B^9から生検を行う．

❷ 気管支肺胞洗浄

気管支肺胞洗浄（bronchoalveolar lavage；BAL）は，間質性肺疾患やサルコイドーシス，過敏性肺炎肺胞たんぱく症，好酸球性肺炎，肺胞出血などの診断目的で行う。通常は中葉もしくは舌区から行うことが多く，1回50mLの生理食塩水で3回洗浄（総量150mL）を行う方法が標準的である。洗浄液中の総細胞数，細胞分画，CD4/CD8比，細胞診，細菌学的検査などの解析を行う。

❸ 超音波気管支鏡を用いた生検

（1）EBUS-GS法

EBUS-GS（endobronchial ultrasonography with a guide sheath）法は，肺腺がんなどの肺末梢の病変の採取に用いる。EBUS-GS法は，特に直径1〜2cm程度の小さな病変の診断率の向上に有効である。通常の気管支鏡を使用し，鉗子孔からガイドシースに入った超音波プローブを挿入し病変を同定後に，ガイドシースを介して鉗子による生検を行う（図3-24）。

（2）EBUS-TBNA法

EBUS-TBNA（endobronchial ultrasound-guided transbronchial needle aspiration）法は，先端に超音波プローブを内蔵したコンベックス型超音波気管支鏡を用いる（図3-25）。こ

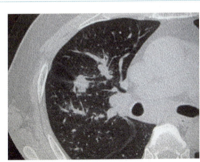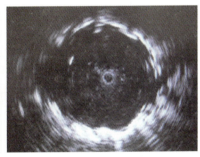

図3-24 EBUS-GSで同定された肺内病変の超音波像（肺腺がん）

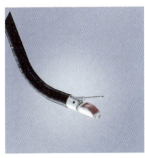

写真提供／オリンパス

図3-25 EBUS-TBNA用のコンベックス型超音波気管支鏡

れまで縦隔鏡や外科的生検を必要とした縦隔や肺門部リンパ節の生検を，経気管的に低侵襲で行うことができる。原発性肺がんや転移性肺腫瘍のみならず，サルコイドーシスや縦隔リンパ節結核などの良性疾患の診断にも有効である。

8 合併症

❶感染症

肺生検や肺胞洗浄後に10～30％の患者に生じ得るとされているが，通常は24時間程度で軽快することが多い。気管支鏡後の発熱に対する抗菌薬の予防的投与に関しては，有用性を示す報告はないが，無脾症，心臓人工弁移植後，心内膜症の既往のある症例に対しては，検査後の抗菌薬投与が推奨されている。

❷迷走神経反射

検査当日の空腹や過緊張，点滴などの操作が引き金となる。前処置後や喉頭麻酔中など検査が始まる前に起こることが多く，血圧が低下し徐脈・顔面蒼白となり，冷や汗を認める。十分な補液を行い，仰臥位で下肢を挙上させる。低血圧・徐脈が継続する場合には，アトロピン硫酸塩の投与も検討する。

❸出血

末梢病変からの出血に対しては，気管支鏡で出血した気管支に栓をして止血を行う。ガイドシースを使用している場合は，ガイドシースによる生検部位の直接の圧迫止血が期待できる。冷たい生理食塩水による気管支洗浄で止血が得られることもあるが，出血が継続する場合は，希釈したアドレナリン（ボスミン®）（1～2mL）を局所散布し，止血薬の点滴投与も検討する。

中枢側の病変からの出血は，前述の止血処置が困難である場合があるので注意が必要である。気管支動脈瘤などの血管病変を誤って生検すると致死的な出血を生じる場合があるので，中枢気道の正常気管支粘膜に覆われた表面平滑な病変からは生検を行わないことが原則である。

❹リドカイン中毒

アレルギー反応ではなく，総投与量が閾値を超えた場合に起こり得る。中毒症状はアルコールによる酩酊状態に類似しており，反応性の低下や意味不明な言動，不随意運動などが出現する。血中のリドカイン塩酸塩濃度が上昇する，検査の後半か終了後にみられることが多い。通常は補液と経過観察で改善するが，重症例では厳重な全身管理が必要となる。

❺気胸

生検施行後1～2時間経過してから気胸を発症する例もあり，注意が必要である。検査終了時に問題がなくても，その後に症状が出現した場合には必ずX線検査で再確認する。両側肺の気胸を避けるため，一回の検査で両側肺から生検を行ってはいけない。

2. 局所麻酔下胸腔鏡検査

本章-Ⅱ-D-1「胸膜（局所麻酔下，全身麻酔下）生検」を参照。

3. 縦隔鏡検査

前縦隔腫瘍や縦隔リンパ節転移の確認のために施行される検査であり，気管内挿管された全身麻酔下で行われる。胸骨上窩を切開し縦隔鏡を挿入する。患者への侵襲は大きく，気管支鏡や胸腔鏡と比べると合併症の頻度も高い。EBUS-TBNA が開発され，容易に縦隔リンパ節の生検が可能になったため，縦隔鏡の使用頻度は減少している。

J 睡眠時呼吸モニタリング

睡眠時呼吸モニタリングについては，第4章-Ⅷ-B「睡眠時無呼吸症候群」を参照。

Ⅲ 呼吸器疾患にかかわる治療

A 薬物療法

本項では，呼吸器疾患における薬物療法として使用頻度の高い鎮咳薬，去痰薬，気管支拡張薬，副腎皮質ステロイド薬，抗菌薬，抗結核薬，抗がん剤，漢方薬について述べる。

1. 鎮咳薬

 適応疾患　咳嗽（咳）は極めて一般的な症状で，医療機関を受診する理由として最も頻度が高い症候の一つにあげられている。咳嗽治療薬は，主に中枢性鎮咳薬と末梢性鎮咳薬に分類される。中枢性鎮咳薬は延髄にある咳中枢を抑制することにより鎮咳効果を示す薬剤で，麻薬性および非麻薬性があり，感冒，急性・慢性気管支炎，気管支拡張症，肺炎，肺がん，間質性肺炎など様々な病態における咳嗽に対して疾患非特異的に使用されている（表3-8）。末梢に作用する薬剤としては，去痰薬，トローチ，含嗽薬，漢方薬，伸展受容器麻酔薬などの非特異的治療薬や，気管支拡張薬，吸入用ステロイド薬など疾患・病態に応じた特異的治療薬がある。

 副作用　麻薬性鎮咳薬には，副作用として依存性，便秘，麻痺性イレウス，眠気，悪心，嘔吐，排尿障害，呼吸抑制，気管支攣縮などがあり，重篤な呼吸抑制や慢性閉塞性肺疾患（chronic obstructive pulmonary disease：COPD），気管支喘息発作，肝障害，腎障害，頭蓋内圧亢進，出血性大腸炎などのある患者には禁忌である。非麻薬性鎮咳薬にも，口

表3-8 主要な中枢性鎮咳薬

分類	一般名	商品名
麻薬性	コデインリン酸塩水和物	コデインリン酸塩
	ジヒドロコデインリン酸塩	ジヒドロコデインリン酸塩
	合剤	フスコデ®
	合剤	カフコデ®N
非麻薬性	デキストロメトルファン臭化水素酸塩水和物	メジコン®
	ベンプロペリンリン酸塩	フラベリック®
	ペントキシベリンクエン酸塩	トクレス®
	チペピジンヒベンズ酸塩	アスベリン®
	エプラジノン塩酸塩	レスプレン®

渇，眠気，食欲不振などの副作用が出ることもあり注意が必要である。デキストロメトルファン臭化水素酸塩水和物（メジコン®）は中枢のセロトニン濃度を上昇させるため，セロトニン代謝を阻害するMAO阻害薬（モノアミンオキシダーゼB阻害薬，エフピー®，パーキンソン病で使用される）との併用はセロトニン濃度がさらに高くなるおそれや，イライラ，興奮，震え，動悸などのセロトニン症候群を引き起こす可能性があり，禁忌である。またペントキシベリンクエン酸（トクレス®）は緑内障患者には禁忌である。鎮咳薬は緑内障，特に閉塞型で禁忌が多いため注意を要する。下部尿路閉塞性疾患にも使用禁忌となるものが多く，また抗コリン薬，三環系抗うつ薬，β遮断薬との併用にも注意を要する。

▶ 留意点　喘息による咳やアトピー咳嗽は疾患に対する治療を優先することが重要であり，また不必要な鎮咳薬の投与は，気道に侵入する異物や病原体などを排除する生体防御として必要な咳をも抑制してしまう可能性がある。対症療法に使用される鎮咳薬は日常診療で処方頻度が極めて高い薬剤であるが，可能な限り原因疾患を見きわめ，その原因に応じた特異的治療を行うことが大切である。

2. 去痰薬

　去痰薬は，原因となる呼吸器疾患に対する治療を行いながら，痰の喀出を補助する目的で使用される。大きな副作用は少ないが，漫然と投与されているケースもあり，その必要性について常に検討することが大切である。代表的な去痰薬には，ビソルボン®（粘液溶解薬），ムコダイン®（粘液修復薬），ムコソルバン®（粘膜潤滑薬），クリアナール®，スペリア®（気道分泌細胞正常化薬）などがある。

3. 気管支拡張薬

　気管支拡張薬は，気管支喘息，COPDなどで気道狭窄があり，その拡張を目的として投与される。主にβ_2アドレナリン受容体刺激薬，抗コリン薬が用いられており，直接，気道に薬剤を到達させる方法として，ドライパウダー吸入器，加圧式定量噴霧吸入器，ネブライザーなどがある。これらは局所療法のため少量で効果発現が期待でき，かつ全身の

副作用も少ないため，気管支喘息，COPD治療・管理の中心となっている．近年，様々な吸入用ステロイド薬（inhaled corticosteroid；ICS）と長時間作用性気管支拡張薬の合剤（ICS/LABA）や長時間作用性吸入β_2刺激薬（long-acting β_2-agonist；LABA）と長時間作用性ムスカリン拮抗薬（long-acting muscarinic antagonist；LAMA）の合剤（LABA/LAMA）が開発・承認され，日常診療において使用されている（本節-B「吸入療法」を参照）．

❶ β_2アドレナリン受容体刺激薬

気管支にはβ_2受容体が分布しており，β_2受容体に対する刺激作用により気管支拡張作用を示す．近年のβ_2アドレナリン受容体刺激薬は選択的で，β_1受容体による心刺激作用は少なくなっているが，副作用としてβ_2受容体を介する振戦は残っているので，患者によってはその投与に注意を要する．β_2アドレナリン受容体刺激薬にはプロカテロール塩酸塩水和物（メプチン®）などの短時間作用性β_2刺激薬（short-acting β_2-agonist；SABA）や，様々なLABAが単剤あるいはICSやLAMAとの合剤として開発・使用されている．吸入薬以外にも，貼付（経皮）薬としてツロブテロール（ホクナリン®）や経口薬としてフェノテロール臭化水素酸塩（ベロテック®），プロカテロール塩酸塩水和物（メプチン®），クレンブテロール塩酸塩（スピロペント®）などがある．

❷ 抗コリン薬

コリン作動性神経（迷走神経）から遊離されるアセチルコリンが気道平滑筋のムスカリン受容体に作用すると気道平滑筋が収縮する．抗コリン薬はアセチルコリンのムスカリン受容体刺激を阻害することで気管支拡張作用を示す．近年，スピリーバ®，エンクラッセ®，エリクラ®，シーブリ®などの1日1回吸入のLAMAが開発され，またLABAとの合剤も開発・承認されている（後述表3-9）．

❸ キサンチン誘導体（テオフィリン）

ホスホジエステラーゼ阻害作用による気管支平滑筋細胞内のcAMP濃度の上昇により気管支拡張作用を呈する．また気管支喘息とCOPDの気道炎症に対する抗炎症作用もある．テオフィリンは経口，点滴製剤として用いられ，気管支喘息における目標血中濃度は5〜15μg/mLである．副作用は血中濃度に依存して生じ，悪心，嘔吐，消化器症状，痙攣，興奮，昏睡，不整脈，さらには心停止などの重篤な副作用の出現もあり，注射薬使用時には点滴静注，または10〜15分以上かけて緩徐に静注する．またテオフィリンのクリアランス（血中濃度）に影響する薬剤として，マクロライド系抗菌薬やニューキノロン薬，H_2受容体拮抗薬などとの併用では血中濃度が上昇し，抗てんかん薬（フェノバルビタール®），リファンピシン，ワーファリンなどとの併用では血中濃度が低下するため，併用薬の服薬状況の把握も重要である．

4. 抗菌薬

▶ **作用・分類** 抗菌薬は病原体（一般細菌，結核，真菌，ウイルスなど）に対して殺菌的あるいは静菌的に作用する薬剤であり，その作用機序により細胞壁合成阻害薬（ペニシリン系，

セファロスポリン系，カルバペネム系などのβラクタム系など），たんぱく合成阻害薬（アミノグリコシド系，マクロライド系，テトラサイクリン系など），DNA・RNA合成阻害薬（キノロン薬，リファンピシンなど）などに分類される。

▶ **適応疾患**　呼吸器感染症として，市中肺炎の主要な起炎菌は *Streptococcus pneumoniae*, *Mycoplasma pneumoniae*, *Haemophilus influenzae*, *Chlamydophila pneumoniae* などがあり，入院後48時間以上を経てから発症した院内肺炎では *Pseudomonas aeruginosa*, *Haemophilus influenzae*, *Klebsiella pneumoniae*, *Staphylococcus aureus* などの頻度が高い。抗菌薬投与後では起炎菌の同定が困難になるため，可能な限り治療開始前に喀痰培養，血液培養を実施すべきだが，起炎菌の同定が難しい場合には経験的に初期治療を開始するエンピリックセラピーが行われることも多く，臨床経過や年齢，基礎疾患，特に慢性呼吸器疾患や敗血症の有無，耐性菌リスクなどを考慮して抗菌薬を選択し，経口または点滴静注によって投与する。膿胸や肺化膿症では，より長期間の抗菌薬治療を必要とする場合が多い。

▶ **副作用**　抗菌薬は腎排泄の薬剤であるのか，肝排泄であるのか，患者ごとの腎機能や肝機能に応じて投与量は調節されるが，副作用としても腎機能障害あるいは肝機能障害を呈する場合がある。また抗菌薬の使用により腸内細菌叢が変化して下痢や偽膜性腸炎を引き起こすことがあり，抗菌薬投与中に下痢や粘液便を認める場合には注意が必要である。ほかに注意すべき副作用として，投与後の血圧低下，蕁麻疹，喘鳴などが現れた際にはアナフィラキシーショックの可能性があり，速やかに適切な処置を行う必要性がある。バンコマイシン塩酸塩は，急速静注による red man 症候群の発現防止のために60分以上かけて点滴静注すべきである。

▶ **留意点**　広域スペクトラムの抗菌薬の長期投与はメチシリン耐性黄色ブドウ球菌（MRSA）や多剤耐性緑膿菌などの耐性菌を誘導する危険性があり，広域スペクトラム抗菌薬の処方は最低限にとどめる。治療対象となる起炎菌に対応した，なるべく狭域スペクトラムの抗菌薬を適切な投与方法・投与量で使用することが重要である。

5. 抗結核薬

▶ **適応疾患**　結核菌（*Mycobacterium tuberculosis*）感染では肺結核が最も多く，次いで胸膜炎の頻度が高い。排菌患者の咳やくしゃみに伴う飛沫により，感染した人の一部が発症する（結核に感染しているだけで発症していない状態を潜在性結核感染症とよんでいる）。わが国においては徐々に罹患率は低下しているものの，結核は決して頻度の低い感染症ではなく，70歳以上の高齢者に多い。HIV感染症や糖尿病などでは発症リスクが増加する。

▶ **分類**　現在，わが国で使用することができる抗結核薬の種類と略語を表3-9に記す。薬物療法は多剤併用が基本であり，イソニアジド（INH），リファンピシン（RFP），ピラジナミド（PZA），エタンブトール塩酸塩（EB）またはストレプトマイシン硫酸塩（SM）の4剤併用を2か月間行い，その後，INH，RFPの2剤で4か月間の治療（計6か月）を

表3-9 主な抗結核薬

	特性	薬剤名	略語
first-line drugs (a)	最も強力な抗菌作用を示し，菌の撲滅に必須な薬剤。いずれも殺菌的に作用する	リファンピシン イソニアジド ピラジナミド	RFP (R) INH (H) PZA (Z)
first-line drugs (b)	first-line drugs (a) との併用で効果が期待される薬剤。SM は殺菌的，EB は主に静菌的に作用する	ストレプトマイシン硫酸塩 エタンブトール塩酸塩	SM (S) EB (E)
second-line drugs	first-line drugs に比し抗菌力は劣るが，多剤併用で効果が期待される薬剤	カナマイシン一硫酸塩 エチオナミド エンビオマイシン硫酸塩 パラアミノサリチル酸カルシウム水和物 サイクロセリン レボフロキサシン水和物	KM TH EVM PAS-Ca CS LVFX

行うことが標準治療となっている。副作用などのために PZA が使用できない場合には，INH，RFP，EB または SM の3剤で2か月間の治療の後，INH，RFP の2剤で7か月間の治療（計9か月）を行う。ほかに多剤併用で効果が期待できる薬剤として，カナマイシン一硫酸塩（KM），レボフロキサシン水和物（LVFX），サイクロセリン（CS），パラアミノサリチル酸カルシウム水和物（PAS-Ca），エチオナミド（TH），エンビオマイシン硫酸塩（EVM）などがある。

▶ **副作用** 副作用としては，肝障害，食欲低下，アレルギー反応（発熱，発疹，瘙痒感，好酸球増多など），高尿酸血症などがある。INH の末梢神経障害にはビタミン B_6 の予防投与が行われることが多い。また EB による視力障害，SM による聴力障害，前庭機能障害にも注意が必要である。多くの肝障害が一過性で経過観察可能だが，AST/ALT が正常上限の3倍以上かつ嘔吐などの消化器症状がある場合，または AST/ALT が正常上限の5倍以上または T-Bil が 2mg/mL 以上の場合には休薬する。

▶ **留意点** 中途半端な治療は治療効果が減弱するだけでなく，多剤耐性菌を誘導する危険もあるため，患者には服薬の必要性を十分に理解させることが重要である。現在，直接監視下短期化学療法（directly observed treatment, short course；DOTS），すなわち看護師やヘルスワーカーが直接，薬剤服用を確認して，短期に抗結核治療を行うことが世界的に推奨されている。これは副作用の早期発見と対応にもつながり，有効である。

6. 副腎皮質ステロイド薬

▶ **適応疾患** 副腎皮質ステロイド薬は，炎症性疾患，免疫疾患をはじめ各領域において用いられている薬剤である。その適応や投与法・投与量は，患者ごとに疾患とその病態やステロイドに対する反応性，副作用のリスクなどを考慮して，慎重に判断されなければならない。呼吸器疾患におけるステロイドの適応疾患としては，気管支喘息，COPD，器質化肺炎，慢性好酸球性肺炎，過敏性肺炎，サルコイドーシス，血管炎（アレルギー性

肉芽腫性血管炎，ANCA 関連血管炎など），薬剤性肺炎，間質性肺炎の急性増悪などがある。代表的な副腎皮質ステロイド薬を表 3-10 に示す。

▶ **経口ステロイド薬**　経口ステロイド薬は長期に使用されるケースも多く，副作用には注意を要する。主な副作用としては易感染性，骨粗鬆症，消化管出血・潰瘍，高血糖，中心性肥満，満月顔貌，精神変調，副腎不全などがある。長期使用症例については副腎機能が抑制されている可能性があり，突然の中止は離脱症状・ショックなどが出現することがあるため，徐々に減量して副腎不全を予防することが重要である。

▶ **吸入用ステロイド薬**　気管支喘息に対する治療の中心は吸入用ステロイド薬である。わが国で使用されている吸入用ステロイド薬を列挙する（本節 -B「吸入療法」を参照）。患者の年齢や吸入速度，嗜好などに合わせて選択する。吸入用ステロイド薬の副作用としては，咽頭刺激，嗄声，口腔内真菌症などがあり，うがいの励行は重要である。近年，吸入用ステロイド薬と LABA あるいは LAMA との合剤が開発・使用されている。喘息発作時には，静脈内点滴投与あるいは経口ステロイド薬が投与されることがある。

▶ **間質性肺炎の急性増悪時**　間質性肺炎の急性増悪時には，ステロイドパルス療法として，メチルプレドニゾロン注射薬 1,000mg を 3 日間連続して投与されることがある（年齢や状態を考慮して，セミパルスとして半量で行われる場合もある）。またその後治療として，経口プレドニゾロン 1mg/kg/日もしくは 0.5mg/kg/日が投与されることがある。また肺がんなどの悪性腫瘍の治療においても，抗がん剤使用時の副作用の軽減や脳転移症例における脳浮腫の軽減などでも使用される。

表 3-10　主要な副腎皮質ステロイド薬

用法	一般名	商品名
経口	プレドニゾロン	プレドニン®，プレドニゾロン®（力価比 1）
	メチルプレドニゾロン	メドロール®（力価比 1.25）
	ヒドロコルチゾン	コートリル®（力価比 0.25）
	コルチゾン酢酸エステル	コートン®（力価比 0.2）
	デキサメタゾン	デカドロン®（力価比 5〜7.5）
	ベタメタゾン	リンデロン®（力価比 5〜7.5）
注射	ヒドロコルチゾンコハク酸エステルナトリウム	ソル・コーテフ®　サクシゾン®
	ヒドロコルチゾンリン酸エステルナトリウム	水溶性ハイドロコートン®
	プレドニゾロンコハク酸エステルナトリウム	水溶性プレドニン®
	デキサメタゾンリン酸エステルナトリウム	デカドロン®
	ベタメタゾンリン酸エステルナトリウム	リンデロン®
	メチルプレドニゾロンコハク酸エステルナトリウム	ソル・メドロール®

7. 抗がん剤

▶ **作用・分類** 現在，細胞障害性薬，分子標的治療薬，血管新生阻害薬，免疫チェックポイント阻害薬剤などが肺がん治療に用いられている（表3-11）。

細胞障害性薬，いわゆる殺細胞性抗がん剤には，白金製剤（シスプラチン，カルボプラチンなど），微小管阻害薬（ビノレルビン酒石酸塩，パクリタキセル，ドセタキセル水和物など），代謝拮抗薬（ゲムシタビン塩酸塩，ペメトレキセドナトリウム水和物など），トポイソメラーゼ阻害薬（イリノテカン塩酸線水和物，ノギテカン塩酸塩，アムルビシン塩酸塩）などがある。白金製剤はDNAのプリン塩基と共有結合することでDNAの複製を阻害し抗腫瘍効果を発揮する。微小管阻害薬のなかで，ビンカアルカロイド系薬剤は微小管の重合を阻害し，タキサン系薬剤は微小管の脱重合を阻害する。代謝拮抗薬は核酸の前駆物質（ピリミジン，

表3-11 肺がんで用いられる主要な抗がん薬

分類		一般名	商品名
細胞障害性薬	白金製剤	シスプラチン	ランダ®
		カルボプラチン	パラプラチン®
		ネダプラチン	アクプラ®
	微小管阻害薬（ビンカアルカロイド系）	ビノレルビン酒石酸塩	ナベルビン®
	微小管阻害薬（タキサン系）	パクリタキセル	タキソール®
		nab-パクリタキセル	アブラキサン®
		ドセタキセル	タキソテール®
	代謝拮抗薬（ピリミジン拮抗薬）	ゲムシタビン塩酸塩	ジェムザール®
		テガフール・ウラシル	ユーエフティー®
		テガフール・ギメラシル・オテラシルカリウム	ティーエスワン®
	代謝拮抗薬	ペメトレキセドナトリウム水和物	アリムタ®
	トポイソメラーゼ阻害薬	イリノテカン塩酸塩	カンプト® トポテシン®
		ノギテカン塩酸塩	ハイカムチン®
		アムルビシン塩酸塩	カルセド®
		エトポシド	ラステット®
分子標的薬	チロシンキナーゼ阻害薬	ゲフィチニブ	イレッサ®
		エルロチニブ塩酸塩	タルセバ®
		アファチニブマレイン酸塩	ジオトリフ®
		オシメルチニブメシル酸塩	タグリッソ®
		クリゾチニブ	ザーコリ®
		アレクチニブ塩酸塩	アレセンサ®
		セリチニブ	ジガディア®
	血管新生阻害薬	ベバシズマブ	アバスチン®
		ラムシルマブ	サイラムザ®
免疫チェックポイント阻害剤	PD-1抗体	ニボルマブ	オプジーボ®
		ペンブロリズマブ	キイトルーダ®

III 呼吸器疾患にかかわる治療

葉酸など）に類似の構造をもち，核酸の代謝経路において拮抗的に作用することでDNA合成期特異的に抗腫瘍効果を発揮する．トポイソメラーゼ阻害薬はDNA合成・複製に関与するトポイソメラーゼを阻害することで抗腫瘍効果を示す．

　近年，非小細胞肺がんにおいて，分子標的治療薬であるチロシンキナーゼ阻害薬（tyrosine kinase inhibitor；TKI）は，非小細胞肺がん患者の予後を飛躍的に改善させている．EGFR遺伝子活性型変異陽性の非小細胞肺がんに対して，第一世代EGFR-TKIであるゲフィチニブ（イレッサ®），エルロチニブ塩酸塩（タルセバ®），第二世代EGFR-TKIであるアファチニブマレイン酸塩（ジオトリフ®）が使用され，またT790M変異によるEGFR-TKI耐性症例に対して，第三世代EGFR-TKIであるオシメルチニブメシル酸塩（タグリッソ®）も，近年承認され，現在使用されている．またALK融合遺伝子陽性の非小細胞肺がんに対しては，クリゾチニブ（ザーコリ®），アレクチニブ塩酸塩（アレセンサ®），セリチニブ（ジカディア®）が使用されている．ほかには血管新生阻害薬としてベバシズマブ（アバスチン®），ラムシルマブ（サイラムザ®）も使用されている．

▶ **免疫療法**　また近年の腫瘍免疫学の進歩に伴い，がんに対する免疫療法がめざましい発展を遂げ，すでに実地診療への導入がなされている．わが国では2015（平成27）年12月に「切除不能な進行・再発の非小細胞肺がん」に対して抗programmed cell death-1（PD-1）抗体であるニボルマブ（オプジーボ®）の適応が追加され，わが国の肺がん実地診療において本格的に免疫チェックポイント阻害薬が導入された．また2016年12月に同じく抗PD-1抗体のペムブロリズマブ（キイトルーダ®）が「PD-L1陽性の切除不能な進行・再発の非小細胞肺がん」に対し承認が得られている．

▶ **副作用**　主な副作用であるが，細胞障害性薬ではがん細胞だけでなく正常細胞，特に粘膜，骨髄（血球），生殖細胞，毛根などの分裂の盛んな細胞も影響を受ける．口内炎・下痢・消化器症状（悪心・嘔吐など）を呈することがあり，各薬剤において十分な注意と制吐薬などの対応策が必要である．白血球減少による感染症併発や貧血，血小板減少についても十分な注意と対応が必要である．脱毛については，また生えてくることの説明や精神的なケアも必要となる．投与時の注意として抗菌薬などと同様にアナフィラキシーショックの出現や，アルコール過敏の患者に禁忌となる薬剤もある．点滴治療中には血管炎や，血管外に薬剤が漏出した場合に皮膚壊死を起こしてしまうこともあるため，点滴投与中に患者が疼痛を訴えた場合には早急な対応を要する．

　また薬剤によっては，腎障害，肝障害，心毒性が問題になる場合もあり，投与量や投与法については細心の注意が必要である．間質性肺炎合併例では禁忌となる薬剤もあり，またそれ以外の薬剤でも治療期間中の薬剤性肺障害の発症には十分な注意が必要である．分子標的治療薬であるEGFR-TKIにも間質性肺炎，肝機能障害，皮膚障害，下痢などの副作用があり，特に間質性肺炎の発症は致死的になることもあるため，十分な注意が必要である．

　免疫チェックポイント阻害薬は，免疫関連有害事象として知られる特徴的な有害事象

を引き起こすことがあり，その発生機序もマネジメントも従来の化学療法とはまったく異なる．ニボルマブの適正使用ガイドでは，①間質性肺疾患，②重症筋無力症，筋炎，③大腸炎，重度の下痢，④1型糖尿病，⑤肝機能障害，肝炎，⑥甲状腺機能障害，⑦神経障害，⑧腎障害，⑨副腎障害，⑩脳炎，⑪重度の皮膚障害，⑫静脈血栓塞栓症，⑬Infusion reaction を，特に注意を要するものとしてあげている．

▶ **副作用への対策**　副作用への対策には，初回投与前にCTやX線などの画像検査，採血検査を施行し，投与スケジュールのなかでも，適宜，採血やX線などを施行してチェックすることが重要である．また発症時には，免疫チェックポイント阻害薬の休薬や中止，ステロイドや免疫抑制剤の投与などが考慮されるが，事象ごとのアルゴリズムによる適切な対応が推奨されている．代謝内分泌科などの各専門医との連携やネットワークの構築が必要不可欠であり，また自覚症状からの有害事象の早期発見には患者教育も重要であり，そのためには医師だけでなく，看護師や薬剤師とのチーム医療体制を構築する必要がある．

8. 漢方薬

呼吸器領域で使用されている漢方薬としては，COPD患者に対する補中益気湯の投与はかぜ症候群の発症やそれに伴う急性増悪の抑制，栄養状態の改善，炎症所見の改善が報告されている．また咳嗽に対しては麦門冬湯も処方され，気管支喘息に対して気管支拡張効果のあるエフェドリン類を含む麻黄剤（小青竜湯など）も使用されることがある．肺がんをはじめとしたがん患者においては，がんに伴う悪液質（全身倦怠，食欲低下，体重減少など）に対して，六君子湯，補中益気湯，十全大補湯などが症状の軽減に有効なことがある．また抗がん剤であるイリノテカン塩酸塩水和物（CPT-11）による下痢に対して，半夏瀉心湯の有効性が知られている．

漢方薬治療は随証治療が基本であり，適切な薬剤選択には知識と経験が必要である．また決して副作用がないというわけではなく，「副作用がまったくない」というのは誤解であることを患者に説明する必要がある．小柴胡湯など20種類以上の漢方薬で間質性肺炎の副作用が報告されており，また甘草が含まれる漢方薬は血清カリウム値や血圧に影響を及ぼすこともあるため定期的な受診が必要である．

B 吸入療法

1. 吸入療法とは

気道局所に直接薬剤を到達させる方法であり，ドライパウダー吸入器（dry powder inhaler；DPI），加圧式定量噴霧吸入器（pressurized metered dose inhaler；pMDI），ネブライザーがある．経口投与に比較して少量でも高濃度の薬剤が局所に到達するため，早い効果

発現が期待でき，かつ全身性副作用が少ない特徴を有する。

2. 吸入療法の目的

吸入療法が最も普及しているのは気管支喘息と慢性閉塞性肺疾患（chronic obstructive pulmonary disease：COPD）であり，吸入ステロイド薬の登場は喘息管理を一変させた。喘息とCOPDに対する吸入療法は，ステロイド薬による抗炎症と気管支拡張薬による気管支拡張が主な目的である。そのほか，気道内分泌に対して吸入用の去痰薬が用いられる。

3. 吸入療法の種類，特徴と適応疾患

吸入療法は，薬剤をエアゾール粒子またはドライパウダーの形で気道に直接吸入する治療法である。エアゾール粒子を用いる吸入療法には，pMDIとネブライザーを用いた方法がある。後述するネブライザー吸入療法には，医療機器の購入が必要である。また，機器の洗浄，消毒管理が必要となる。一方，DPIとpMDIは，薬剤と吸入デバイスが一体化されており，ネブライザーより簡便に在宅で吸入療法を行うことができる。DPIとpMDIそれぞれの特徴を表3-12にあげる。

気道に吸入される粒子の粒子径は，その粒子が気道のどこに到達し得るかという点で大変重要である。5〜2μmでは気管支に，3〜0.8μmでは細気管支〜肺胞に到達する。これより小さい粒子は，呼気とともに再び排出され，大きい粒子は上気道に沈着してしまい，下気道に到達できない。このため，下気道に薬剤が沈着するためには，5〜1μmの粒子径が必要である。pMDIは，DPIより粒子径が小さく，より末梢の気道に到達する可能性がある。また，上気道の加湿や去痰を目的とする場合には10〜30μm程度の粒子が適当である。

吸入療法の適応疾患は，気管支喘息とCOPDであるが，そのほか，慢性気管支炎，気

表3-12 DPIとpMDIの特徴

エアゾール pMDI	ドライパウダー DPI
呼気のタイミングに合わせて噴霧する必要がある。pMDIは吸入補助器（スペーサー）に装着して吸入すると吸入のタイミングを同調しやすく，スペーサーの使用はpMDIの吸入効率を向上させるため，スペーサーの使用を推奨する。	呼気のタイミングを合わせる必要はない。
ゆっくり深く吸入する。このために，スペーサーを推奨する。	早く深く吸入する。一定以上の吸気速度と吸気量が必要。
スペーサーを必要とする場合，アドヒアランスが保ち難い。	スペーサーを必要としない。
吸入速度が低下している症例でも使用可能。	吸入速度が低下している症例では使用が難しい。
吸入後の息止めが必須。	吸入後の息止めは必ずしも必須ではない。
スペーサーを使用した場合，その壁に大きい粒子が付着するため，咽喉頭内の副作用の軽減につながる。	薬剤の咽喉頭付着による嗄声や口腔内副作用はpMDIより多い傾向にある。

管支拡張症，びまん性汎細気管支炎をはじめとする気道分泌異常を呈する気道疾患においても吸入用去痰薬が広く用いられる．さらに，特殊な例としては呼吸器感染症に対する抗菌薬の吸入が実施されることもある．

表3-13に現在使用可能な吸入療法薬の一覧を示す．各種薬剤の用法・用量は，疾患各論を参照されたい．

1 吸入用ステロイド薬

気管支喘息において吸入用ステロイド薬（inhaled corticosteroid；ICS）は以下の点で有用である．

- 喘息症状を軽減する．
- QOL（クオリティ・オブ・ライフ）および呼吸機能を改善する．
- 気道過敏性を軽減する．
- 気道炎症を制御する．
- 急性増悪の回数と強度を軽減する．
- 気道リモデリングを抑制する．
- 喘息死を減少させる．
- 重症のCOPDにも使用されることがある．

2 長時間作用性吸入β_2刺激薬

気管支喘息での長時間作用性吸入β_2刺激薬（long-acting β_2-agonist；LABA）単剤使用は禁忌であり，喘息に対しては，第一選択薬はICSであり，LABAはあくまでも追加併用でのみ使用する．単剤はCOPDに用いる．動悸と手，からだの震えが主な副作用である．ICSとLABAの合剤（ICS/LABA）があるが，ICSとLABAとを個々に吸入するよりも有効性が高い．

3 短時間作用性吸入β_2刺激薬

短時間作用性吸入β_2刺激薬（short-acting β_2-agonist；SABA）は喘息の発作治療薬として用いられ，COPDにおいてもアシストユースとして用いられる．アシストユースとは，COPD患者が息切れを感じる労作に合わせて使用することである．すでにLABAを使用している場合でも，動悸などの副作用が出現しない限りはSABAを活動時および症状増悪時に追加併用し，活動範囲を広げることが重要とされる．

4 長時間作用性吸入抗コリン薬（long-acting muscarinic antagonist；LAMA）

気管支喘息に適応があるのは，チオトロピウム臭化物水和物（スピリーバ レスピマット®2.5 µg）のみであるが，喘息に用いる場合には，ICSの併用が必須である．そのほかの長時間

表3-13 吸入療法薬

一般名			商品名	デバイス名
吸入ステロイド薬（ICS）	DPI（ドライパウダー吸入器）	フルチカゾンフランカルボン酸エステル	アニュイティ®エリプタ®（100μg, 200μg）	エリプタ®
		ブデソニド	パルミコート®タービュヘイラー®（100μg, 200μg）	タービュヘイラー®
		モメタゾンフランカルボン酸エステル	アズマネックス®ツイストヘラー®（100μg）	ツイストヘラー®
		フルチカゾンプロピオン酸エステル	フルタイド®ロタディスク®（50μg, 100μg, 200μg）	ディスクヘラー®
		フルチカゾンプロピオン酸エステル	フルタイド®ディスカス®（50μg, 100μg, 200μg）	ディスカス®
	pMDI（加圧式定量噴霧吸入器）	ベクロメタゾンプロピオン酸エステル	キュバール®エアゾール（50μg, 100μg）	エアゾール
		シクレソニド	オルベスコ®インヘラー（50μg, 100μg, 200μg）	エアゾール
		フルチカゾンプロピオン酸エステル	フルタイド®エアゾール（50μg, 100μg）	エアゾール
	吸入液	ブデソニド	パルミコート®吸入液0.25mg	ネブライザー
長時間作用性吸入β_2刺激薬（LABA）	DPI（ドライパウダー吸入器）	ホルモテロールフマル酸塩水和物	オーキシス®タービュヘイラー®（9μg）	タービュヘイラー®
		サルメテロールキシナホ酸塩	セレベント®ロタディスク（25μg, 50μg）	ディスクヘラー
		サルメテロールキシナホ酸塩	セレベント®ディスカス®（50μg）	ディスカス®
		インダカテロールマレイン酸塩	オンブレス®吸入用カプセル（150μg）	ブリーズヘラー
吸入ステロイド薬と長時間作用性吸入β_2刺激薬の合剤（ICS/LABA）	DPI（ドライパウダー吸入器）	フルチカゾンフランカルボン酸エステル/ビランテロールトリフェニル酢酸塩	レルベア®エリプタ®（100μg, 200μg）	エリプタ®
		ブデソニド/ホルモテロールフマル酸塩水和物	シムビコート®タービュヘイラー®（160μg）	タービュヘイラー®
		フルチカゾンプロピオン酸エステル/サルメテロールキシナホ酸塩	アドエア®ディスカス®（100μg, 250μg, 500μg）	ディスカス®
	pMDI（加圧式定量噴霧吸入器）	フルチカゾンプロピオン酸エステル/サルメテロールキシナホ酸塩	アドエア®エアゾール（50μg, 125μg, 250μg）	エアゾール
		フルチカゾンプロピオン酸エステル/ホルモテロールフマル酸塩水和物	フルティフォーム®エアゾール（50μg, 125μg）	エアゾール
短時間作用性吸入β_2刺激薬（SABA）	pMDI（加圧式定量噴霧吸入器）	サルブタモール硫酸塩	サルタノール®インヘラー（100μg）	エアゾール
		プロカテロール塩酸塩	メプチンエアー®（10μg）	エアゾール
			メプチンキッドエアー®（5μg）	エアゾール
		フェノテロール臭化水素酸塩	ベロテック®エロゾル（100μg）	エアゾール

表3-13（つづき）

一般名			商品名	デバイス名
	DPI（ドライパウダー吸入器）	プロカテロール塩酸塩	メプチン® スイングヘラー®（10μg）	スイングヘラー®
	吸入液	プロカテロール塩酸塩	メプチン® 吸入液	ネブライザー
			メプチン® 吸入液ユニット（0.3mL，0.5mL）	ネブライザー
		サルブタモール硫酸塩吸入液	ベネトリン® 吸入液	ネブライザー
短時間作用性吸入抗コリン薬	pMDI（加圧式定量噴霧吸入器）	イプラトロピウム臭化物水和物	アトロベント® エロゾル（20μg）	エアゾール
長時間作用性吸入抗コリン薬（LAMA）	ソフトミスト定量吸入器	チオトロピウム臭化物水和物	スピリーバ® レスピマット®（2.5μg）	レスピマット®
	DPI（ドライパウダー吸入器）	ウメクリジニウム臭化物	エンクラッセ® エリプタ®（62.5μg）	エリプタ®
		アクリジニウム臭化物	エクリラ® ジェヌエア®（400μg）	ジェヌエア®
		チオトロピウム臭化物水和物	スピリーバ® 吸入用カプセル（18μg）	ハンディヘラー
		グリコピロニウム臭化物	シーブリ® 吸入用カプセル（50μg）	ブリーズヘラー
長時間作用型気管支拡張剤と長時間作用性抗コリン薬の合剤（LABA/LAMA）		ビランテロールトリフェニル酢酸塩/ウメクリジニウム臭化物	アノーロ®	エリプタ®
		インダカテロールマレイン酸塩/グリコピロニウム臭化物	ウルティブロ® 吸入用カプセル	ブリーズヘラー
		オロダテロール塩酸塩/チオトロピウム臭化物水和物	スピオルト®	レスピマット®
抗アレルギー薬	pMDI（加圧式定量噴霧吸入器）	クロモグリク酸ナトリウム	インタール® エアロゾル	エアゾール
	吸入液	クロモグリク酸ナトリウム	インタール® 吸入液1%	ネブライザー
去痰薬	吸入液	ブロムヘキシン塩酸塩	ビソルボン® 吸入液0.2%	ネブライザー
		N-アセチルシステイン（NAC）	ムコフィリン® 吸入液20%	ネブライザー
海面活性薬	吸入液	チロキサポール	アレベール® 吸入用溶解液0.125%	ネブライザー
ノイラミニダーゼ阻害剤		ザナミビル水和物	リレンザ	ディスクヘラー
長時間作用型ノイラミニダーゼ阻害剤		ラニナミビルオクタン酸エステル水和物	イナビル® 吸入粉末剤20mg	

作用性ムスカリン拮抗薬（long-acting muscarinic antagonist：LAMA）はCOPDに適応がある。副作用としては口渇が多く，重篤な心疾患には慎重投与，閉塞隅角緑内障と排尿障害を伴う前立腺肥大症の患者には禁忌である。LABAとLAMAの合剤があるが，適応はCOPDのみである。

5 去痰薬

▶ **ブロムヘキシン塩酸塩（ビソルボン吸入液®0.2％）** ネブライザーを使用して吸入する。pH2.4と酸性のため，他剤配合時に白濁を認めやすく，刺激になるため喘息発作の治療に有用ではない。さらに，防腐剤パラベンの添加があり，アスピリン喘息では高率に発作が誘発されるため，使用すべきではない。喘息に適応なし。

▶ **N-アセチルシステイン（ムコフィリン吸入液®20％）** 特発性間質性肺炎の病態を改善する可能性が期待されている。硫黄臭あり，不快感，悪心や粘膜刺激がある。喘息発作の治療に有用ではない。

▶ **チロキサポール（アレベール吸入用溶解液®0.125％）** 界面活性薬である。去痰，粘液溶解剤としてよりも吸入薬の溶解剤，エアゾール粒子の安定剤として使用される。吸入薬の成分を均一な粒子として安定させ，吸入療法の効果を上げる。

6 ノイラミニダーゼ阻害薬

A型，B型インフルエンザウイルスの表面に存在するノイラミニダーゼを阻害し，ウイルスの増殖を抑制する。

7 ペンタミジンイセチオン酸塩

ニューモシスチス肺炎に対して，ベナンバックス®300〜600mgを日局注射用水（1バイアルにつき3〜5mL）に溶解し，1日1回30分かけて投与する。

8 ネブライザー吸入療法

❶ コンプレッサー（ジェット）式ネブライザー

コンプレッサーにより圧縮した空気が噴出するとき生じるジェット気流により，薬液を霧状にして噴霧する。粒子径は5〜15μmである。圧縮ポンプが必要で，小型化が難しく，動作音も大きく，携帯には不向きである。

❷ 超音波ネブライザー

コンプレッサー式より粒子が細かく，粒子径は1〜5μmである。動作時の音が小さい。過剰に吸入すると肺胞レベルでoverhydration（水分過剰）を引き起こす可能性があり注意を要する。

- **二槽式**：超音波振動子から発生した高周波を冷却水を通して薬液に伝え霧状にする。
- **メッシュ式**：超音波振動子を使用し，高周波で微細なメッシュを振るわせ，そのメッシュ

を薬液が通ることで霧状にする。乾電池が使用でき，携帯性が高い。薬液がメッシュに付着し，目詰まりを起こすため，十分量を吸入できない可能性がある。

❸ **ネブライザーの適応**

ネブライザーの適応は，下記となる。

- 自力排痰ができない場合（術後など）。
- 気管支攣縮(れんしゅく)がある場合。
- 薬剤の経気道投与が必要な場合。
- 個人使用とする。
- 超音波ネブライザーの使用は，肺胞レベルでの加湿・薬剤投与が必要な場合に限定する。

❹ **術後管理時のネブライザー**

ネブライザーは感染の原因となり得るため，使用は必要最小限にとどめる。ルーチンで行う必要性はなく，加湿の調整を行っても痰が粘稠な場合や，薬液を投与したい場合に行う。加湿目的に行う場合は等張液（生理食塩水）を使用し，蒸留水は気管支攣縮を誘発するため，使用しない。

❺ **人工呼吸器管理下のネブライザー**

ネブライザーの適応となるのは気管支拡張薬だけである。粘液溶解薬や去痰薬などは有効性が不明なだけではなく，人工呼吸器の呼気弁や呼気流量計の作動に障害を及ぼす。人工呼吸器の回路中に組み込まれるインラインネブライザーは，感染の温床となるため，毎回洗浄，消毒が必要である。

9 一酸化窒素吸入療法

適応は，新生児の肺高血圧を伴う低酸素性呼吸不全と心臓手術の周術期における肺高血圧の2つのみである。呼吸器疾患に伴う肺高血圧には，現時点では推奨されない。一酸化窒素（NO）吸入装置であるアイノベント®とガスボンベであるアイノフロー®吸入用800ppmが保険収載されている。

C 酸素療法

1. 酸素療法とは

酸素は生体の正常な機能・生命の維持に不可欠な物質である。吸入器に酸素を付加し，低酸素症に対して吸入気の吸入中酸素濃度（fraction of inspiratory oxygen；FiO_2）を高めて適量の酸素を投与する治療法が酸素療法である。一般に呼吸困難や低酸素血症（hypoxemia）の身体所見（意識の低下・消失，不整脈，頻呼吸，血圧低下，中心性チアノーゼ）を認めた際に酸素投与を開始する。

動脈血酸素分圧（arterial partial pressure of oxygen；PaO_2）を上げ，組織への酸素供給を

改善させ，低酸素血症により引き起こされた換気亢進や心拍数増加を元の状態に戻し，増加した呼吸仕事量や心仕事量を軽減させる。PaO_2が正常値以下となった状態は低酸素血症，生体の組織に十分な酸素が行きわたらず，組織の酸化による代謝が不十分である状態は低酸素症（hypoxia）と定義される。低酸素血症は低酸素症をもたらすが，PaO_2が保たれている低酸素症も存在する。酸素療法を行ううえで両者は必ずしも病態として一致しないことに注意が必要である。また酸素投与は肺胞気酸素分圧を上げて低酸素性肺血管攣縮を改善し，上昇した肺動脈圧を低下させ，右心不全を軽減させる効果もある。

2. 酸素療法の目的と適応

酸素療法の目的は低酸素血症を是正し，組織の酸素化を維持することである。一般的に室内気でPaO_2が60Torr未満あるいは動脈血酸素飽和度（arterial oxygen saturation；SaO_2）が90％未満の呼吸不全の状態が酸素投与の適応となる。そのほかに表3-14に示すような急性の病態の際に適応が検討される。検査方法として簡便なパルスオキシメータ（percutaneous oxygen saturation；SpO_2）で最低90％以上を保つことが目標となる。

1 低酸素血症（表3-14の①）

動脈血液ガス分析（$PaO_2 < 60mmHg$），あるいはパルスオキシメータ（$SpO_2 < 90\%$）により診断する。心原性肺水腫による肺胞での酸素の取り込み低下，心不全での心拍出量の低下による組織低灌流，心臓内シャントの存在，貧血による酸素運搬能の低下，などはいずれも低酸素血症を導く。したがって低酸素血症の改善には，酸素投与によりPaO_2を上げること以外にも，心拍出量，ヘモグロビン濃度，組織血流量にも注意を払う必要がある。

2 低酸素症（表3-14②〜⑤）

心原性ショック，急性心筋梗塞，敗血症合併時に誘導される炎症メディエーターにより，組織での酸素代謝の破綻をきたし低酸素症を生じる。これらの疾患を疑う際は，原疾患の治療を行うとともに明らかな低酸素血症を認めなくても酸素投与を開始し，その後に病態を評価し必要がないと判断すれば中断することが推奨される。

表3-14 酸素療法の開始基準

① 室内気でPaO_2が60Torr未満あるいはSaO_2が90％未満
② 低酸素症が疑われる状態（判断力の低下，混迷，意識消失，不整脈，頻脈あるいは徐脈，血管拡張，血圧低下，中心性チアノーゼ）：治療開始後に酸素投与の必要性の確認をする。
③ 重症外傷
④ 急性心筋梗塞
⑤ 短期的治療あるいは外科的処置（例：麻酔回復期，骨盤手術）

出典／日本呼吸器学会肺生理専門委員会，日本呼吸管理学会酸素療法ガイドライン作成委員会編：日本呼吸管理学会酸素療法ガイドライン，メディカルレビュー社，2003, p.12.

3 肺高血圧

　原発性および慢性の心臓，呼吸器疾患による二次性肺高血圧症では，低酸素血症の定義を満たさなくても単独で酸素療法の適応となる。肺高血圧の診断がついた際，日中に測定した動脈血液ガス分析でのPaO_2が正常値でも，夜間のSpO_2を記録し夜間に継続的な低酸素血症がないことを評価することも有用である。夜間は日中に比べ，換気量が低下するため，長期にわたる夜間の低酸素血症により肺高血圧をきたしていることも日常診療の場では経験する。このような際は，夜間のみの酸素療法を行うこともある。

3. 酸素吸入器具（ネーザルハイフローを含む）の種類と特徴

　酸素マスクには様々な種類があり，代表的なもの，投与法の実際を図3-26に示した。急性呼吸不全に合併した呼吸筋疲労の患者は，換気ドライブが二酸化炭素濃度の上昇でかかっているため，高濃度酸素投与を行っても，二酸化炭素の貯留は生じにくい。しかし，慢性的に高二酸化炭素血症を認める患者は，換気ドライブが酸素濃度の低下でかかっているため，高濃度酸素投与を行うとCO_2ナルコーシスに至る危険があり注意が必要である。

1 酸素投与方法

　吸入器具は低流量システム，高流量システム，リザーバーシステムに分類される（表3-15，図3-26）。おのおのの器具の特徴をよく理解し，患者の状態に応じた正しい器具を選択する必要がある。
　低流量システムはFIO_2が患者の吸気流量や吸気時間などによって変化する。患者の呼吸パターンに関係なく設定した濃度の酸素を吸入させたいときは，高流量システムを選択することになる。

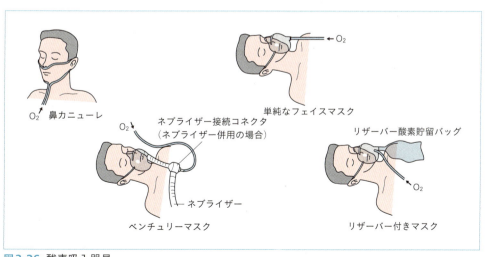

図3-26　酸素吸入器具

Ⅲ　呼吸器疾患にかかわる治療

表3-15 酸素投与療法

低流量システム	①鼻カニューレ
	②簡易酸素マスク
	③オキシアーム
	④経皮気管内カテーテル
高流量システム	①ベンチュリーマスク
	②ネブライザー付き酸素吸入装置
	③ハイフローセラピー
リザーバーシステム	①リザーバー付きマスク
	②リザーバー付き鼻カニュラ
	③ペンダント型リザーバー付き鼻カニュラ

出典／日本呼吸器学会肺生理専門委員会，日本呼吸管理学会酸素療法ガイドライン作成委員会編：日本呼吸管理学会酸素療法ガイドライン，メディカルレビュー社，2003，p.12．

2　酸素吸入器具

　鼻カニューレは安価で簡便，会話や食事が容易なため，頻繁に使用されている。患者の吸気流量や吸気時間などによってF_{IO_2}は変化する。鼻粘膜を吸入酸素が刺激するため，通常5L/分以下で使用する。また，吸入量3L/分以下ではあえて加湿する必要はない。

　簡易酸素マスクでは5L/分程度の流量で0.35〜0.50のF_{IO_2}を得ることができる。マスク内に貯留した二酸化炭素の再吸入を避けるために5L/分以下の酸素量とする。やむを得ず4L/分以下で使用する場合は$PaCO_2$の上昇に留意が必要である。

　ベンチュリーマスクは酸素と室内気が一定濃度で混合され，患者は一定濃度のF_{IO_2}（0.24〜0.50）を吸入することになる。また，酸素と室内気の混合比を変えることで様々なF_{IO_2}を得ることになる。患者の呼吸パターンによらず，F_{IO_2}はほぼ一定であることも特徴である。

　リザーバー付きマスクは呼気時にリザーバー内に酸素が貯留され，吸気時にリザーバー内の酸素も吸入されるので簡易マスクに比べて高濃度のF_{IO_2}を得ることができる。ただしマスクが顔に密着していないと吸入酸素濃度は安定しない。マスク側方の一方向弁の機能が精密ではない場合は，吸気時にマスク周囲の空気がマスク内へ吸い込まれることがある。

3　ハイフローセラピー

　近年，使用される機会の増加した「ネーザルハイフロー」という言葉は一般的な呼吸管理手段の名称ではなく，フィッシャー＆パイケルヘルスケア株式会社の商品名（図3-27）であり臨床現場での使用は混同をきたしやすい。一般名は，「ハイフローセラピー」で，高流量システムのなかに含まれる。呼吸管理手段の侵襲性の面で，酸素療法と非侵襲的陽圧換気（non-invasive positive pressure ventilation；NPPV）療法の間に位置づけられる面で新しく，保険収載もされ，近年診療現場で飛躍的に使用頻度が増加している呼吸管理手段の一つである。

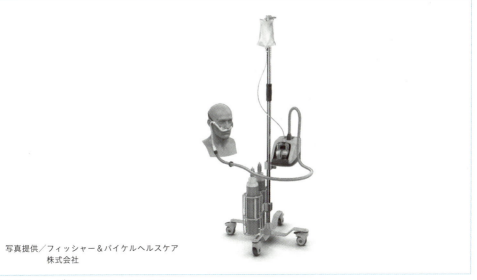
写真提供／フィッシャー＆パイケルヘルスケア
株式会社

図3-27 ネーザルハイフローのシステム

　患者の自覚的な利点としては，ほかの呼吸管理デバイスの使用時（酸素マスク，NPPV）と比べ，会話・飲食および排痰時の困難，口腔乾燥が軽減されQOL（クオリティ・オブ・ライフ）をより維持できる点があげられる。医療者側の利点としては，装置の操作が容易なため管理をするスタッフの負担が軽減され，NPPVなどと比べ装置が安価のため，医療コストも軽減できるとされている。高流量がもたらす効果として，正確なF_{IO_2}を供給することができる。また体内の二酸化炭素の洗い出し効果や若干の呼気終末陽圧換気（positive endexpiratory pressure ventilation；PEEP）効果もある。

4. 在宅酸素療法

1 酸素投与器具

　在宅酸素療法（home oxygen therapy；HOT）では一般に鼻カニューレを使用する。低流量システムとよばれ，患者の1回換気量以下の酸素ガスを供給するシステムであり，不足分は，鼻腔周囲の空気を吸入することで補われる。したがって，患者個々の1回換気量や吸気の流速（早くまたはゆっくり吸う）によりF_{IO_2}が異なることに注意が必要である。酸素流量6L/分を超える使用は，酸素ガスによる鼻粘膜への直接刺激の影響を考慮し，また，それ以上の酸素濃度の上昇が期待できないことから，ガイドラインでは推奨されていない。規定最大流量でも十分な酸素化の改善が得られない際はリザーバー付き鼻カニューレを，口呼吸が顕著な際は酸素マスクの使用も検討される。

2 酸素供給装置

　在宅で用いる設置型酸素供給装置（酸素濃縮装置，液化酸素装置），外出時に用いる携帯用

酸素供給装置（携帯用酸素ボンベ，携帯型液化酸素装置）に大別される。設置型酸素供給装置は，90％の患者では酸素濃縮装置が使われ，吸着型システムが採用されている。90～93％の濃度の酸素を最大2～7L/分で供給可能である。

携帯用酸素供給装置は，携帯用酸素ボンベが一般的であり，吸気に合わせた呼吸同調装置（デマンドバルブ）が併用されることが多い。鼻カニューレを通じ吸気を検出し，約0.1秒後に一定量の酸素を短時間に供給することで，ボンベの連続使用可能時間を規定の2～3倍に延長することが可能である。たとえば2L/分の供給では，最大6～9時間に延長できる。

日常生活の注意点として最も気をつける点は，酸素吸入時の火傷，火災の危険である。酸素吸入時に喫煙をしないことはもちろんのこと，酸素吸入時の火気の使用には十分に注意するように指導することが大切である。

3 HOT導入の実際

2006年に日本呼吸器学会から出された『酸素療法ガイドライン』に詳細な記載があるが，要点は以下のとおりである。

①適応基準の評価（動脈血液ガス分析は必須）
②酸素タイトレーション（安静時，体動時，睡眠時の酸素流量の設定）
③患者指導（HOTへの理解，急変時の対応など）
④在宅療養への環境づくり（訪問看護体制，かかりつけ医の決定など）
⑤定期的通院加療による継続評価

D 人工呼吸療法と呼吸管理

1. 人工呼吸療法とは

人工呼吸療法とは，人工呼吸器を用いて，患者に補助的または完全に換気を行う方法である。換気を行うことは，空気や酸素ガスを気道内に送気して肺内に陽圧を作り出す（肺を人工的な送気により膨らませる）ことから，人工呼吸療法は陽圧呼吸療法，陽圧換気，などともいわれる。自発呼吸時には胸腔内はより陰圧となるが（横隔膜の収縮により胸腔内を陰圧にして肺を膨らませる），人工呼吸療法時には胸腔内はより陽圧になる（横隔膜の収縮がなく肺が膨らむので胸腔には陽圧が伝わる）。この違いは，静脈還流量など循環動態に影響する。

2. 人工呼吸療法の目的

人工呼吸療法の目的は，①ガス交換障害（酸素化の障害である低酸素血症，換気の障害である高二酸化炭素血症）の改善，②呼吸仕事量の軽減（患者の吸気をトリガーとして陽圧を負荷することにより，患者の吸気努力を軽減する），③気道の確保，④呼吸リズムの維持（呼吸停止時），⑤循

環のサポート（胸腔内圧を陽圧にすることで前負荷と後負荷を軽減する），である。①ガス交換障害のうち，酸素化の障害では，通常はまず酸素投与（カニューレ，マスク）を開始し，改善がない場合に人工呼吸療法を行う。一方，①の換気の障害および②〜④は最初から人工呼吸療法の適応である。

3. 人工呼吸療法の種類と特徴（NPPVも含む）

人工呼吸療法は，空気や酸素ガスを気道内に送気して陽圧を作り出すことから陽圧呼吸療法ともいわれる。種類には，**気管挿管**（経鼻法と経口法）あるいは**気管切開**を行って人工呼吸を行う侵襲的陽圧換気（invasive positive pressure ventilation；IPPV）と，鼻マスクあるいは鼻口マスクを用いて行う非侵襲的陽圧換気（non-invasive positive pressure ventilation；NPPV）がある。

IPPVでは確実な換気，分泌物の吸引が可能になる。一方で，挿管により会話や食事は不可能で苦痛であるため，多くは鎮静薬の併用を必要とし，さらに人工呼吸器関連肺炎の頻度も増す。NPPVは，着脱が可能で食事や会話も可能である。前述「2．人工呼吸療法の目的」のうち，①②の状態では，IPPVの前にNPPVを導入することによりIPPVのタイミングを遅らせる，回避できるなどの利点がある。一方③④の状態では，NPPVは禁忌であり最初からIPPVを行う。

1 │ IPPV

人工呼吸療法で設定するモード（換気方法）は煩雑であるが，気道内へ陽圧を送るという人工呼吸の基本作動について換気（陽圧）の「始まり方」「かけ方（間隔）」「終わり方」の3条件について理解し，組み合わせて理解することがポイントである。3条件の組み合わせによりモードが決まる。各人工呼吸機器メーカーの設定画面には，この3条件を組み合わせて作成したモードが"商品名モード"として掲載されている。たとえばA社の"Xモード"とB社の"Yモード"は同じ「始まり方」「かけ方（間隔）」「終わり方」の組み合わせであることがあり，人工呼吸器の理解をより煩雑にしている原因でもある。設定するパラメーターは，換気量，呼吸回数，吸気時間，気道内圧，呼気終末圧などから適宜，モードに沿うパラメーターを選択し設定する。

❶ 換気（陽圧）の始まり方

調節（コントロール），調整（アシスト）の2種の設定条件がある。コントロール設定では，患者の呼吸努力に関係なく一定のタイミングで（患者の吸気を感知せずに）始まる。患者の自発呼吸がまったくない状態，または疾患や筋弛緩薬の使用による呼吸筋麻痺状態の患者の換気には，コントロールでの始まり方が必要である。一方，そのような状態でない患者に使用した際は，患者自身の呼吸努力開始のタイミングとぶつかり合い，ファイティングとよばれる状態を生じることに注意が必要である。

アシスト設定では，患者の吸気開始時に吸気トリガーといわれる，気道内圧のわずかな

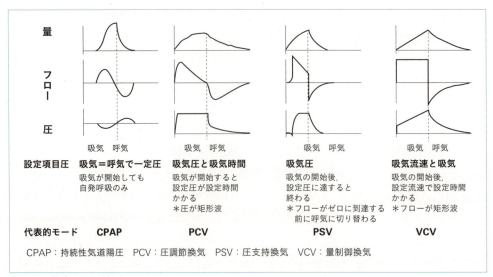

図3-28 換気のかけ方

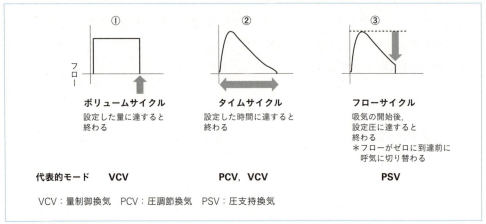

図3-29 換気の終わり方

陰圧をきっかけとして呼吸器の陽圧が始まる．どの程度の陰圧がきっかけで人工換気が開始されるかは，トリガーレベルの調節機構（sensitivity：感度）で決定される．

❷ **換気（陽圧）のかけ方**

換気のかけ方は主に4種類あり，そのかけ方によるモードの代表例を図3-28に示した．

❸ **換気（陽圧）の終わり方**

換気の終わり方は主に3種類あり，そのかけ方によるモードの代表例を図3-29に示した．

2 NPPV

NPPVで設定するモードでは，「始まり方」は原則として調整（アシスト）であり，調節（コ

ントロール）は自発呼吸がある患者に限る。「かけ方（間隔）」は，図 3-28 の①〜③であり，PSV（pressure support ventilation；圧支持換気）にあたるモードは別に BiPAP（bilevel positive airway pressure；二相性気道陽圧）ともよばれる。

4. 人工呼吸療法の適応

　人工呼吸療法の適応は，IPPV については「2. 人工呼吸療法の目的」の①〜⑤の各病態に該当する疾患である。一方 NPPV は，③④を除く各病態に該当する疾患である。①②⑤に該当する疾患としては，肺炎や急性呼吸促迫症候群（acute respiratory distress syndrome；ARDS）などの重篤な低酸素血症，神経・筋疾患などによる重篤な高二酸化炭素血症状態（肺胞低換気），呼吸仕事量の軽減を必要とする気管支喘息重積発作や慢性閉塞性肺疾患（chronic obstructive pulmonary disease；COPD）の急性増悪のような呼吸仕事量増大に伴う呼吸筋疲労，心不全などが代表疾患であり，NPPV を経て IPPV の適応となる。一方③④に該当する気道熱傷，薬剤中毒による呼吸停止などは NPPV を経ずに直ちに IPPV の適応となる。

E 放射線療法

1. 放射線療法とは

　放射線療法とは，腫瘍（主にがん細胞）に対し，目的を達するに必要十分量の放射線を照射することで細胞を壊し，腫瘍を小さくしたり消滅させたりする治療のことである。
　放射線は DNA に損傷を与えることで，細胞死させる作用がある。腫瘍も正常細胞も影響を受けるが，腫瘍細胞のほうがより多く影響を受けるため，これを利用して腫瘍を小さくしたり，消滅させたりできる。
　放射線療法に伴う有害事象は，正常細胞が受ける影響により起こる。
　どの程度細胞死するかは腫瘍の性質により異なるので，放射線療法の効果は腫瘍により異なる。

- **腫瘍の場合**：放射線により細胞死する細胞が多い＝放射線治療の効果が高い
- **正常細胞の場合**：放射線により細胞死する細胞が少ない＝有害事象が少ない

といえる。

2. 放射線療法の目的

　放射線療法は腫瘍を治癒させたり，小さくしたりするために行う。腫瘍を治癒させる目的で行う治療を**根治照射**（がんを治すための放射線療法）という。そのほかに，痛みを取る，息苦しさを改善するなど症状緩和を目的に行う放射線療法もあり，姑息的／対症的照射（緩

和照射）という。

❶根治照射

がんを治すことを目的とした放射線療法である。手術や化学療法との組み合わせにより以下のように分けられる。

- 術前・術中・術後放射線療法（手術併用）
- 化学放射線療法（化学療法併用）
- 放射線療法（放射線治療のみ）

化学療法併用により高い治療効果が得られることが多く，特に肺がんでは様々な化学放射線療法が施行される。しかし，併用により有害事象も多く，重篤になることも多いため，特に高齢者や合併症のある場合には放射線単独での治療が選ばれることもある。

手術との併用では，手術の前に放射線で腫瘍を縮小させてから手術を行う術前放射線療法と，手術後に微小ながんを消滅させるため，あるいは再発を予防するために行う術後放射線療法がある。また，手術中に放射線を照射することもある（術中照射）。根治照射の場合，がんを治すことが目的のため，治療を完遂することが重要である。

❷姑息的／対症的照射（緩和照射）

症状緩和を目的とした放射線療法である。

骨転移の痛みを緩和する目的や，腫瘍による気道や血管の圧迫を軽減し，呼吸をしやすくしたり，むくみを改善したりできる。脊椎転移による脊髄圧迫症状では，発症後時間が経過すると回復しないため，速やかな放射線治療が必要である。

緩和的照射でも化学療法や手術との併用が行われることがあるが，症状を緩和する目的であり有害事象の多くなる併用療法は勧められないことが多い。姑息的照射では，症状を緩和する目的なので放射線療法の完遂はあまり重要ではなく，疼痛や呼吸苦などの症状が改善すれば予定どおりに放射線療法を行わなくてもよい。生存期間の延長が期待できるものを姑息的照射，生存期間の延長は期待できないものを対症的照射とよぶ。

3. 放射線療法の種類と適応

1 放射線療法の種類

放射線療法にはいくつか種類がある。

放射線の照射方法による分類（表3-16）と，放射線の種類による分類がある。

❶外照射（体外照射）

リニアック（直線加速器；放射線治療の機器）（図3-30）などを用いて，からだに付けたマーキングを目印に体外から放射線を照射する方法である。

放射線療法のなかで，X線を用いた外照射が多くを占めている。患者は寝台に仰臥位で動かずにいることが必要である。通常，数回から多い場合は40回程度と2か月近くかかり，

表3-16 放射線の照射方法による違い

照射方法による分類		照射方法	治療期間
外照射（体外照射）		放射線治療機器を用いて体外から放射線を照射	週5回。数回から40回程度まで
密封小線源治療	腔内照射	放射線の線源を腔や気管などに挿入して照射	週1回。数回
	組織内照射	放射線の線源を前立腺などに刺して留置	1回（1日）
内用療法（内照射）		放射線同位元素を用いた薬剤を注射，または内服	1回（1日）

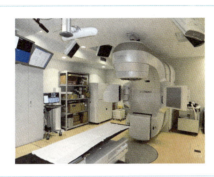

図3-30 リニアック

その間週5回照射を行う。1回の放射線の照射時間は1～2分程度と短く，通院が可能な全身状態であれば，通院での治療が可能である。

特殊な外照射として，定位放射線照射や強度変調放射線治療（intensity modulated radiation therapy；IMRT）がある。

定位放射線照射は多方向から腫瘍に集中して放射線をかける方法で，一度に多量の放射線を照射するために，からだが動かないように固定することが多い。また1回の治療時間もやや長く，30分から1時間程度の時間を要する。

IMRTは，放射線が照射される範囲を腫瘍の形に近づけることで，一緒に照射されてしまう正常組織への放射線量を減らしたり，腫瘍への放射線量を増やしたりすることができる。1回の照射時間は15～30分程度である。

❷密封小線源治療

密封小線源治療には腔内照射と組織内照射がある。

(1) 腔内照射

腔や気管，食道などの体腔内に線源を通す器具を挿入し，その後その器具に放射線の線源を通し，放射線を照射する方法である。主に子宮頸がんに行われる。週1回治療が行われ，数回照射が行われることが多い。子宮頸がんでは外照射と腔内照射が併用して行われる。

(2) 組織内照射

前立腺やそのほかの臓器に体外から針を刺し，放射線の線源を留置したり，針の中に線

III　呼吸器疾患にかかわる治療

源を挿入し放射線を照射したりする方法である。針を刺すという侵襲がある一方，治療は1回で終了することも多く治療期間は短い。早期の前立腺がんに対する^{125}I（ヨウ素125）の留置が多く行われている。

❸内用療法

放射線同位元素を注射や内服で投与し，放射線同位元素から出る放射線を腫瘍にかける方法である。日本では^{89}Sr（塩化ストロンチウム89）などが，骨転移の治療に使用されている。投与は1回で終了し，注射のみなので数分で終了する。外照射と異なり，臥位での安静も不要なので骨転移の疼痛で安静が保てない患者にも使用が可能である。

外照射には，一般的な病院で行われるX線を用いたリニアックによる放射線療法のほか，陽子線や重粒子線などを用いる粒子線治療がある。X線による放射線治療が効きにくい腫瘍にも治療効果が望める可能性などが期待され，研究が行われている。

2 放射線療法の適応

放射線療法の適応は，根治照射であるか姑息的／対症的照射であるかによって異なる。

❶根治照射の場合

- 腫瘍すべてを照射範囲に含めることができる
- 肺や脊髄などへの放射線量が許容範囲内（耐容線量内）で照射することができる
- 間質性肺炎や膠原病など，放射線療法が禁忌となるような合併症がない

などがあげられる。

化学療法や手術の併用に関しては，年齢，パフォーマンスステータス（performance status；PS）なども考慮し決定する。

❷姑息的／対症的照射の場合

- 照射することで得られるメリット（痛みの軽減など）がデメリット（放射線治療による食道炎や肺炎などの有害事象）よりも多い
- 臥位で10～20分程度の安静が保てる

などがある。

たとえば同じ骨転移への放射線療法でも，痛み止めの効き目や，荷重骨であるかどうか，照射した場合に食道炎や腸炎が起こりやすい部位であるか否か，などにより照射の適応は総合的に判断される。

放射線療法に限らず，治療方針の決定には，キャンサーボード（検討会）などを開催し，外科，内科，放射線科などの医師および看護師など多職種のスタッフが参加し，検討されることが望ましい。

F 呼吸リハビリテーション

1. 呼吸リハビリテーションとは

　呼吸リハビリテーションとは，「呼吸器の病気によって生じた障害を持つ患者に対して，可能な限り機能を回復，あるいは維持させ，これにより，患者自身が自立できるように継続的に支援していくための医療」と定義されている。

　呼吸リハビリテーションの中心は運動療法であるが，ほかに患者教育，栄養療法なども含まれており，医師や看護師だけでなく，栄養士，理学療法士，作業療法士などとチームで患者を支援することが重要である。

　呼吸リハビリテーションには，呼吸困難の軽減，健康関連 QOL（クオリティ・オブ・ライフ）や日常生活動作（activity of daily living；ADL）の改善，入院回数と入院日数の減少効果が証明されており，薬物治療，酸素療法と同様に主要な治療の一つと位置づけられている。

2. 呼吸リハビリテーションの目的

　呼吸リハビリテーションの目的は，①呼吸困難の軽減，②運動耐容能の改善，③健康関連 QOL・ADL の改善，④入院回数と入院日数の減少である。

　呼吸器疾患患者は，呼吸困難が悪化するため身体的活動を制限していく傾向にあり，活動性が低下することにより筋力も低下していき，ますます呼吸困難が悪化していくという悪循環に陥っている。呼吸リハビリテーションはこのサイクルを断ち切ることを目的としている。

3. 呼吸リハビリテーションの種類と特徴

　呼吸リハビリテーションの中心は運動療法であり，ほかに患者教育，栄養療法なども含まれる。

1 運動療法

　運動療法には，呼吸パターンの習得や胸郭部の柔軟性トレーニングなどの「コンディショニング」と，「全身持久力トレーニング」「筋力トレーニング」がある。重症例では，身体の状態を整えるための介入であるコンディショニングを入念に行う必要がある。運動が呼吸困難を増悪させることへの不安感や恐怖心を抱いている患者も多く，開始当初は特に心理的サポートが重要である。

❶コンディショニング

　コンディショニングには，主に呼吸練習，胸郭可動域練習，ストレッチング，排痰法がある。呼吸練習には，口すぼめ呼吸と腹式呼吸があるが，慢性閉塞性肺疾患（chronic obstructive pulmonary disease：COPD）患者では口すぼめ呼吸の習得が最も重要である．口すぼめ呼吸は，口をすぼめて「f」あるいは「s」の音をさせながら息を吐き，吸気と呼気の比は1：3〜5程度，呼吸数20回/分を目指してゆっくりと呼吸をする．呼気終末まで気道内圧を高めることにより，末梢気道の虚脱を防ぎ，機能的残気量を減少させる効果がある．呼気を意識して「吐き残し」をつくらないことが重要である．胸郭可動域練習やストレッチングは，胸郭の可動性と柔軟性を改善することで呼吸仕事量を軽減し，呼吸困難を軽減する効果がある．

❷ 全身持久力トレーニング

運動療法のなかでは，下肢による全身持久力トレーニングが最も強く推奨される．平地歩行，階段昇降，踏み台昇降，自転車エルゴメーター，トレッドミルなどがあるが，確実に効果が期待でき，簡便であることから歩行を中心としたプログラムが最も推奨される．

運動強度としては，修正ボルグ指数（Borg scale）（患者自身が呼吸困難の程度を評価する方法，0：まったく感じない〜10：非常に強い呼吸困難）で3〜4での負荷トレーニングがより安全で効果的とされる．負荷時のSpO_2（経皮的動脈血酸素飽和度）測定も重要であり，SpO_2が90％未満にならないように酸素吸入の調節が必要である．運動時間は，最初は5分程度から開始し，徐々に時間を延ばして20分以上を目標にする．頻度としては，週3回以上，期間としては6〜8週以上継続することが望ましい．

❸ 筋力トレーニング

下肢による筋力トレーニングが中心となるが，上肢の筋力トレーニングを加えることで，上肢を挙上させたときの酸素消費量が軽減し，ADLに伴う呼吸困難が軽減する．下肢筋力トレーニングの具体例としては，立位が可能であればスクワット，座位が可能であれば膝伸展，座位が困難であれば下肢伸展挙上などがある（図3-31）．運動強度は全身持久力トレーニングと同様で，頻度は10〜15回を1セットとして週3回程度から開始し，徐々に回数と頻度を増量していく．

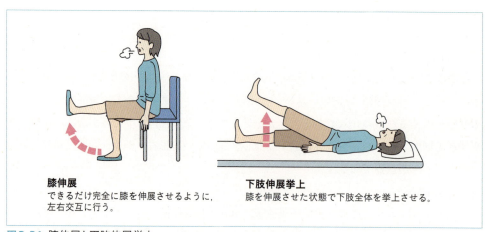

膝伸展
できるだけ完全に膝を伸展させるように，左右交互に行う．

下肢伸展挙上
膝を伸展させた状態で下肢全体を挙上させる．

図3-31 膝伸展と下肢伸展挙上

2　患者教育

患者やその家族と信頼関係を築きながら，安定期や増悪期における自己管理能力を向上させることが目的であり，運動療法と同様に重要な役割を果たす。

日常生活でどのような場面で息切れを感じるかは個々の患者で異なるため，患者ごとに息切れが軽減するように動作を工夫し環境を調整することが必要となる。

病状を安定させるためには，禁煙指導やワクチン接種指導，吸入薬が適切に使えているかなどの吸入指導，在宅酸素指導などが重要である。また，呼吸困難が悪化した場合のパニックコントロール（SpO_2 の測定値を見せながら問題がないこと，呼吸が止まってしまうことはないことを説明するなど）など精神面へのアプローチも重要となる。

3　栄養療法

COPD を代表とする慢性呼吸器疾患患者では，呼吸筋のエネルギー消費量が大きく，栄養障害をきたしやすい。実際 COPD 患者において，体重減少は肺機能障害とは独立した予後不良因子であることが報告されている。食事摂取量の低下が続く場合や中等度以上の体重減少（標準体重の 80％未満）がある患者では，積極的に栄養指導を行う必要がある。

具体的な栄養指導としては，高エネルギー・高たんぱく食が基本となる。食事のみで摂取量が確保できない場合は，栄養補助食品などの使用も積極的に検討する。腹部膨満感のために 1 回食事量が少なくなってしまう場合には，1 日 3 食にこだわらず，4～6 回に分けて食事摂取をするなどの工夫を行う。

4. 呼吸リハビリテーションの適応

最もエビデンスが蓄積され，適応となる患者数が多い疾患は COPD であるが，間質性肺炎や肺結核後遺症，気管支拡張症など，ほかの慢性呼吸器疾患や外科手術前後も対象となる。

適応基準は，慢性呼吸器疾患による症状があること，標準的治療により病状が安定していること，不安定な合併症・併存症がないこと，患者自身に呼吸リハビリテーションを行う意志があること，などがある。年齢制限や肺機能の数値のみによる制限は定めない。

除外基準としては，心筋梗塞や心不全の急性期，コントロール不良な不整脈，重篤な大動脈弁狭窄症，コントロール不良の高血圧症，重度の肺高血圧症の合併，運動を妨げる重篤な整形外科疾患の合併などがある。

5. 呼吸リハビリテーションの評価

呼吸リハビリテーション開始前の必須の評価項目としては，①問診と身体診察，②胸部 X 線写真，③心電図がある。リハビリテーション施行前後で行うべき評価としては，呼吸機能検査や健康関連 QOL（St. George's Respiratory Questionnaire：SGRQ，COPD assessment test；CATなど），呼吸困難スケール（修正MRC息切れスケール，修正ボルグ指数など），理学療法士と連携して行う6分間歩行テスト，徒手筋力テスト（manual muscle test：MMT）などがある。

G 気道確保

1. 気道確保とは

　生命を維持するために最低限必要なことは，常時，全身の組織に酸素が供給されることである。そのためには，気道が開通していること，適切な呼吸（換気）が行われていること，血液循環が維持されていることが必要である。気道確保は生命維持のために何より優先されなければならない。

　気道確保の適応は，気道が閉塞しており換気ができないときと適切な気道防御が働かず気道の安全が保たれないときの2つである。

1 気道の閉塞

　気道の閉塞は上・下気道のどこでも生じ得るが，最も生じやすい部位は咽頭である。

❶ 咽頭レベルの気道閉塞

　咽頭レベルの閉塞は，舌根沈下が最も一般的な原因である。舌は多くの筋肉や靱帯によって，下顎，舌骨，喉頭蓋に付着している。意識レベルが正常であれば，これらの筋緊張が保たれており，舌による上気道閉塞は生じない。意識レベルが低下すると，筋緊張が緩み，舌が咽頭後壁へ沈下することで上気道を閉塞する。

❷ 喉頭レベルの気道閉塞

　喉頭の閉塞は炎症（急性喉頭蓋炎），アレルギー反応（アナフィラキシー），熱傷などの粘膜浮腫や喉頭痙攣，両側声帯麻痺などの声帯機能異常，腫瘍による圧迫，異物，気道分泌物などで生じる。

❸ 下気道（喉頭より下位）の閉塞

　外傷，腫瘍，異物，気道分泌物，気道内出血，気管支痙攣などで生じる。

2 気道防御の欠如

　様々な原因で，嚥下反射や咳嗽反射が不十分となり，誤嚥の危険が高くなった場合，気道確保が必要となる。

2. 気道確保の種類と特徴

　気道確保には様々な方法がある。気道確保を必要とする患者に対しては低酸素による障害を回避するために，器具を要さずに速やかに行える簡便な用手的気道確保をまず試みる

べきである。ただし，気道確保には確実性と気道確保の維持も重要であり，気道確保補助器具が必要になることもある。さらに最も確実な気道確保として，気管挿管，気管切開による下気道の確保がある。挿管困難時の緊急気道確保として輪状甲状靱帯（輪状甲状膜）切開または穿刺がある。

1 用手的気道確保

❶ 頭部後屈／顎先挙上法（図3-32）

　頭部後屈／顎先挙上法は最も簡便な用手的気道確保の方法である。患者の前額部に一方の手掌を置き，後方向に圧力をかけ頭部を後屈させる。他方の手指を患者の顎の下に置き，顎先を挙上する。舌根沈下により咽頭レベルで気道閉塞が生じている場合，この方法で舌根が後咽頭から離れ，気道が開通する可能性がある。顎先挙上の際，軟部組織に過度の圧がかかると，気道を閉塞する危険があるため，母指以外の手指で下顎骨を押し，軟部組織の圧迫は避けなければいけない。

❷ 下顎挙上法（図3-33）

　頸椎損傷が疑われる傷病者に対しては頭部後屈が行えないため，下顎挙上法が必要であ

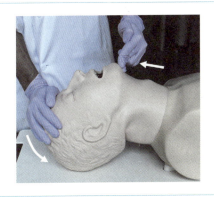

図3-32　頭部後屈／顎先挙上法

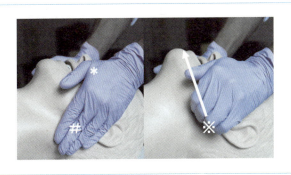

図3-33　下顎挙上法

Ⅲ　呼吸器疾患にかかわる治療　133

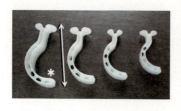 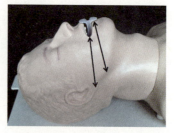

図3-34 経口エアウェイ

る。患者の頭側に回り，両手の母指の付け根を患者の両頬部に当てる（＊印）。母指以外の指を傷病者の両下顎角に引っかけ（＃印），下顎を前方に引き上げる（※印）。これにより，頭部を後屈させずに，気道を開通させる可能性がある。もし，下顎挙上法で気道確保が行えない場合は，生命維持を優先し，頭部後屈／顎先挙上法を行うべきである。

2 気道確保補助器具

気道確保補助器具は，用手的気道確保で気道の確保が十分でない場合に有効である可能性がある。気道確保補助器具には経口エアウェイと経鼻エアウェイがある。気道確保補助器具を使用する場合も，これだけに頼らずに用手的気道確保を続けることが推奨される。

❶ 経口エアウェイ（図3-34）

適切なサイズの経口エアウェイが正しく挿入されると，経口エアウェイの先端（＊印）が舌根の沈下を食い止め，気道を確保できる。意識のある患者，咳反射や嘔吐反射のある患者には使用できない。

経口エアウェイでは適切なサイズのエアウェイを選択することが重要である。口角から耳たぶまでの距離または門歯から下顎角までの距離に一致した長さのエアウェイが，適切なサイズの目安である。経口エアウェイを挿入する際には，患者の口内を十分に吸引したうえで経口エアウェイを上下逆さの向き（または90°横向き）にして進める。エアウェイの先端が口蓋垂を通過し，咽頭後壁に近づいた時点でエアウェイを上下反転（90°回転）させ，正しい向きにする。初めから上下正しい向きで進めると，経口エアウェイの先端が舌根を押し込んでしまうことが多い。

❷ 経鼻エアウェイ（図3-35）

鼻孔から挿入するエアウェイである。意識のある患者，咳反射や嘔吐反射のある患者にも使用できる。頭蓋底骨折が疑われる患者では，頭蓋内にエアウェイが迷入する危険があるため，禁忌である。適切なサイズのエアウェイを選択することが重要である。経鼻エアウェイは細いものは短く，太いものは長い。太さで選択するのではなく，長さで選択することが推奨される。鼻孔から耳たぶまでの距離に一致した長さのエアウェイが適切なサイズの目安である。経鼻エアウェイは局所麻酔薬入りのゼリーを十分に塗布したうえで，顔

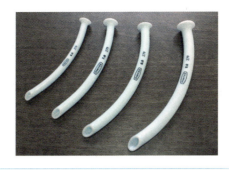

図3-35 経鼻エアウェイ

面に対してほぼ垂直に進めて挿入する。抵抗がある場合には決して無理に挿入してはならない。

3 高度な気道確保

　最も確実な気道確保は下気道を確保する気管挿管である。気管挿管以外に気道確保ができない場合，意識障害や心停止で気道の反射が消失している場合，顔面外傷により窒息の危険がある場合などは気管挿管の適応である。

4 緊急気道確保

　気道確保のため気管挿管が必要な状況にもかかわらず，挿管困難な場合，緊急気道確保が必要である。このような気道の危機的状況は浮腫，外傷，感染，熱傷，腫瘍，異物，吐物などで生じる。緊急気道確保は輪状甲状靱帯（輪状甲状膜）切開または穿刺によって行われる。輪状甲状靱帯は甲状軟骨と輪状軟骨の間にある（図3-36）。輪状甲状靱帯は頸部の

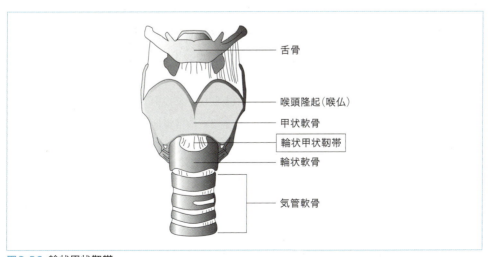

図3-36 輪状甲状靱帯

III 呼吸器疾患にかかわる治療

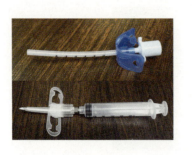

図3-37 輪状甲状靱帯穿刺キット

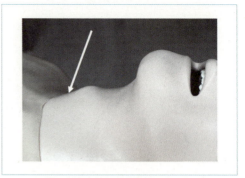

図3-38 輪状甲状靱帯穿刺部位

皮膚表面から部位を同定することが可能である。喉頭隆起（いわゆる喉仏）を約1横指正中足側にたどると，縦径が10mm程度の陥凹として輪状甲状靱帯を確認できる。外科的な輪状甲状靱帯切開は，熟練した者であれば，30秒程度で可能である。簡便な器具として輪状甲状靱帯穿刺キット（図3-37）がある。図3-37の上がミニトラックⅡ®，下がクイックトラック®であり，皮膚面から輪状甲状靱帯を確認し，刺入する（図3-38）。いずれのキットも内径が4mmで換気は可能であるが，径が細いため十分な換気は得にくく，あくまで，ほかの気道確保を行うまでの一時的な方法である。

H 胸腔ドレナージ

1 概要

胸腔内に貯留した空気，胸水，膿，血液を体外に排出することを胸腔ドレナージという。

2 種類

一般的に，胸腔ドレナージとは，胸腔ドレーンチューブを胸腔に留置し行うものを指す。

3 目的

大量に貯留した胸腔内の液体，空気を体外に排出し，肺の再膨張を図る。高度の肺虚脱がみられる場合，ドレナージにより息切れ，咳嗽などの自覚症状の緩和が得られる。膿胸などの感染症の場合は，肺膨張のみでなく，排膿による感染のコントロールが目的となる。

4 適応疾患

気胸，がん性胸膜炎，肺炎随伴性胸水，膿胸，血胸，乳び胸などが適応になる。胸膜の広範な癒着を呈する症例では禁忌とされ，高度な出血傾向（血小板減少，凝固異常など）が是正できない場合も禁忌とされる。

5 必要物品

胸腔穿刺を行う際に必要な物品と同様である（本章-Ⅱ-C「胸水検査（胸腔穿刺）」参照）。それ以外に皮膚切開のための尖刃メス，胸壁を鈍的に切開するためのペアン，胸腔ドレーンチューブ，胸腔ドレナージ用のバッグ，ドレーンチューブを固定するための縫合セットを用意する。

6 方法

挿入部位は，一般的に第4ないし第5肋間の前腋窩線から中腋窩線の領域が推奨されている。特に大胸筋の外側縁と広背筋の前縁，第5肋間を下方とする三角形の領域（triangle of safety）（図3-39）であれば，脈管や近接臓器の損傷のリスクが少なく，大胸筋を貫く必要もない。液体の貯留に対しては，貯留の程度・局在に応じて挿入部位を選択する。カテーテル挿入前に，胸部単純X線（必要によりCT），超音波検査を行い，チューブを安全に挿入できる部位であるかを確認する。

挿入部位の皮膚，皮下組織にリドカイン塩酸塩などの局所麻酔薬を注入する。次いで，胸壁・壁側胸膜に十分に局所麻酔薬を注入する。尖刃メスを用い，肋間に平行にドレーンチューブのサイズに応じた皮膚切開を置く。切開創にペアンを挿入し，胸壁を鈍的に切開していく。壁側胸膜直上まで切開した後に，鋭端なトロッカー（内筒針）を先端から露出させた状態で，壁側胸膜を破り胸腔内にチューブを挿入する。あらかじめペアンを用い鈍的に壁側胸膜まで破っておき，トロッカーの先端をドレーンチューブから露出させずに挿入する方法もある。

空気は頭側・腹側に，液体は尾側・背側に貯留するため，ドレナージの目的によりドレーンチューブを留置する先端位置が異なる。胸腔内に空気が貯留する気胸の場合は，肺尖に向かってチューブを挿入する（図3-40）。液体の場合は，チューブの先端を尾側・背側に留置する（図3-41）。適正な深さで，ドレーンチューブを縫合糸で固定し，ドレーンバッグに接続する。ドレーンバッグは現在，3連のボトルが一体となったキットが頻用されて

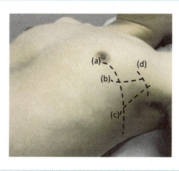

(a) 乳頭から水平に下した線，(b) 大胸筋の側方の境界，(c) 広背筋の前方の境界，(d) 腋窩

図3-39 ドレーンチューブ挿入部位

いる。原理としては，胸腔ドレーンチューブの接続部に近いほうから，排液ボトル，水封ボトル，吸引圧調節ボトルの３つが連結されているのと同様である（図3-42）。排液ボトルは，チューブを介して胸腔から排出された胸水を貯留させるためのものである。水封ボトルにはあらかじめ滅菌水を注入しておき，チューブ先端を浸した状態にしておく。これ

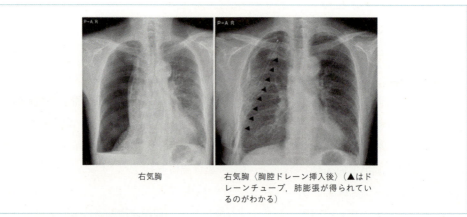

図3-40 気胸に対する胸腔ドレナージ
右気胸　　　右気胸〈胸腔ドレーン挿入後〉（▲はドレーンチューブ，肺膨張が得られているのがわかる）

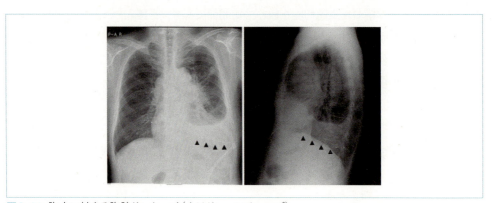

図3-41 胸水に対する胸腔ドレナージ（▲はドレーンチューブ）

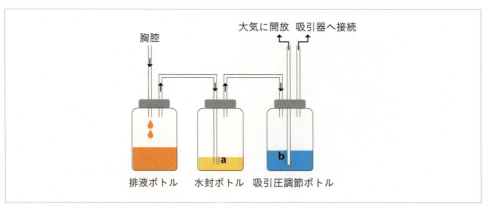

図3-42 胸腔ドレーンボトル（3連）の原理

は，本来陰圧である胸腔内に外気を吸い込んでしまわないようにするためである。水封で設定した圧（図3-42ではa）を超えて胸腔内が陽圧になると，空気や胸水が排出される。水封のみで肺膨張や胸水排液が十分得られない場合，吸引圧調節ボトルを吸引器に接続し陰圧を発生させ，空気や胸水の排出を図る。吸引圧は入っているチューブがボトルに注入した水に浸った高さに規定される。過度な陰圧を加えても外気がボトル内に引き込まれ，設定した圧（図3-42ではb）以上に陰圧がかからないように制御されている。

　ドレーンチューブが胸腔内に確実に留置されれば，水封部分の液面の呼吸性変動や胸水の排液が観察される。胸部X線を撮影し，挿入後のチューブの位置を確認する。

7 注意点

　チューブ挿入の際は，肋間動静脈，肋間神経の損傷を避けるため，肋骨上縁から挿入する。重度の気胸や大量胸水貯留例において，急速なドレナージを行うと，再膨張性肺水腫をきたすことがある。そのため，ドレーン鉗子を用いてチューブを適宜クランプして，一度に大量にドレナージしないよう留意する。挿入後は，創部感染がないか，刺入部の状態に注意が必要である。

8 合併症

　膿胸などの感染症，出血，迷走神経反射，胸腔内臓器（肺，心臓，大血管，食道）・腹腔内臓器（肝臓，脾臓，胃，腸管）の損傷がある。

呼吸器の手術療法

1. 呼吸器の手術とは

1 対象となる臓器

　骨性胸郭に囲まれた臓器を扱うのが呼吸器の手術といえる。考えてみると骨に囲まれた臓器といえば脳か**胸腔内臓器**くらいであり，すなわち胸部には脳と同程度に人体で最も重要な臓器のいくつかが存在する。その重要な胸部に存在する心臓と食道を除いた臓器に生じる様々な疾患に対する外科治療を担当するのが呼吸器外科である。呼吸器外科が扱う胸腔内臓器は，肺，胸膜，胸壁，縦隔，横隔膜，心膜，気管，気管支，上大静脈，迷走神経，横隔神経，交感神経，肋間神経，縦隔リンパ節，胸腺，縦隔脂肪，肋骨などであり，それぞれの臓器に良性腫瘍と悪性腫瘍，そして非腫瘍性病変も発生し，その診断と治療に関して呼吸器外科はその一翼を担う。他領域の外科に比べると呼吸器外科が扱う臓器はそれぞれが極めて異なった物理特性からなることがわかる。

2 肺の特徴

　肺は最も脆い臓器の一つである一方で，胸壁は椎体，肋骨をはじめとする人体で最も強固な臓器である。肺動脈は人体で最も脆い血管といわれる一方で，流れている血流量は人体に流れる半分をまかない，いわば"low pressure, high flow"の血管である。消化器外科学では主に一律に胃や腸といった消化器を扱い，扱う血管も主に体循環をまかなう肺動静脈に比べて細い血管であり，いわゆる"high pressure, low flow"の血管を扱う。

　また他の領域と異なり，肺には多彩な腫瘍が発生する。胃や腸に発生するがんのほとんどは腺がんであるのに対して，肺に発生するがんは腺がんが主であるにしても扁平上皮がんや大細胞がん，小細胞がん，腺扁平上皮がん，粘表皮がん，カルチノイド，腺様嚢胞がんなど様々な腫瘍が発生し，その発育進展形式も異なる。肺がんが胸壁に浸潤すれば胸壁合併切除を行う。肺尖部に発生するパンコースト腫瘍に対する手術がこれに相当する。

　一方で胃がんや大腸がんに腹壁合併切除を行うことはまずない。この違いはまさに肺に発生する多彩な病理像に起因するもので，つまり腺がんは胸壁や腹壁に到達する前に播種するために手術適応から外れる。扁平上皮がんは胸壁に浸潤する際にも播種することは少ないために，胸壁まで浸潤していてもenblock（一塊）に摘出できれば根治も稀では無い。こうした悪性腫瘍に対する病理学的な特徴を考慮した手術を展開する必要があるのも呼吸器外科の特徴といえる。

3 対象疾患

　呼吸器外科の手術対象は肺がんと気胸が二本柱といえるが，そのほか様々な疾患からなっている（図3-43）。そもそも骨性胸郭は内蔵する臓器を高いレベルで守るために存在するためにあり，胸部の手術を行うためにはそのいわば強固なバリアを突破する必要があ

Column　胸部外科の発展

アメリカで最も格調高い学会の一つであるアメリカ胸部外科学会（American Association for Thoracic Surgeons；AATS）は昨年の学会でちょうど発足から100年となった。AATSは100年記念学会として本拠地ボストンで開催された。発足100年ということでAATSは学会をあげて記念ビデオを作成したのであるが，これが非常に興味深く，100年前の胸部外科の状況が克明に描かれている。AATSは世界最古の胸部外科学会であり，次に権威のあるアメリカ学会が1964年発足で遅れること約50年である。AATSがいかに先進的な学会であったかがうかがわれるが，学会が作成したビデオによれば100年前の胸部外科の手術死亡率はほぼ100％であった。現在呼吸器外科領域におけるわが国での手術死亡率は0.3％であり，まさにこれが100年の歴史の積み上げであるといえるだろう。

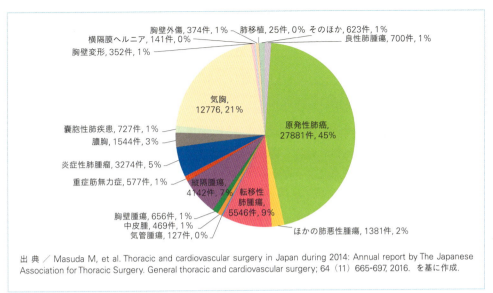

図3-43 呼吸器外科の手術対象

るということになり，すなわち患者に対する侵襲も高くなるのが必定となる。

わが国における呼吸器外科の黎明期に大きな貢献をしたのが国立がんセンターであるが，そのがんセンターでは1990年代までは胸部の手術を行うときには肋骨を3本切り離して，皮膚切開創は40cmをくだらなかった。開胸に要する筋肉切離は，広背筋，僧帽筋，前鋸筋，大菱形筋，肋間筋と多く，かなりの侵襲であった。現在では胸腔鏡補助下手術（video-assisted thoracic surgery, VATS）が浸透し，胸腔鏡を呼吸器外科の手術に併用することによって，皮膚切開創が格段に小さくなったのに加えて，肋骨の切離が必要なくなり，術後の疼痛などその侵襲は比較にならないほど軽減した。さらに最近ではロボット手術の導入が進められつつあり，さらなる低侵襲化が試されている。

2. 術前準備

最も重要な呼吸器外科の術前準備は**禁煙**である。最近では喫煙と関連の少ない肺がんも増加しているが，喫煙の有無は明らかに術後合併症の発生リスクとリンクしている。そのうえで最も重要な術前準備は**心機能評価**と**呼吸機能評価**である。この2つを的確に評価する方法は今も模索されているのであるが，呼吸器外科手術の成否はこの2つの因子に大きくかかわっているといっても過言ではない。以下でそれぞれをみていく。

1 禁煙

呼吸器外科の手術に限らず喫煙歴のある患者に術前の禁煙を勧めることは極めて重要である。禁煙は術後の肺炎を予防するための最前の策である。喀血や慢性閉塞性肺疾患（chronic obstructive pulmonary disease；COPD）などの緊急を要する臨床症状がある場合を

除いて，最低でも2週間は禁煙の期間を置きたい。どうしても禁煙できない場合などには，ニコチンパッチなどを利用して対処することが重要である。

2 脱水

　高齢者に対して従来よりも外科切除を適応しやすくなった。高齢者は脱水であることが多い。脱水の状態で術後を迎えると，脳梗塞や，心筋梗塞などの塞栓症の発生率が高くなる可能性がある。呼吸器外科の場合，特に注意が必要なのは，基本的に翌日から食事が開始となることである。脱水の状況で食事を摂ると血流が消化管にシフトすることで心筋や脳細胞などの重要臓器への血流が減少する。このときに硬膜外からのモルヒネの作用で低血圧などが重なっているとさらにリスクは高まる。したがって術前の脱水は可能な限り補正して手術に臨むのがよい。順天堂大学病院の呼吸器外科では80歳以上の患者の場合には前日の夜間から維持補液を行うことが多い。

3 一般的な術前準備

　喫煙者であれば禁煙を施したうえで，ほとんどの患者に共通する術前管理は，心電図検査と呼吸機能検査である。心電図検査は多くの場合，運動負荷心電図が行われる。また呼吸機能検査としては機能的肺活量と1秒量が測定される。そのほかに糖尿病の有無が重要であり，術後の創傷治癒にかかわる。脳梗塞などの血栓，塞栓系の合併症を有する患者の多くは抗血栓療法を施されておりその確認も極めて重要である。ほかにステロイド治療の有無，透析などの腎機能不全の有無が重要となってくる。

4 心機能評価

　肺切除後に身体にかかる影響としては，肺機能の低下はもちろんであるが，心臓への負担増加が最も重要な変化となる。心臓の術前機能評価は3つの指標からなる。ポンプとしての心機能不全の有無，冠動脈疾患の有無，不整脈の有無である。心機能不全の有無は主に**心臓超音波検査（心エコー）**でなされるが，日常生活が普通に送れて，**階段を二階まで上がれるかどうかのテスト（two-flight test）**をクリアする運動能力があれば基本的に心機能不全は否定的である。心機能評価で最も用いられるのは心電図である。安静時心電図で評価している施設もあるが，負荷心電図が望ましい。負荷心電図で評価するべきは，心電図上のST評価である。ST線の低下が認められれば冠動脈狭窄症が疑われるので循環器専門医の受診が必要である。必要があれば冠動脈造影が適応となる。

　心電図で重要なのはST線の評価と共に不整脈である。不整脈で最も多いのは心房性期外収縮で，この不整脈はほとんど術後の重症合併症につながらない。次に認められるのは心房細動で，この合併症は術後の血栓，塞栓の発生が問題となる。また心房細動を合併している多くの患者ではすでに抗血栓療法を施されており，その場合は循環器専門医にコンサルトするべきである。一般的に心房細動の場合，経口抗凝固療法が施されており，術前

には経口抗凝固薬を中止して1週間前からヘパリン投与を行う。手術開始6時間前にヘパリンを中止して手術に備える。

また術後は術中出血多量，胸膜癒着などの状況を除いて，速やかにヘパリンを開始する。上室性不整脈以外の心室性期外収縮などが認められた場合も循環器専門医を受診するよう手配する。不整脈の診断には24時間心電図（ホルター心電図）が最終的には必要になる。

5 呼吸機能検査

呼吸器外科の手術は基本的に肺を切除する治療となるので，残存呼吸機能を予測することは極めて重要といえる。そのための一助として呼吸機能検査が行われる。機能的肺活量，1秒量は最低限として行われ，1秒率が計算されて70％以下であれば慢性閉塞性肺疾患（COPD）と診断される。様々な指標があるが，1秒量が術後800cc以上残存するという基準はよく使われる。切除後に残存する呼吸機能の計算方法は様々報告されているが，最も使われる計算式は右に10区域，左に8区域存在する全18区域を分母にして，切除区域数を引いて計算する。

たとえば右上葉切除であれば残存呼吸機能は，右肺上葉は3区域からなるので，分子から3を引いて，術前呼吸機能に15/18をかければ良い。この場合に用いる呼吸機能の指標は機能的肺活量や1秒量である。しかし実際は呼吸機能の測定を要する患者のほとんどは喫煙者であり，一般的には**上葉に気腫状の変化**，**下葉に間質陰影の増強**を異常所見として認めることが多い。前述の術後の呼吸機能計算式はすべての肺実質が均一であることを前提としており，正確ではない。この観点から術前呼吸機能評価は今後さらに適切な指標を求めていく必要がある。

6 糖尿病

がんは原則として高齢者に発生する疾患であり，そのために様々な合併症が発生し得るが，最近特に増えているのが糖尿病である。糖尿病は血糖値が異常高値になるという疾患であるが，その本体は創傷治癒機転の障害である。つまり，傷が治りにくい。体表の傷が治りにくいというのであればまだ対応が可能であるが，体内の創傷治癒がうまく機能しないと重症合併症につながる。後述する気管支断端瘻や膿胸のリスクファクターとなる。

7 抗血栓薬の有無

抗血栓薬は2種類ある。**抗血小板薬**と**抗凝固薬**である（表3-17）。昨今，脳梗塞や心筋梗塞後の治療や予防に血管内ステントが用いられるようになった。原則としてこうした動脈系の血栓塞栓予防には抗血小板薬を用い，心房細動にともなう左心房内血栓の予防など静脈系の血栓・塞栓には抗凝固薬を用いる。体内の血小板はおよそ2週間で入れ替わるので，抗血小板薬の投与を受けている患者に関しては術前約1週間の時点で中止とする。慢性心房細動に対する血栓予防など，どうしても中止できない場合は，術前にヘパリン投与に切

表3-17 抗血栓薬の種類

抗血栓薬	適応	代表的な薬剤
抗血小板薬	脳梗塞，心筋梗塞，頸動脈狭窄症，冠動脈狭窄症などの動脈系の血栓・塞栓	アスピリン クロピドグレル
抗凝固薬	心房細動，左房内血栓，深部静脈血栓などの静脈系の血栓・塞栓	ヘパリン ワーファリン ダビガトランエテキシラートメタンスルホン酸塩

り替える。1日量としてヘパリン8000～1万5000単位を投与する。術前に抗凝固療法を行っている場合は，術後は速やかに元の抗凝固療法に戻す。

8 間質性肺炎

　間質性肺炎は胸部単純X線写真で診断できるほどのものと胸部CTでようやく診断できる程度のものに分けることができる。間質性肺炎は慢性的な肺炎であり，肺実質の破壊が慢性的に起こっている状況である。破壊されれば再生するのが人体であるから，そうした細胞分裂が多く起こっている状況にあり，肺がんの発生率はおのずと高くなる。間質性肺炎合併患者に肺葉切除を施行した場合の急性増悪はおよそ10％に発生し，そのうちの40％が死亡に至る。

　様々なリスクファクターが報告されているが，術後の急性増悪を完全に予防することはできない。間質性肺炎合併患者に対しては放射線治療も禁忌に近い。したがって外科切除を試みるか，緩和ケアかの極端な選択を迫られる状況もあり得る。術後の急性増悪を予防する意味での術前ステロイド投与はむしろ術後の急性増悪を助長するとする報告があるほどで意味がない。確固たるエビデンスがあるわけではないが術前にクラリスロマイシンなどのマクロライド系抗菌薬を投与することで急性増悪を予防できるとする報告もある。

9 そのほかの考慮すべき術前合併症

　食道がん術後の患者は食物残渣が再建された食道に停留している場合があり，これがもとで術後に誤嚥性肺炎を生じることがある。順天堂大学病院では，食道がん手術の既往がある患者には前日禁食として再建食道内の食物を限りなく無にするよう試みている。

▶ **気腫合併特発性間質性肺炎**（Combined pulmonary fibrosis and emphysema：CPFE）　間質性肺炎と肺気腫が合併したハイリスクの術前合併症である。一見呼吸機能が正常にみえるが，DLcoなどの肺拡散障害が高度であるのが特徴である。

3. 代表的な開胸方法

　呼吸器外科の手術は主に側臥位で行われる。縦隔腫瘍の手術などで胸骨正中切開を行う場合は仰臥位でのアプローチが最適である。

1 後側方開胸

呼吸器外科で最も用いられる開胸法である。肩甲骨下角から1cm程度尾側をとおるラインで後方から側方にかけてなめらかに切開する。切離する筋肉は広背筋で，前斜角筋は温存することが多い。複雑な手術の際には前鋸筋も切離する。術後の感染に強く，複雑な手術に転換した際にも創の延長が可能な開胸法である。

2 前側方開胸

肩甲骨の腹側に通常第4肋間にあける。切離すべき筋肉はなく，前鋸筋も筋繊維の方向にスプリットできるので，筋肉損傷が少ない。

3 胸骨正中切開

前縦隔腫瘍で用いられる開胸法である。胸骨を正中で離断する。無名静脈や腕頭動脈に対する視野が良好で，前縦隔腫瘍に対するアプローチとしては最も優れているが創が目立つほどに大きくなる。創の大きさに比して意外と術後の疼痛が少ないのが特徴である。

4 Hemichamshell 開胸

巨大な前縦隔腫瘍を摘出するのに適した開胸法である。胸骨正中切開と通常第4肋間に横切開を加える。前方からの視野ではあるが，肺門の視野まで良好となる大変有用な開胸法である。

4. 代表的な術式

肺がんをはじめとする肺の腫瘍性病変に対する手術は一部の例外を除いて，腫瘍のみを摘除するのではなく，肺実質を摘除する手術となる。特に肺がんの場合はたとえ1cm程度の小型の病変でも，後に述べる理由がゆえに肺葉を一期的に摘除する必要がある。

悪性腫瘍の場合は特に上皮性の悪性腫瘍であれば，リンパ節に転移する可能性が多く，肺実質の摘除と同時にリンパ節郭清を追加するのが一般的である。つまり**肺葉切除**と**リンパ節郭清**が標準的な手術になる[1]。肺腫瘍を摘出するのに腫瘍だけを摘出するので十分であれば，技術的にも簡単なのであるが，肺葉という単位で肺実質を摘出する必要があるために様々な臓器を剝離，そして切離する必要が生じる。

1 肺葉切除

腫瘍性病変に対する手術として最も高頻度で行われる手術は肺葉切除である。たとえ1cmの腫瘍でも肺葉切除が必要となる。その理由は小型の肺がんでも15％程度の予期しないリンパ節転移があり得ることと，1995年に報告された臨床試験で肺葉切除を標準治療とすることが示されたことによる[2]。肺がんは転移を起こす代表的な悪性腫瘍で周囲臓

器に浸潤する傾向がある。浸潤が左心房に及べば心臓を切除することが必要になり，胸壁に及べば胸壁合併切除となる。

2 | 区域切除

　区域切除は肺葉よりも小さな肺実質を摘除するテクニックで，肺門のリンパ節転移の評価も可能であるから肺の悪性腫瘍に対する外科切除としては肺葉切除に次いで行われる術式である。肺葉切除と区域切除を比較した大規模な臨床試験の結果が2020年に発表される予定であるが，その結果によっては将来の肺がんに対する標準治療となる可能性がある。

3 | 部分切除

　肺の部分切除は低侵襲性を追求できる手術で低肺機能や心肺機能が弱い患者に適応する術式である。一方で肺がんに対する治療としては局所再発の可能性が肺葉切除のおよそ3倍といわれており，この点は注意を要する。

4 | 肺全摘術

　肺全摘術は片方の肺を一塊にして摘出する術式であり，患者の負担も大きい。左肺全摘術に比べて右肺全摘術はその侵襲性において格段に大きい。肺全摘術を70歳以上の患者に適応するのは相当にリスクが高いと認識すべきである。

5. 閉胸術

　閉胸は開胸時に切離した骨，筋肉，皮膚などを縫合することである。肋間を閉めるには太めの吸収糸を用いて，丈夫なより糸とするのが一般的である。筋肉もより糸の吸収糸がよい。皮下は細めの吸収糸を，そして表皮部分も吸収糸で埋没縫合し，ていねいに閉じる。

6. 術後管理

　術後管理の原則を示すとともに，コツを述べる。ポイントは術後合併症と発生時期の関係を頭に入れることにある。順調な術後経過がどのようなものであるかを知らなければ，異常がどのようなものであるかを判断できない。

1 | 術当日

❶血圧と脈拍の評価

　血圧が高い場合は，交感神経が優位となっていることが多く，その原因を探る。多くの場合は不十分な疼痛管理が高血圧をもたらす。硬膜外麻酔が不十分であるときには静脈内投与や，内服，坐薬を考慮して疼痛管理をする。血圧が低い場合は胸腔内出血を考慮する。そうでなければ硬膜外モルヒネ投与に伴う血圧低下も考慮する。この場合は補液を十二分に行う。頻脈の場合は，低酸素血症，貧血，精神的なストレス，心不全，脱水など原因を

探り対処する。手術当日の場合は，脱水か発熱に伴うものであることが多い。たまに無気肺が頻脈として表現されることがある。いずれの場合にも原因を探り対処する。徐脈が問題となることはほとんどないが，術前にβブロッカーなどを使用している患者などの場合はその効果であることを考慮する。

❷ 術後出血

手術当日はなんといっても術後出血の可能性を頭に入れておく。術後の胸腔ドレーンからの排液量が重要であることは言うまでもないが，胸腔内出血があってもドレーンの閉塞が故にドレナージ量に反映されない場合もあるので注意する。胸腔内出血が疑われれば胸部単純X線写真を撮影し，胸腔内血腫の存在を確認する。巨大血腫が認められれば血腫除去の再手術を行うべきであると考える。胸腔内出血を見抜くためにはドレーン量とともに，バイタルサインの変動に留意する。典型的な術後出血時のバイタルは血圧の低下，脈圧の減少，頻脈である。しかし特に高齢者の場合，必ずしも典型的なバイタルの変動を示さないことが多い。この場合最も早期に現れる異常は起立性低血圧であると考えている。ベッドを起こしたときに血圧が20mmHg以上低下する場合は要注意といえる。

❸ 呼吸抑制の遷延（高CO_2血症）

術後の呼吸抑制はそのほとんどが，麻酔からの覚醒遅延である。そうであれば，ある意味では時間が解決する問題であるのだが，まれにいくら待っても呼吸状態が戻らないことがある。その場合は硬膜外カテーテルが髄腔に挿入されていて，そこからモルヒネを投与されている場合などを考慮する。髄腔内にモルヒネが投与された場合，呼吸中枢を抑制し，長ければ48時間にもわたる無呼吸状態が持続する。その間は人工呼吸器管理が必要となるが，その時期を過ぎれば呼吸状態は安定化する。また縦隔腫瘍の場合などに術後の両側横隔神経麻痺の可能性も除外することが重要である。

2 第1病日

❶ 飲水テスト

朝，飲水テストを行う。反回神経麻痺がある場合は特に誤飲に注意する。誤飲の際に気道刺激が強いのは柑橘類と味噌汁である。牛乳などは意外に気道刺激性が少ない。従って反回神経麻痺が疑われる場合は味噌汁などをさける。どうしても誤飲がさけられそうもないときには禁食として1日待つ。

❷ 眩暈と悪心

午前中に座位にして血圧の低下がないかを確認する。座位にした際に悪心や眩暈を生じることがある。この場合はほとんどが硬膜外モルヒネ投与に伴うものである。創痛がほとんどないといった状況であればまず間違いない。もちろん急性脳血管障害も考慮するべきであるが，臨床症状で判断する。

❸ 離床

座位にして眩暈などの症状がなければ離床を積極的に進める。歩行させることが目標で

ある．立位で歩行できれば肺塞栓症の発生頻度はその時点で著しく低くなるといえる．肺塞栓症のほとんどは最初の歩行時に発症する．第1病日の立位，歩行は医療従事者にとっても患者にとっても大変困難を伴うことであるが，必ず行う．これが術後合併症を予防するために最も必要なことであると考えている．順天堂大学病院では第1病日にすでにポータブルでなく，通常の胸部単純X線写真を撮るようにしている．そうすることによって離床は明らかに進む．

❹心電図モニター

　心電図モニターを装着する．高齢の場合は無症候性の不整脈をチェックする．心房細動（atrial fibrillation；AF），上室性頻脈などについては通常一過性であるが長時間持続する場合やバイタルが変動する場合は薬物療法を行う．頻脈の種類としては発作性上室頻拍（paroxysmal supraventricular tachycardia；PSVT）か心房細動であることがほとんどである．

▶ **PSVT**　PSVTであれば心室頻脈のコントロールのために房室結節の伝導系を抑制する薬物を用いる．通常はワソラン®，インデラル®の投与である．血圧が高い場合はヘルベッサーでも良い．逆に血圧が低い場合はジゴシン®で経過を観察することもある．多くの場合はvolume overloadのためにこうした不整脈は起きるので利尿薬も用いる．

▶ **心房細動**　心房細動の場合は心房細動自体を止めることと，心室の過剰な反応すなわち心室頻脈を抑えることの2点を考慮する．WPW（Wolff-Parkinson-White）症候群の際に心室をコントロールする必要が生じた場合は注意が必要である．この場合はAV nodeを遮断する薬剤を用いるとaccessory pathwayを通じて伝導する頻度が高まり，かえって頻脈を増悪させる．ひいては心室細動などの重篤な不整脈を引き起こす可能性もあるので注意が必要である．心房細動自体を止めるためにはいわゆるVaughan Williams分類のIa群の薬物を用いる．すなわちリスモダン®やアミサリン®を用いる．ジゴシン®でも良い．ジゴシン®を用いる場合にはまず房室結節を抑制しておく必要がある．つまりワソラン®，インデラル®などを用いてAV nodeを遮断してからジゴシン®を用いるのである．これを怠ると心房が抑制されて心房調律に戻る際にparadoxical tachycardiaという現象が生じて，むしろ心室頻脈が悪化することがある．2日以上持続する心房細動などの場合はワーファリンなどを考慮する必要がある．

❺夜間せん妄

　高齢者の場合夜間せん妄に注意する．第1病日の夜に最も多く発生する．胸腔ドレーンなどを自己抜去してしまうことはなんとしてでも予防しなくてはならない．特に術後の肺瘻がある場合には．

3 ｜ 第2病日

❶離床

　とにかく離床を進める．

❷ 水分バランス

　第1病日から第2病日にかけていわゆる利尿期といわれる時期を迎える。これは術後に交感神経優位となった状況が持続したことでいわゆる third space に貯留した水分が first space すなわち血管内に戻ってくる現象である。そのために一時的に尿量が増大するのである。この時期に心負荷が増大し不整脈が発生することがある。そのため食事を 100% 近く摂取できている患者ではこの時期を逃さずにラシックス®などの利尿薬を投与することもある。

❸ 心電図モニター

　前項の理由から装着することが多い。

❹ 胸腔ドレーンの抜管

　胸腔ドレーンは肺瘻を認めず，1日の排液量が減少傾向であれば抜去できる。また排液量は1日 200mL 以下を目安とする。

4 ｜ 第3病日

❶ 体重測定

　体重を測定し，水分過多または脱水になっていないかを確認する。

❷ 不整脈

　不整脈が持続していなければ離床を積極的に進める。

5 ｜ 第4病日以降

　第4病日までに離床が進んでいれば順調といえる。順天堂大学病院では現在，術後の在院日数の中央値は5日である。手術創の状況に留意し，臨床的に安定した状況であれば退院可能である。

7. 術後合併症と対策

1 ｜ 術後合併症の予防

　術後の合併症を皆無とすることは外科医としての夢であるが，現実には不可能である。しかし早期に発見することはできる。早期に発見して的確なリカバリーショットを打つことが何より肝要である。早期に発見するためには発生し得る合併症の種類と特徴を熟知しておくことが必要である。

2 ｜ 術後死亡率

　呼吸器外科における術後死亡率は肺葉切除で 0.5% とされ，肺全摘術では 3% と報告されている。術後死亡に至る合併症は限られたものであり，これらに対して，徹底的に早期発見と早期対策につとめる。

3　術後合併症の種類と発生時期（図3-44）

　術後合併症には多くのものがあるが，外科手術一般に共通するものと肺切除後に特に関連するものとに分けることができる。

❶ 術後出血
　いかに早期に発見するかが鍵である。

❷ 肺炎
▶ **細菌性肺炎**　膿性痰が出るので培養で確認する。喫煙の既往がある患者には術後肺炎のリスクがある。一方で非喫煙者の肺炎を疑った場合はその原因を徹底的に追究する必要がある。非喫煙者に術後肺炎が発生するのは稀で，多くの場合，誤嚥性肺炎である。

▶ **間質性肺炎**　痰が出ず，労作時の呼吸困難が強い。肺がん術後の死亡率をゼロにできないのはこの合併症が故である。間質性肺炎には前述のように宿命的に肺がんが発生する。肺がんを治療するのに肺葉切除を行えば，間質性肺炎を術前に合併している患者では10％が急性増悪し，そのうち40％で死亡に至る。つまり掛け合わせれば4％の死亡率となる。予防は不可能であり，治療は早期発見とステロイドのパルス療法しかない。

❸ 誤嚥性肺炎
　食事を誤嚥した場合よりも，嘔吐物を誤嚥した場合のほうが危険である。特に胆汁などのアルカリによる肺炎は間質性肺炎を惹起する可能性があるのでステロイド投与の適応である。ちなみに胃の内容物を誤嚥することを Mendelson's syndrome とよぶ。誤嚥は肺がん術後の反回神経麻痺が故の嗄声発生時によく見られる現象である。疑った場合は禁飲食として胸部 CT で肺実質の評価を行う。一方で，反回神経麻痺が片側であれば，多くの場合飲食は可能である。

❹ 気管支断端瘻
　呼吸器外科術後の合併症として最も重篤なものの一つである。血痰と高熱が特徴で胸部単純Ｘ線写真上，ニボーの出現と吸い込みに伴う肺炎の所見を呈する。右肺全摘，右肺下葉切除の後に多い。早期の開窓術が必要である。

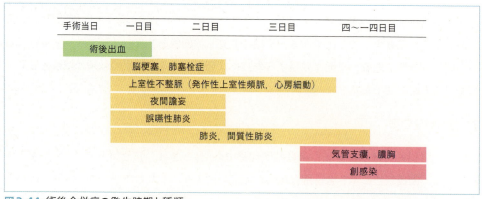

図3-44　術後合併症の発生時期と種類

❺ 膿胸

膿胸は敗血症と出血を引き起こす可能性のある致命的な合併症である。ドレナージを行い，有瘻性であれば開窓術の適応である。

❻ 肺瘻

遷延する肺瘻にはしばしば胸膜癒着薬を投与する。ピシバニールを 5-10KE 投与する。

❼ 皮下気腫

肺気腫の強い症例においてしばしば全身皮下気腫が認められる。つまりはドレナージ不良なのであるから，複数のドレーンを挿入する。どうしても進行性である場合は再手術を行う。

❽ 不整脈

心房細動などの上室性が多く，心室性の場合は循環器専門医にコンサルトする。

J 肺移植

1 歴史

1983 年，トロント大学において特発性肺線維症患者に脳死ドナーからの右片肺移植に成功し，1986 年には脳死両肺移植に成功した。1990 年代には脳死ドナー不足対策として，南カリフォルニア大学で生体肺移植が開発された。その後，肺移植は末期肺疾患の治療法として定着し，国際心肺移植学会が 2017 年にまとめた統計によると約 6 万例の報告がある[3]。

わが国では，1997（平成 9）年に臓器移植法が成立したが，第 1 例目の成功例は，1998（平成 10）年に岡山大学で行われた生体肺移植であった。次いで，2000（平成 12）年に大阪大学と東北大学で脳死肺移植が成功した。2010（平成 22）年に臓器移植法が改正されて，家族の同意で臓器提供が可能となり，脳死肺移植数は約 5 倍に増加した。2017 年末までに 596 例（脳死肺移植 388 例，生体肺移植 208 例）が実施された[4]。

2 肺移植の適応基準と適応疾患

肺移植は，内科的治療では余命が限られている末期呼吸器疾患が適応となる。わが国では，脳死両肺移植は 55 歳未満，脳死片肺移植は 60 歳未満という年齢制限がある。適応疾患のなかで実施例が多いのは，特発性間質性肺炎，肺リンパ脈管筋腫症，特発性肺動脈性肺高血圧症，閉塞性細気管支炎である。肺外の活動性感染，悪性腫瘍，骨髄疾患などを合併している場合には適応外となる。生体肺移植は，病気の進行が速く脳死ドナーの出現を待つことができない重症患者が適応となる。

3 移植術式

　脳死肺移植には，両肺移植と片肺移植がある（図3-45 a, b）。感染性疾患，肺高血圧疾患では原則的に両肺移植が適応となる。生体肺移植では，2人の健康なドナーが右あるいは左下葉を提供し，これをレシピエントの両肺として移植する（図3-46）。肺移植手術中は，しばしば人工心肺を用いる。

4 肺移植のドナー

　肺移植の脳死ドナーは70歳以下が望ましく，原則的に55歳以下とされている。生体肺移植ドナーは60歳未満の健康な成人である。倫理的配慮から，レシピエントと3親等以内の血族あるいは配偶者である必要がある。脳死肺移植，生体肺移植とも，レシピエントはドナーと血液型が一致あるいは適合する必要がある。

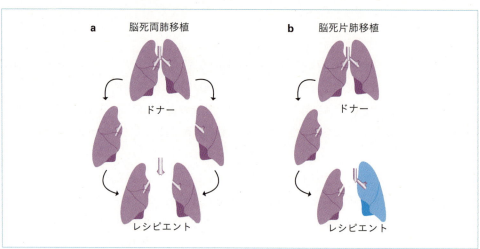

図3-45　脳死両肺移植と脳死片肺移植

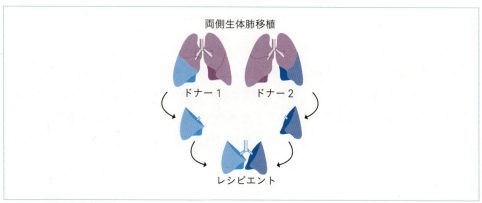

図3-46　両側生体肺移植

5 肺移植後の免疫抑制療法と拒絶反応

肺は，ほかの臓器よりも拒絶反応が強く起こることが知られており，カルシニューリン阻害薬（シクロスポリンあるいはタクロリムス），代謝拮抗薬（ミコフェノール酸モフェチル），副腎皮質ホルモン製剤の三剤併用療法が行われている。

6 成績

肺移植後は，感染症や慢性拒絶反応の頻度が高く，心臓移植などのほかの固形臓器移植よりも成績が悪いことが知られている。わが国の肺移植後の5年生存率は約70％であり，国際平均の約55％よりも良好である。

国家試験問題

1 パルスオキシメータによる経皮的動脈血酸素飽和度（SpO_2）の測定に適した部位はどれか。2つ選べ。 （105回AM85）

1. 背　部
2. 上　腕
3. 指　先
4. 耳たぶ
5. 大腿部

2 気管支鏡検査で正しいのはどれか。 （99回PM52）

1. 検査の4時間前まで飲水は可能である。
2. 咽喉頭麻酔は上部消化管内視鏡と同様に行う。
3. 前投薬として鎮咳薬を投与する。
4. 検査中に問題がなければ合併症の発症はない。

3 スパイロメトリーの結果による換気機能診断図を示す。

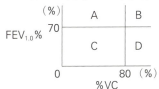

obstructive ventilatory impair
閉塞性換気障害と診断される分類はどれか。 （102回PM48）

1. A
2. B
3. C
4. D

▶答えは巻末

文献

1) 日本肺癌学会：EBM の手法による 肺癌診療ガイドライン 2016 年版 悪性胸膜中皮腫・胸腺腫瘍含む，金原出版，2016.
2) Ginsberg R. J. Rubinstein L. V. : Randomized trial of lobectomy versus limited resection for T1 N0 non- small cell lung cancer. Lung Cancer Study Group ［see comments］. Ann Thorac Surg 60(3) : 615-622 ; discussion 22-23, 1995.
3) Chambers DC, et al. : Registry of the International Society for Heart and Lung Transplantation : Thirty-fourth adult lung and heart-lung transplant report – 2017 : Focus Theme : Allograft ischemic time, J Heart Lung Transplant, 36 : 1047-1059, 2017.
4) Date H. : Current status and problem of lung transplantation in Japan. J Thorac Dis, 8(Suppl 8) : S631-S636, 2016.

参考文献

・厚生省特定疾患「呼吸不全」調査研究班（横山哲朗班長）：昭和 54 年度研究業績集
・ジョン・B・ウエスト，アンドルー・M・ラックス，桑平一郎訳：ウエスト呼吸生理学入門 正常肺編，第 2 版，メディカル・サイエンス・インターナショナル，2017.
・Weibel, E.R. : What makes a good lung?, Swiss Med Wkly, 139(27-28): 375-386, 2009.

呼吸器

第4章

呼吸器の疾患と診療

この章では
● 呼吸器疾患の原因・症状・治療について理解する。

国家試験出題基準掲載疾患
気管支炎｜肺炎｜慢性閉塞性肺疾患（COPD）｜気管支喘息｜胸膜炎｜気胸｜間質性肺炎｜急性肺血栓塞栓症｜肺がん｜胸膜中皮腫

I 呼吸器系感染症

かぜ症候群（感冒）

1 概念／定義

　鼻腔から喉頭までの上気道の急性炎症による症状を呈する疾患を総称したものである。「かぜ症候群」「かぜ」「感冒」「普通感冒」「非特異的上気道炎」などと称される。厚生労働省の患者調査では，1日当たりの外来受療率は195（人口10万対）と報告されている。成人は1年間に3～4回罹患し，小児や高齢者はさらに多く，最も頻度の高い呼吸器感染症である。原因ウイルスは200種類以上で，同種ウイルスでも多くの型があり，さらに年々変異するため，感染したウイルスの免疫を獲得しても，新しいウイルスにより繰り返し罹患する。

2 原因

　起因微生物はウイルスが最も多く，全体の80～90％を占め，残りを一般細菌，マイコプラズマ，クラミドフィラが占めている。ウイルスとしてはライノウイルス，コロナウイルスによるものが最も多く，RSウイルス，インフルエンザウイルス，パラインフルエンザウイルス，アデノウイルスによるものがこれに続く。ライノウイルスは秋と春，コロナウイルス，RSウイルス，インフルエンザウイルスは冬に多い。

3 病態生理

　ウイルスに対する防御反応として粘膜に炎症が起こり，粘膜肥厚，分泌物の増加が起こる。喉頭の分泌物を排除するため咳で喀出しようとし，鼻腔では鼻汁，鼻閉などの症状を引き起こす。免疫反応として発熱する。

4 症状

　鼻汁，鼻閉，咳，咽頭痛，微熱などの症状を示す。頭痛，全身倦怠感を伴うこともある。典型的には微熱や倦怠感，咽頭痛で発症し，続いて鼻汁や鼻閉，その後に咳や痰が出現する。発症から3日目前後が症状のピークとなり，7～10日間で軽快する。時に咳は3週間ぐらい続くこともある。症状が進行性に悪化する場合や，軽快傾向にあった症状が再増悪した場合は，2次的に細菌感染症を合併している場合があり注意を要する。

5 検査／診断

病原体の診断法としては，急性期と回復期（約2～4週間後）のペア血清で4倍以上の抗体価の上昇がみられれば陽性とする血清学的診断のほか，アデノウイルス，インフルエンザウイルス，RSウイルスでは鼻腔・咽頭ぬぐい液やうがい液中の抗原検査が可能である。しかし，一般臨床では患者の身体所見から診断することが多い。

6 治療

ウイルス性であれば，安静，水分・栄養補給により自然に治癒する。このためウイルスに効果のない抗菌薬は不要である。インフルエンザには抗ウイルス薬があるが，ほかのウイルスには存在しないため，治療は対症療法しかない。患者の苦痛が強いときに加療する。対症療法の目的は種々の不快な症状を緩和することにある。しかし，これらの症状は生体防御反応なので，薬物療法そのものが防御反応を抑制して，治癒を遷延させることがあり得る。このため，対症療法は過剰とならないように，慎重に行うべきである。また，生活（室温の調節や適当な湿度を保つ），安静，栄養（バランスのとれた栄養）についての指導を十分に行う。

7 感染経路，予防

本章-Ⅰ-B「気管支炎」参照。

B 気管支炎

Digest

気管支炎

概要	定義	・気管，気管支に炎症を起こしている病態。
	原因	・かぜ症候群が気管，気管支に波及して発症することが多く，ウイルスが原因となることがほとんどである。
	病態生理	・感染局所は炎症により充血，浮腫，分泌の亢進，白血球の浸潤がみられる。 ・ウイルス感染により気道粘膜が傷害されると細菌感染の温床となり，インフルエンザ菌や肺炎球菌など細菌の2次感染を招きやすい。
症状		・主症状は咳である。 ・発熱，食思不振，全身倦怠感といった全身症状や前胸部不快感を伴うことがある。
分類（一例）		・急性気管支炎と慢性気管支炎に分類される。
検査・診断		・臨床症状から診断する。 ・痰の性状の変化，全身状態の悪化，胸部聴診所見の異常，胸痛や呼吸困難などの出現時には積極的に検査を行う。 ・細菌の有無と菌種を調べるために痰の培養検査を施行する。 ・細菌感染では白血球数が増加，C反応性たんぱく（CRP）が上昇するため血液検査を行う。

Ⅰ 呼吸器系感染症　157

主な治療	・細菌感染が示唆されるときには抗菌薬の投与を検討する。 ・発熱や咳嗽，喀痰喀出困難などの症状に応じて，非ステロイド性抗炎症薬や鎮咳薬，去痰薬を投与することがある。 ・発熱や疼痛は解熱・鎮痛薬の投与対象であるが，発熱は起因微生物に対する生体の防御反応であり，解熱により生体防御が減弱するため極力使用を控える。使用するときも患者の苦痛が強い場合に頓用で使用する。 ・咳により不眠や体力消耗がみられる場合には短期間の鎮咳薬投薬を行う。

1. 概念／定義

気管，気管支に炎症を起こしている病態を指す。このためその原因は感染以外にも，気管支喘息に代表されるアレルギーによるもの，喫煙に代表される刺激物によるもの，熱傷などの温熱によるものなど種々の機転により起こる。ここでは感染症としての気管支炎を取り上げる。

2. 分類

病態が異なることから急性気管支炎と慢性気管支炎に分類される。**慢性気管支炎**は「2年以上連続して，少なくとも冬期は3か月以上，毎日咳・痰などの症状を認めるもの」である。

慢性気管支炎は主に喫煙によって引き起こされる慢性閉塞性肺疾患（COPD）の一型であったり，気管支拡張症やびまん性汎細気管支炎といった，慢性反復性の気道感染による気道組織の形態変化を伴った状態である。これらは別項に詳述されるので，本項では急性気管支炎について記述する。

3. 原因（表4-1）

かぜ症候群が気管，気管支に波及して発症することが多いため，ウイルスが起因微生物となることがほとんどである。インフルエンザウイルス，ライノウイルス，アデノウイルスによるものが多くみられる。ウイルス以外ではマイコプラズマ，クラミドフィラ，百日咳菌が原因になることもある。百日咳はワクチン接種により頻度は減少したが，幼少時の免疫がすでに消退した成人でも発症することがある。

4. 病態生理

感染局所は炎症により充血，浮腫，分泌の亢進，白血球の浸潤がみられる。ウイルス感染により気道粘膜が傷害されると細菌感染の温床となり，インフルエンザ菌や肺炎球菌など細菌の2次感染を招きやすい。このようなときは肺炎への進展が危惧される。

5. 症状（表4-1）

主症状は咳である。2〜3週間続くこともある。痰は認められない場合もある。発熱，

表4-1 かぜ症候群と気管支炎の比較（臨床症状と起因微生物）

	臨床症状	起因微生物
かぜ症候群	咳嗽が主症状ではなく，鼻症状や咽・喉頭症状などが主である。 咳嗽は通常7〜10日で鎮静化する。 高熱を伴うことは少ない。	ライノウイルス コロナウイルス パラインフルエンザウイルス RSウイルス インフルエンザウイルス アデノウイルス マイコプラズマ クラミドフィラ 一般細菌
急性気管支炎	咳嗽は激しく，主症状で長期化することがある。 症状はしばしば重症で，いわゆる急性炎症性疾患の病状を呈することがある。	インフルエンザウイルス ライノウイルス アデノウイルス 百日咳菌 マイコプラズマ クラミドフィラ

出典／日本呼吸器学会呼吸器感染症に関するガイドライン作成委員会編：呼吸器感染症に関するガイドライン；成人気道感染症診療の基本的考え方，日本呼吸器学会，2003，p.22 引用改変．

食思不振，全身倦怠感といった全身症状や前胸部不快感を伴うことがある。百日咳では発作性・連続性の咳，咳の後の嘔吐，吸気時の笛のような音が特徴的である。

6. 検査／診断

上述のような臨床症状から診断する。すなわち急性気道感染症が疑われ，咳が強いときに診断する。

検査は抗菌薬投与の必要性を判断するために行う。抗菌薬の投与は細菌の2次感染が起こったときと百日咳菌が原因の際に行う。

細菌感染の合併が示唆される各種所見，すなわち痰の性状の変化（白色・粘液性から黄色・膿性へ），全身状態の悪化（体温38℃以上，脈拍100回/分以上，呼吸数24回/分以上），胸部聴診所見の異常，胸痛や呼吸困難などの出現時には積極的に検査を行う。具体的には，細菌の有無と菌種を調べるために痰の培養検査を施行する。細菌感染時には白血球数が増加したり，C反応性たんぱく（C-reactive protein；CRP）が上昇することが多いため血液検査を行う。肺炎の合併は細菌感染が示唆されるので，肺炎の有無をチェックするため胸部X線写真を施行する。

百日咳は地域での流行状況・症状から疑い，血清診断（抗PT抗体）や核酸検出法（LAMP法）が行われる。

7. 治療

慢性呼吸器疾患や抵抗力が低下するような基礎疾患（糖尿病，慢性腎不全など）がないときは，一律的な抗菌薬投与は行わない。投与が必要となるのは細菌感染が明らかであるか，その可能性が強いときである。上述のような検査で百日咳を含めて細菌感染が示唆される

ときには抗菌薬の投与を検討する。

　発熱や咳嗽，喀痰喀出困難などの症状に応じて，非ステロイド性抗炎症薬や鎮咳薬，去痰薬を投与することがある。あくまで対症療法であり，過剰とならないよう注意する。

　発熱や疼痛は解熱・鎮痛薬の投与対象となるが，発熱は起因微生物に対する生体の防御反応であり，解熱により防御が減弱する。このため極力使用を控え，使用するときも患者の苦痛が強い場合に頓用で使用する。

　痰を伴う咳は，排痰を担う防御反応である。このため痰がある場合は鎮咳薬を用いないのが原則である。しかし，咳により不眠や体力消耗がみられる場合には短期間の投薬を行う。

　去痰薬は咳による排痰を補助する。排痰を強化し，咳を軽減できることもある。

8. 感染経路

　接触感染と飛沫感染により伝播する。接触感染による感染が多い。

　接触感染は微生物を含む分泌物に直接接触したり，分泌物が付着した場所（テーブルの上や患者の手など）に接触したり，分泌物が付着した手で触った場所（ドアノブや照明のスイッチなど）に接触したりした後，自らの粘膜に触れるために感染する。

　ウイルスやマイコプラズマ，百日咳菌は飛沫感染する。感染している患者が咳やくしゃみ，会話で微生物を含む飛沫を放出し，感受性のある人の口腔・鼻粘膜，結膜などの粘膜に付着することによって感染する。経験的には約1m以内の接近で感染の危険が高まる。

9. 予防

　感染経路の遮断が重要である。感染源との接触を避けるために，特に流行期には人混みや人の集まる場所，流行地の往来を避ける。頻度の高い接触感染を予防するために最も重要なのは手指の衛生を保つことである。上述のように接触感染は起因微生物に触れて，自らの手で粘膜に運ぶことによって起こる。

　このため微生物が存在していると考えられる物に触ったときや人混みに行ったときには，早急に石けんを使用し流水で時間をかけてよく手洗いをする。アルコールを含有する擦り込み式消毒薬の利用は簡便ではあるが，手指全体に擦り込むことがおろそかになったときには効果が不十分であり，一部のウイルスでは効果がない。

　マスクの使用は有効である。一般的な不織布で作られたマスクの穴は$5\mu m$で，ウイルスの径$0.1\mu m$や細菌の径$1\sim2\mu m$と比較すると大きく，予防効果はないと思われるが，水分に包まれた飛沫の径は$5\mu m$で，飛沫感染に対しての効果は期待できる。また，無意識に鼻や口を手で触れてしまうことは予想外に多いが，マスクで鼻・口を覆うことにより手指が粘膜に触れることを予防することができる。

　気管支炎の原因となるウイルスすべてに対して，ワクチンがあるわけではないが，インフルエンザウイルスの感染が多く，また細菌感染を合併した際の起因菌としては肺炎球菌

が最も多いことから，インフルエンザワクチンや肺炎球菌ワクチンの接種は有意義である。

うがいの予防効果についてはまだ議論が多く，確定的な結論は得られていない。しかし粘膜に付着した病原菌を除去できる可能性は否定しない。

患者の免疫力により感染の成立や重症度が左右される。このため，ふだんからの生活習慣の是正が大切である。喫煙や飲酒，睡眠時間といった習慣を見直し，ストレスを回避する。極度の乾燥や寒冷を避ける。

栄養は免疫にも関係することからバランスのとれた食習慣も重要である。

患者が周囲へ感染させることを予防するのも重要である。このため患者には咳エチケット，すなわち咳が出るときはマスクをする，マスクを着けていないときはティッシュや上腕で口と鼻を覆い，顔を他人に向けない，ティッシュはすぐに捨て，手を洗う，といったことを指導する。

また家庭内では手洗いを徹底させ，患者とはタオルを別にするなど，特に易感染の同居者とは極力接触を避けるように指導する。

C インフルエンザ

1 概念と定義

インフルエンザ（influenza）は，主にA型あるいはB型**インフルエンザウイルス**によって引き起こされる急性感染症である。発熱，頭痛，全身倦怠感，筋肉痛，関節痛，上気道症状などの全身症状を呈する。多くは数日で自然に治癒する予後良好な感染症疾患であるが，高齢者や小児，基礎疾患を有する者では重症化する場合もある。わが国では，寒い時期（1～3月）に流行することが多く，「**季節性インフルエンザ**」といわれ，新型インフルエンザ，**鳥インフルエンザ**とは区別される。

2 原因と分類

インフルエンザウイルスはウイルス粒子内の核たんぱく質複合体の抗原性の違いから，A，B，Cの3型に分けられ，このうち流行的な広がりをみせるのはA型とB型である。

❶病原体の構造

インフルエンザウイルスの表面には，ヘマグルチニン（hemagglutinin；HA）とノイラミニダーゼ（neuraminidase；NA）の2種類のたんぱくが発現しており，HAが細胞に結合し，感染する。NAは，感染した細胞とHAの結合を切って，複製されたウイルスを細胞から放出させる役割をもつ。

❷ウイルスの種類

A型インフルエンザウイルスのHAは18種類（H1～H18），NAは11種類（N1～N11）あり，この組み合わせによりA型インフルエンザウイルスは多様性をもつ。毎年流行す

るインフルエンザには，Aソ連型（H1N1），A香港型（H3N2）などがある。B型インフルエンザウイルスにもHAとNAが存在するものの，それぞれ1種類しかなく，多様性は乏しい。

❸近年の流行型

近年では1997年に香港において高病原性鳥インフルエンザウイルス（H5N1）の集団感染の報告があり，ヒトへの感染も確認され，急激に拡散していった。2009年にはメキシコでブタ由来の新型インフルエンザ（H1N1）が発生し，ヒトへの感染が始まり，日本国内にもまん延した。

3 感染経路

インフルエンザの感染経路には，**飛沫感染**と**接触感染**がある。飛沫感染は，感染者が咳やくしゃみをして飛散したウイルスを吸い込むことで成立する。また，感染者が咳を手で押さえた後や，鼻水を手でぬぐった後にドアノブなどに触れた際，ウイルスが付着し，接触感染が成立する。インフルエンザは感染力が極めて強く，毎年国内では600〜1200万人が発症している。

4 症状

インフルエンザの典型的症状は，感染すると1〜2日の潜伏期を経て突然発症し，高熱，悪寒，頭痛，関節痛，筋肉痛，鼻閉，倦怠感，食思不振などが出現する。インフルエンザの流行期間であれば，これらの症状をみた場合，高い確率でインフルエンザと臨床診断できる。発熱は40℃程度に達し，通常，3〜5日間続いた後に解熱し，軽快する。

5 合併症

インフルエンザの合併症は，2歳未満の小児や65歳以上の高齢者，基礎疾患を有する者，妊娠中の女性，ナーシングホーム*や長期療養施設の入居者などで生じるおそれが高まる。国内での季節性インフルエンザによる死亡者数は年間約1万人ともいわれ，特に高齢者や基礎疾患を有する者に顕著である。

インフルエンザの合併症として最も多いのは肺炎（特に続発性細菌性肺炎）であり，そのほか，熱性痙攣，脳症・脳炎，ライ（Reye）症候群*などの中枢神経疾患や，筋炎，心筋炎や心外膜炎などの心疾患の合併が起こり得るため，注意が必要である。

6 診断・検査

インフルエンザ流行期間中に健康成人が典型的な症状を呈した場合には，臨床症状から

---

*ナーシングホーム：介護老人福祉施設（特別養護老人ホーム），介護老人保健施設などのことを指す。
*ライ（Reye）症候群：急性脳症と肝臓の脂肪浸潤を引き起こし，生命にもかかわる病態。解熱薬としてサリチル酸系薬剤が使用された場合に多い。

インフルエンザと診断できる確率は，80〜90％といわれている。

▶ **迅速診断キット**　今日では，インフルエンザ迅速診断キットを用いることが一般的である。ウイルス核たんぱく質に対する抗体を使用した抗原抗体法を用いている。検体には鼻腔・咽頭ぬぐい液を用い，通常15分以内でインフルエンザウイルスのＡ型あるいはＢ型を判定可能である。インフルエンザにおけるウイルスの排泄のピークは発症の24〜48時間後で，その後減少し，5〜10日経過すると，ほとんど検出されなくなる。そのため，発症の6時間ないし12時間後くらいまでの病初期，あるいは5日後以降の病後期に高熱がない場合には陽性率が低下するため，時間経過を考慮して検体を採取することが重要である。

7　治療

発症後48時間以内に**抗インフルエンザ薬**を投与することで最大の効果が得られる。抗インフルエンザ薬は3つに大別される（表4-2）。

8　予防

インフルエンザは感染力が強く，潜伏期間が1〜3日と短いため，感染者が発生した場合は拡大を阻止し，被害を最小限に抑えることが重要となる。

❶ 小児の感染拡大防止策

インフルエンザの出席停止は学校保健安全法において定められている。抗インフルエンザウイルス薬の投与により，発熱などの指標となる症状が早期に軽減するようになった。そのため，解熱のみの基準では不十分であるため，2012（平成24）年より，「発症した後5日を経過し，かつ，解熱した後2日を経過するまで」と改められた。また幼稚園・保育

表4-2　代表的な抗インフルエンザ薬

アマンタジン塩酸塩（シンメトレル®）
Ａ型インフルエンザウイルスに対する治療薬。M2たんぱく質に作用し，ウイルスの増殖を抑制する。短所はＡ型インフルエンザウイルスにしか活性がなく，現在の流行株のほとんどに耐性化してしまっている点である。
ノイラミニダーゼ阻害薬
Ａ型およびＢ型インフルエンザウイルスに活性を有しており，宿主細胞内で複製・増殖したウイルスが細胞外へ遊離するのを阻害する。現在の抗インフルエンザウイルス薬の中核をなしており，経口薬のオセルタミビルリン酸塩（タミフル®），吸入薬のザナミビル水和物（リレンザ®），単回吸入薬のラニナミビルオクタン酸エステル水和物（イナビル®），点滴静注薬のペラミビル水和物（ラピアクタ®）の4種類が使用でき，患者背景に合わせた薬剤選択が可能となっている。またオセルタミビルリン酸塩使用後に生じた異常行動の発生報告があった。因果関係は不明であるものの，オセルタミビルリン酸塩は原則的に10代に使用できなくなり，治療開始後2日間は患者を1人にしないように観察する旨が添付文書に記載されている。
ファビピラビル（アビガン®）
RNAポリメラーゼを阻害することで増殖を抑制し，この効果はインフルエンザウイルス以外のRNAウイルスでも期待される。従来の抗インフルエンザ薬とは異なる作用機序であるため，新型または再興型インフルエンザが発生したときのみ，国によって使用が許可されるように制限がかかっている。

所に通う幼児については，低年齢者ほどウイルス排出が長期に及ぶため，「発症した後5日を経過し，かつ，解熱した後3日を経過するまで」となっている。

❷ 医療関連感染予防

インフルエンザの医療関連感染は，市中感染した患者や職員などから院内に持ち込まれて拡大していくことが多い。接触者の対策も同時に実施していく必要がある。隔離予防策のためのCDCガイドラインでは「免疫不全者は罹病期間を除く5日間」の隔離期間が推奨され，「患者が医療機関にいる間は，発症後7日間または症状消失後24時間のどちらか長い方」までの期間，飛沫予防策を実施すべきとしている。

❸ ワクチン接種

インフルエンザへの能動免疫を獲得する手段としてワクチンがあり，現在わが国では4価ワクチンが接種されている。高齢者や基礎疾患を有するハイリスク群，また医療従事者や老人ホーム職員などはワクチン接種が推奨されている。

D 肺炎

肺炎

概要	定義	● 何らかの微生物が肺に感染をきたして発症する炎症性疾患である。
	原因	● 市中肺炎（CAP）：細菌性肺炎の起因菌は肺炎球菌が多く，次いでインフルエンザ菌，黄色ブドウ球菌などが多い。非定型肺炎の起因微生物は肺炎マイコプラズマ，クラミドフィラ属，レジオネラ・ニューモフィーラが代表的である。 ● 院内肺炎（HAP）：病原微生物は市中肺炎とは異なり耐性菌が多い傾向にある。黄色ブドウ球菌，特にMRSAや緑膿菌が多い。 ● 医療・介護関連肺炎（NHCAP）：CAPの原因となる微生物のほかに，HAPに多い耐性菌も考慮される。また誤嚥の関与も大きく，口腔内レンサ球菌の検出頻度が高い。日和見感染症として発症する肺炎の起因微生物として，ニューモシスチス・イロヴェツィイとサイトメガロウイルスがある。
症状		● 呼吸器症状：咳嗽，喀痰，呼吸困難，胸痛など。 ● 全身症状：発熱，倦怠感，食思不振など。 ● 重症化すると意識障害やショックをきたすことがある。
分類（一例）		● 市中肺炎（CAP）：基礎疾患を有しない，あるいは有しても軽微な患者に起こる肺炎で，入院48時間以前に院外で発症するもの。 ● 院内肺炎（HAP）：入院後48時間経過してから発症する肺炎。 ● 医療・介護関連肺炎（NHCAP）：①長期療養型病床群もしくは介護施設に入所している（精神病床を含む），②90日以内に病院を退院した，③介護を必要とする高齢者，障害者，④通院にて継続的に血管内治療（透析，抗菌薬，化学療法，免疫抑制剤などによる治療）を受けている。
検査・診断		● 血液検査所見：白血球数上昇，炎症反応の上昇（CRP，血沈，プロカルシトニンなど），全身状態によって脱水の所見（腎機能や肝機能の悪化）を認めることがある。 ● 胸部X線写真：気管支透亮像を伴う浸潤影や，すりガラス陰影を認める。

主な治療	・市中肺炎（CAP）：細菌性肺炎を疑う場合はβラクタム系抗菌薬，非定型肺炎を疑う場合はマクロライド系，ニューキノロン系，テトラサイクリン系抗菌薬を投与する。 ・院内肺炎（HAP）：起因菌が判明するまでは重症度に応じたエンピリック治療を行うことになる。特に緑膿菌やMRSA，多剤耐性グラム陰性桿菌を想定し，場合によっては多剤併用で治療を開始する。 ・医療・介護関連肺炎（NHCAP）：日和見感染症を疑う場合は特殊な治療となるが，それ以外の例では薬物療法が主となる。

　肺炎（pneumonia）は何らかの微生物が肺に感染をきたして発症する炎症性疾患である。主な感染経路は病原微生物が経気道的に体内に侵入する飛沫感染であるが，患者自身が保有しているウイルスや真菌が免疫力低下によって活性化する日和見感染もある。症状としては咳嗽，喀痰，呼吸困難，胸痛などの呼吸器症状や，発熱，倦怠感，食思不振などの全身症状があり，重症化すると意識障害やショックをきたすことがある。胸部聴診上，断続性ラ音（crackle）を認める。血液検査所見では白血球数上昇，炎症反応の上昇（CRP，血沈，プロカルシトニンなど）を認め，全身状態によって脱水の所見（腎機能や肝機能の悪化）を認めることがある。胸部X線写真では，気管支透亮像を伴う浸潤影や，すりガラス陰影を認める。

　臨床的には治療薬の選択と予後の観点から，**市中肺炎**（community-acquired pneumonia；CAP），**院内肺炎**（hospital-acquired pneumonia；HAP），**医療・介護関連肺炎**（nursing and healthcare-associated pneumonia；NHCAP）に分類することができる。CAPは主に基礎疾患を有さないか，有しても軽微な患者に起こり，耐性菌が原因となる頻度は少ない。一方でHAPは何らかの基礎疾患を有する患者に生じ，耐性菌が原因となることが多いため，CAPよりも予後が悪い。NHCAPは主に医療ケアや介護を受ける高齢者に発症する肺炎であり，CAPとHAPの中間的な位置づけとなっている。

　わが国における肺炎の死亡率は，ペニシリンをはじめとする抗菌薬の開発や医療サービスの向上により急激に低下したが，近年の高齢化に伴い死亡率は再度増加に転じ，2011（平成23）年には死因の第3位となった。年齢階級別死亡者数では，全体の96%以上を65歳以上の高齢者が占めている[1]。

1. 市中肺炎（CAP）

基礎疾患を有しない，あるいは有しても軽微な患者に起こる肺炎で，入院48時間以前に院外で発症するものと定義する。

1 原因

　CAPの起因微生物として，**細菌性肺炎**だけでなく，βラクタム系抗菌薬が効かない**非定型肺炎**を考慮する必要がある。細菌性肺炎の起因菌は肺炎球菌が多く，次いでインフルエンザ菌，黄色ブドウ球菌，モラクセラ・カタラーリスが多い。非定型肺炎の起因微生物は肺炎マイコプラズマ，クラミドフィラ属，レジオネラ・ニューモフィーラが代表的である。

2 症状と重症度分類

発熱，悪寒，戦慄などの全身症状に加え，咳嗽，喀痰，胸痛，呼吸困難などがみられる。非定型肺炎の場合は痰が少ない乾性咳嗽が特徴である。高齢者の場合は典型的な症状を呈さず，食欲低下や活動性低下などが主である場合もある。重症化すると脱水や意識障害，呼吸不全，ショックとなり集中治療を要する場合がある。

日本呼吸器学会では，年齢（age），脱水（dehydration），呼吸不全（respiration），意識障害（orientation），血圧低下（pressure）の頭文字をとり，A-DROPで重症度を評価することを推奨している（図4-1）。特に重症の患者の場合，敗血症の有無を早期に予測することが重要である。そのために臨床の現場では表に示すquick SOFA（qSOFA）スコア（表4-3）が用いられる。さらに詳細なSOFAスコア（表4-4）で臓器障害の評価を行い，SOFAスコアがベースラインから2点以上増加すれば敗血症と診断される。

3 臨床所見

呼気終末に断続性ラ音が聴取される。細菌性肺炎では粗い断続性ラ音（水泡音，coarse crackle），非細菌性肺炎では細かい断続性ラ音（捻髪音，fine crackle）が特徴的である。

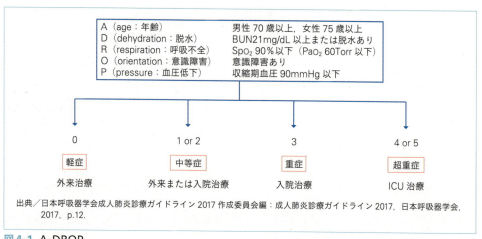

図4-1 A-DROP

表4-3 qSOFAスコア

1. 呼吸数22回/分以上
2. 意識変容（Glasgow come scale < 15）
3. 収縮期血圧100mmHg以下

出典／日本呼吸器学会成人肺炎診療ガイドライン2017作成委員会編：成人肺炎診療ガイドライン2017，日本呼吸器学会，2017，p.11.

表4-4 SOFAスコア

	0点	1点	2点	3点	4点
呼吸器 PaO_2/FiO_2（mmHg）	≧ 400	< 400	< 300	< 200 ＋呼吸補助	< 100 ＋呼吸補助
凝固系 血小板数（× 10^3/μL）	≧ 150	< 150	< 100	< 50	< 20
肝臓 ビリルビン（mg/dL）	< 1.2	1.2〜1.9	2.0〜5.9	6.0〜11.9	> 12
循環器	MAP ≧ 70mmHg	MAP < 70mmHg	DOA < 5γ or DOB	DOA 5.1〜15γ or Ad ≦ 0.1γ or NOA ≦ 0.1γ	DOA > 15γ or Ad > 0.1γ or NOA > 0.1γ
中枢神経 Glasgow coma scale	15	13〜14	10〜12	6〜9	< 6
腎 クレアチニン（mg/dL） 尿量（mL/日）	< 1.2	1.2〜1.9	2.0〜3.4	3.5〜4.9 < 500	> 5.0 < 200

MAP：平均動脈圧，DOA：ドパミン，DOB：ドブタミン，NOA：ノルアドレナリン．
出典／日本呼吸器学会成人肺炎診療ガイドライン 2017 作成委員会編：成人肺炎診療ガイドライン 2017，日本呼吸器学会，2017，p.11.

4 検査

❶血液検査

細菌性肺炎では白血球（好中球）の増加，CRP の上昇がみられる。非定型肺炎では白血球の増加は乏しい。脱水による BUN の上昇や，AST（GOT），ALT（GPT），LDH，CPK の上昇もみられることがある。

❷画像検査

細菌性肺炎の胸部 X 線および CT 所見は，肺胞や気管支に喀痰や滲出物が充満し，白く充実性の浸潤影といわれる陰影が特徴的である。浸潤影の中に気管が抜けて写る場合があり，気管支透亮像（air bronchogram）とよぶ。非定型肺炎ではすりガラス陰影とよばれる淡い陰影が特徴的である。これは肺胞や気管内に喀痰がなく，間質にリンパ球の細胞が浸潤するために生じる陰影である。

❸喀痰検査

肺炎診療において，良質な検体を得ることは重要であり，診断および治療方針の決定に有用である。喀痰検査には塗抹検査，培養検査，薬剤感受性検査などがある。塗抹検査ではグラム染色を行い，好中球の菌貪食像が確認されれば短時間で肺炎の起因菌を推定することができる。推定される起因菌に対して初期治療薬剤を選択することで，経験的治療と比べて同等以上の初期治療成功と抗菌薬点滴治療期間の短縮が得られ，さらにより狭い抗菌スペクトラムの抗菌薬が選択される傾向があるため，不必要な広域スペクトラムの抗菌薬の乱用や耐性菌の拡大を防止できる[2]。培養検査は結果を得るのに数日要するが，確実な菌同定を行うために必須である。ただし口腔内や気道内常在菌のように，起因菌でないものが検出されたり，抗菌薬投与開始後には起因菌が培養されないことがある。薬剤感受

表4-5 喀痰の肉眼的・顕微鏡的評価法

肉眼的評価法（ミラー‐ジョーンズ分類）

分類	喀痰の症状
M1	唾液，完全な粘性痰
M2	粘性痰の中に少量の膿性痰を含む
P1	膿性部分が全体の 1/3 以下の痰
P2	膿性部分が全体の 1/3～2/3 の痰
P3	膿性部分が全体の 2/3 以上の痰

顕微鏡的評価法（ゲックラー分類）

分類（群）	細胞数 /1 視野（100 倍鏡検）	
	白血球（好中球）	扁平上皮細胞
1	< 10	> 25
2	10～25	> 25
3	> 25	> 25
4	> 25	10～25
5	25	< 10
6	< 25	< 25

出典／日本呼吸器学会呼吸器感染症に関するガイドライン作成委員会編：成人市中肺炎診療ガイドライン．日本呼吸器学会，2007，p.16 より改変．

性試験では，培養で同定された菌種に対して行われるためさらに時間を要するが，菌に対して有効な抗菌薬が確認でき，最適な治療を選択するのに有用である。

喀痰を採取する際は，抗菌薬投与前にできる限り膿性の喀痰を採取する。喀痰が喀出できない場合には高張食塩水によるネブライザーで痰を出しやすくしたり，気管支鏡で採取する場合もある。適正な喀痰（かくたん）の評価には，肉眼的評価となるミラー‐ジョーンズ（Miller & Jones）分類と，顕微鏡的評価法のゲックラー（Geckler）分類がある（表4-5）。適正な検体はミラー‐ジョーンズ分類のP1以上の検体であり，検体提出の際に肉眼的に確認する。ゲックラー分類では顕微鏡的に好中球が多く，上皮細胞が少ない4，5群の検体が良質な検体である。良質な検体を提出することが，正しい診断を下し適切な治療を選択するために重要である。

❹ 血液培養

血液に細菌が混じる菌血症の診断に必要な検査である。菌血症となれば重症化する場合が多いため，抗菌薬投与開始前には必ず血液培養を行うべきである。喀痰と違い血液は無菌であるため，皮膚からの混入（コンタミネーション）がなければ，起因菌を特定できる。コンタミネーションの可能性を考えるうえで，血液培養は違う部位から2回施行するべきである。

❺ 抗原検査・そのほか

肺炎球菌，レジオネラ肺炎に関しては尿中抗原による迅速診断が可能である。

非定型肺炎のなかで最も多いマイコプラズマ肺炎は，かつては感染初期と2週間後の血

液を用いた抗体検査が主流であったが，近年は喀痰や咽頭ぬぐい液による抗原検出法や遺伝子増幅法（LAMP法）による迅速診断ができるようになった。これらの迅速検査が陽性であれば，適切な抗菌薬の選択が可能となる。

5 主な起因微生物に対する治療

症状や検査所見を参考に起因微生物を予測し，広域に治療することをエンピリック治療という。原因をほぼ確定できる場合，以下の各病原微生物に応じた治療が中心となる。細菌性肺炎を疑う場合はβラクタム系抗菌薬，非定型肺炎を疑う場合はマクロライド系，ニューキノロン系，テトラサイクリン系抗菌薬を投与する。CAPにおける細菌性肺炎と非定型肺炎の鑑別項目を表4-6に示す。

❶ 肺炎球菌

肺炎球菌（*Streptococcus pneumoniae*）はCAPで最も多い起因菌であり，大葉性肺炎を呈することが多い。高用量ペニシリン系抗菌薬が有効であったが，近年，β-ラクタマーゼを産生して耐性を獲得したペニシリン耐性肺炎球菌が増加しており，β-ラクタマーゼ阻害薬配合ペニシリンや，β-ラクタマーゼに安定している抗菌薬が投与されることが多い。2005年以降に発売されたレスピラトリーキノロン（モキシフロキサシン塩酸塩，メシル酸ガレノキサシン水和物，シタフロキサシン水和物）は肺炎球菌に対して優れた効果を発揮するが，耐性菌を誘導する可能性があり乱用は避けるべきである。

❷ インフルエンザ菌

インフルエンザ菌（*Haemophilus influenzae*）は，β-ラクタマーゼ非産生でありながらアンピシリンに耐性を示すβ-lactamase-negative ampicillin-resistant（BLNAR）が増加してきている。BLNARは第1世代セフェム系抗菌薬，第2世代セフェム系抗菌薬にも耐性であり，治療はレスピラトリーキノロンが第1選択となる。

❸ クレブシエラ属

クレブシエラ・ニューモニエ（*Klebsiella pneumoniae*）は肺炎桿菌ともよばれる。誤嚥性肺炎や，免疫不全患者や大酒家に好発する肺化膿症，膿胸の起因菌として多い。基質特異性拡張型β-ラクタマーゼ（extended spectrum β-lactamase；ESBL）産生菌が増加傾向で

表4-6 CAPにおける細菌性肺炎と非定型肺炎の鑑別

1. 年齢60歳未満
2. 基礎疾患がない，あるいは軽微
3. 頑固な咳がある
4. 胸部聴診上所見が乏しい
5. 痰がない，あるいは迅速診断法で起因菌が証明されない
6. 末梢血白血球数が10,000/μL未満である

6項目中4項目以上合致すれば非定型肺炎が疑われる

出典／日本呼吸器学会成人肺炎診療ガイドライン2017作成委員会編：成人肺炎診療ガイドライン2017，日本呼吸器学会，2017，p.13より改変。

あり，この多くはキノロン耐性も同時に有しているため，治療はカルバペネム系が選択される。

❹ 黄色ブドウ球菌

黄色ブドウ球菌（*Staphylococcus aureus*）は CAP で，空洞や膿胸を呈する病原菌である。多剤耐性のメチシリン耐性黄色ブドウ球菌（methicillin-resistant *Staphylococcus aureus*：MRSA）は HAP で最も重要な菌であるが，近年，市中型 MRSA も注目されてきている。MRSA にはバンコマイシンなどの抗 MRSA 薬を使用するが，メチシリン感性黄色ブドウ球菌（methicillin-susceptible *Staphylococcus aureus*；MSSA）には第 1 世代セフェム系抗菌薬であるセファゾリンナトリウム水和物の治療効果が高い。

❺ 肺炎マイコプラズマ

非定型肺炎のなかで最も多いのが，マイコプラズマ・ニューモニエ（*Mycoplasma pneumoniae*）による肺炎である。マイコプラズマは細胞壁のない大小不同の小さな病原体で，細菌でもウイルスでもない微生物である。発症は若年者に多く，発熱と痰が絡まない頑固な咳嗽が特徴である。胸部 X 線写真上，区域性の浸潤影を認めることが多い。血液検査では白血球上昇に乏しい。細胞壁をもたないためβラクタム系が無効で，治療にはマクロライド系，テトラサイクリン系，ニューキノロン系抗菌薬を用いるが，近年マクロライド耐性株が増えてきている。

❻ クラミドフィラ属

クラミドフィラ・ニューモニエ（*Chlamydophila pneumoniae*）が CAP の 10％前後を占めるといわれ，マイコプラズマとともに非定型肺炎の代表的な病原体である。クラミドフィラ・シッタシ（*Chramydophila psittaci*）は感染したオウム，セキセイインコ，ハトなどの鳥の，乾燥した排泄物を吸入することにより発症する（オウム病とよばれる）。治療はマクロライド系，テトラサイクリン系，ニューキノロン系抗菌薬が用いられる。

❼ 嫌気性菌

主に口腔内常在菌のペプトコッカス属やプレボテラ属，フソバクテリウム属が起因菌となり，多くは誤嚥との関連が考えられる。ほとんどがβ-ラクタマーゼ阻害薬配合ペニシリン，クリンダマイシン，メトロニダゾールに対する感受性を有する。

❽ レジオネラ・ニューモフィーラ（Legionella pneumophila）

レジオネラ属菌で汚染されたエアゾールを吸入することにより肺炎が発症する。細胞内寄生菌であるため，βラクタム系抗菌薬は無効であり，マクロライド系，ニューキノロン系抗菌薬が治療の中心となる。病変の進行が早く，治療が遅れると致死的になるため，現病歴や画像所見からレジオネラ菌を想定するときは早期の適切な治療介入が必要である。

2. 院内肺炎（HAP）

入院後 48 時間経過してから発症する肺炎である。また，気管挿管・人工呼吸器開始後 48 時間以降に新たに発症した肺炎を人工呼吸器関連肺炎（ventilator-associated pneumonia：VAP）とよぶ。VAP は HAP のなかでも特に死亡率が高い。

1 原因

病原微生物は CAP とは異なり耐性菌が多い傾向にある。黄色ブドウ球菌，特に MRSA や緑膿菌が多い。ほかにヘモフィルス，大腸菌，セラチアなどが原因となり，重症患者の末期にみられる肺炎はほぼすべてこれらの菌で占められている。

VAP の検出菌は緑膿菌が最も多く，次いで MRSA，MSSA と続く[3]。エンテロバクター属などの治療難渋性グラム陰性桿菌の割合も高い。

HAP および後に示す NHCAP では，予後不良の終末期肺炎や老衰の経過で発症する誤嚥性肺炎の病態をとることが多い。

2 症状と重症度分類

日本呼吸器学会の重症度分類は CAP とは若干異なり，悪性腫瘍または免疫不全状態（immunodeficiency），呼吸不全（respiration），意識レベル低下（orientation），年齢：男性 70 歳以上，女性 75 歳以上（age），乏尿または脱水（dehydration）の頭文字をとった I-ROAD で評価する（図 4-2）。

3 治療

起因菌が判明するまでは重症度に応じたエンピリック治療を行うことになる。特に緑膿菌や MRSA，多剤耐性グラム陰性桿菌を想定し，場合によっては多剤併用で治療を開始する。起因菌が判明したらスペクトラムの狭い抗菌薬に de-escalation し，耐性菌の出現を予防する。VAP は HAP の治療に準じ，グラム陰性桿菌のカバーを前提とする。

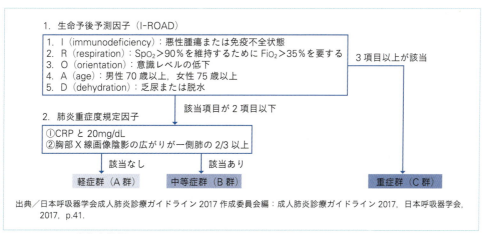

図 4-2 HAP の重症度分類

3. 医療・介護関連肺炎（NHCAP）

　NHCAP の定義は，①長期療養型病床群もしくは介護施設に入所している（精神病床を含む），②90 日以内に病院を退院した，③介護を必要とする高齢者，障害者，④通院にて継続的に血管内治療（透析，抗菌薬，化学療法，免疫抑制剤などによる治療）を受けている，である。主な発生機序は①誤嚥性肺炎，②インフルエンザ後の 2 次性細菌性肺炎，③透析などの血管内治療による耐性菌肺炎（MRSA 肺炎など），④免疫抑制剤や抗がん剤による治療中に発症した日和見感染症としての肺炎，である[4]。

1 原因

　CAP の原因となる微生物のほかに，HAP に多い耐性菌も考慮される。また誤嚥の関与も大きく，口腔内レンサ球菌の検出頻度が高い。日和見感染症として発症する肺炎の起因微生物として，ニューモシスチス・イロヴェツィイーとサイトメガロウイルスがある。

2 症状

　一般的には CAP と変わらないが，高齢者が多いため典型的な症状に乏しいこともあり注意が必要である。ふだんよりも食欲や活動性が低下していて，身体所見として呼吸数の増加や SpO_2 低下を認めた際は肺炎を疑う。

3 治療

　NHCAP における初期治療は，集中治療や人工呼吸器管理を必要とする重症例であるか，重症でなくとも入院管理を必要とするか，さらには耐性菌のリスクを考慮して区分する。重症度に関しては先述の A-DROP や I-ROAD で評価し，耐性菌のリスクは①過去 90 日以内に 2 日以上の抗菌薬使用歴がある，②経管栄養をしている，で評価する。耐性菌のリスクがある場合は，CAP の起因菌のほかに緑膿菌，MRSA，アシネトバクター属，ESBL 産生腸内細菌を考慮した治療を行う。
　日和見感染症を疑う場合は特殊な治療が必要となるため，下記に示す。

❶ ニューモシスチス肺炎

　ニューモシスチス肺炎は，真菌に属するニューモシスチス・イロヴェツィイ（*Pneumocystis jirovecii*）によって起こる。ほとんどの人が幼児期に不顕性感染を起こして保菌しているが，悪性腫瘍や後天性免疫不全症候群（AIDS），副腎皮質ステロイド薬や免疫抑制剤の使用中などの免疫低下状態で肺炎を発症する。著明な低酸素血症，急激な呼吸不全を起こし，致死率の高い疾患である。喀痰や気管支肺胞洗浄液からニューモシスチス・イロヴェツィイを証明することで診断となる。また β-D-グルカンの上昇が補助診断として有用であり，免疫不全状態の患者で本疾患を疑った場合は，早急に治療を開始する。治療は ST 合剤，アトバコン，ペンタミジンイセチオン酸塩などがある。副腎皮質ステロイド薬を投与する

こともある。

❷サイトメガロウイルス肺炎

健常人の**サイトメガロウイルス**（CMV）既感染率は高く，潜伏していたウイルスが宿主の免疫低下に伴い顕在化することで発症する。経過や臨床症状はニューモシスチス肺炎と類似しており，合併することもしばしばある。肺炎以外に，食道炎，腸炎，網膜・脈絡膜炎，脳炎などを起こすことがある。ウイルスの分離は困難で，診断は肺胞洗浄液や組織のCMV遺伝子の同定や，細胞内の核内封入体の検出により行う。末梢白血球中のウイルス抗原の検出も診断に有用である。治療にはアシクロビル，ガンシクロビル，ホスカルネットナトリウム水和物を用いる。重症化しやすいため，本症が疑われる場合は早めの治療介入が必要である。

4. 肺炎予防

CAPの主な起因菌である肺炎球菌には現在2種類のワクチンがあり，特に65歳以上の高齢者や基礎疾患を有する高リスク群は接種が推奨されている。また高齢者ではインフルエンザ後の2次性肺炎が問題となることが多く，インフルエンザウイルスワクチンも接種したほうがよい。

HAPやNHCAPの予防として，手指衛生などの感染予防策を徹底し，院内の水平感染を防ぐことが重要である。また，誤嚥性肺炎の予防に水平仰臥位の時間をなるべく短くし，経管栄養注入中などは頭部を30°〜45°挙上する。口腔ケアも重要である。VAPの予防には過剰な鎮静を避けるようにする。

E 肺膿瘍

1 概念／定義

肺膿瘍とは，化膿性炎症により肺実質が破壊され，空洞を形成し，空洞内に膿の貯留を認める疾患である。通常の細菌性肺炎とは肺組織の構築が破壊される点で区別される。

2 原因

誤嚥は大きな因子であり，特に歯周病との関連性が指摘されている。基礎疾患が背景にあることが多く，大酒家，糖尿病，HIV感染症などに続発する。

起因菌としては，バクテロイデス属，ペプトストレプトコッカス属，フソバクテリウム属などの嫌気性菌やストレプトコッカス・アンギノーズス・グループが主な病原菌であり，そのほか黄色ブドウ球菌，肺炎桿菌，大腸菌，緑膿菌などの分離頻度が高いとされる。

3 病態生理

多くは，口腔内衛生の不良な患者が口腔内嫌気性菌を誤嚥することによって発症する。これらが肺に入り，1，2週間かけて組織壊死を起こし膿瘍が形成される。病変が胸膜に波及すると，胸腔と交通し膿胸を起こす。

4 症状

発熱，咳嗽，悪臭を伴う膿性痰，時に血痰がみられる。嫌気性菌主体の感染では数週間かけて経過し，寝汗，体重減少，貧血などを伴う。

5 検査

血液検査では白血球の増加やCRPの上昇を認める。喀痰検査は重要であるが，嫌気性菌の培養は困難であることに注意する。

胸部X線や胸部CTでは，肺内に空洞病変を認め，空洞の中に鏡面像がみられる。誤嚥によって起こる肺膿瘍は，臥位のときに下になる肺の領域（S^2, S^6, S^9）に多い。

6 治療

治療は抗菌薬治療が基本である。嫌気性菌に有効な抗菌薬を用いる。通常の肺炎と比較して長期(4〜6週間程度)の治療を行う。抗菌薬で軽快しない場合は外科的治療を検討する。予防法としては，口腔ケアや歯周病の治療が重要である。

F 肺真菌症

肺真菌症は主に経気道的に真菌が侵入して定着，増殖して炎症を起こすことで発症する。発症背景として，ステロイドなどの免疫抑制剤，悪性腫瘍，化学療法などによる免疫抑制状態に起因する日和見感染，肺結核後遺症などの既存肺病変への2次感染が多いが，健常者に発症することもある。

1. 肺アスペルギルス症

Aspergillus 属は環境中に広く存在する真菌でありヒトに経気道的に感染する。起因菌で最も多いのは *Aspergillus fumigatus* で70%を占めており，ほかに *A. niger*, *A. flavus*, *A. terreus*, *A. nidulans* などがある。

肺アスペルギルス症は，宿主の免疫状態や基礎疾患から，慢性肺アスペルギルス症(chronic pulmonary aspergillosis；CPA)，侵襲性肺アスペルギルス症(invasive pulmonary aspergillosis；IPA)，アレルギー性気管支肺アスペルギルス症(allergic bronchopulmonary aspergillosis；ABPA)に分類される。CPAのうちで単純性肺アスペルギローマ(simple pulmonary aspergilloma；SPA）以外を慢性進行性肺アスペルギルス症（chronic progressive pulmonary aspergillosis；CPPA）という[5]。

1 単純性肺アスペルギローマ

❶ 概念・原因・症状

既存肺病変に *Aspergillus* 属が定着，増殖することで単一の空洞内に菌球を認める場合にSPAと診断する。肺結核後遺症の空洞性病変に菌球を形成することが多いが，気管支拡張症や肺嚢胞，間質性肺炎に発生することもある。臨床症状がみられることは少ないが，喀血を認めることがある。

❷ 検査

診断には病巣からの *Aspergillus* 属の検出，抗アスペルギルス沈降抗体などが重要である。画像的には，胸部単純X線やCTで空洞内に菌球がみられるものが特徴的である。

❸ 治療・予防

残存肺機能が保たれる場合には肺切除術が推奨される。切除困難な場合はCPPAに準じた治療が行われる。肺切除が施行可能な場合には比較的予後良好である。

2 慢性進行性肺アスペルギルス症

❶ 概念・原因・症状

CPPAには，慢性壊死性肺アスペルギルス症（chronic necrotizing pulmonary aspergillosis；CNPA），慢性空洞性肺アスペルギルス症（chronic cavitary pulmonary aspergillosis；CCPA）の病型が存在する。既存肺病変を有する患者に持続する咳，痰などの呼吸器症状で発症する。

❷ 検査

SPAと同様で病巣からの *Aspergillus* 属の検出は重要だが，血清学的には抗アスペルギルス沈降抗体陽性例が多い。画像的には胸部CTで浸潤影，空洞壁肥厚・拡大などがみられることが多い。

❸ 治療・予防

既存肺病変を有するために難治性であり，抗真菌薬の長期間投与が必要となる。ミカファンギンナトリウム（MCFG）とボリコナゾール（VRCZ）が第1選択薬である。初期治療は2週間以上行い，症状軽快，安定化が得られた後に経口薬による維持療法へと移行する。CPPAは致死率約50％としばしば予後不良である。栄養状態の改善など，危険因子の軽減を図ることが予防につながる。

3 侵襲性肺アスペルギルス症

❶ 概念・原因・症状

日和見感染症であり，急性白血病などの基礎疾患や，臓器移植，同種幹細胞移植などが

誘因となる。急激な発熱，倦怠感が出現し，咳嗽，喀痰，血痰，呼吸困難も急速に増悪する。

❷ 検査

免疫不全患者で感染徴候が出現した場合には本症を疑い，検査や治療を考慮する。病巣からの微生物学的，病理学的な同定が必要だが，侵襲的な検査ができない場合もあり，β-D-グルカン検査，アスペルギルスガラクトマンナン抗原検査などの血清学的検査を行う。胸部 CT では，病初期に halo sign（結節影周囲のすりガラス陰影），好中球回復期に air crescent sign（空洞壁と内部の菌球の間の残存空気による透亮像）が特徴的な所見とされる。

❸ 治療・予防

VRCZ とアムホテリシン B リポソーム製剤(L-AMB)が第 1 選択薬として推奨されている。第 2 選択薬としては，イトラコナゾール（ITCZ）や MCFG，カスポファンギン酢酸塩（CPFG）が推奨されている。免疫機能の低下した患者では発症後急速に進行し，死亡率は 30〜60％と非常に高い。予防として好中球減少症の患者には無菌室などの使用を考慮する。また，ステロイドなどの免疫抑制剤を可能であれば減量する。

4 アレルギー性気管支肺アスペルギルス症

本章 -VI-C「好酸球性肺疾患」での説明に準ずる。

2. 肺クリプトコッカス症

❶ 概念・原因・症状

Cryptococcus 属による呼吸器感染症を肺クリプトコッカス症といい，*Cryptococcus neoformans* が起因菌として最も多い。土壌やハトなどの糞中で増殖した菌体を吸入することで感染する。基礎疾患のない健常者にも発症することがあり，その場合は臨床症状が乏しい。

❷ 検査

病巣から菌体を微生物学的，病理学的に検出することで確定診断となるが，血清学的には，クリプトコッカス GXM 抗原検査は感度，特異度ともに優れた検査である。画像的には，胸部 CT で肺野末梢に多発あるいは単発の結節影を認めることが多い。診断がついた場合には脳脊髄液を検査して脳髄膜炎合併の有無を評価する必要がある。

❸ 治療・予防

フルコナゾール(FLCZ)や ITCZ などのトリアゾール系薬を基礎疾患のない場合は 3 か月，基礎疾患を有する場合は 6 か月を目安に治療を行う。抗真菌薬治療が奏効することが多く，的確な治療を受ければ予後は良好である。

3. 肺カンジダ症

❶ 概念・原因・症状
　Candida 属は口腔内などの消化管や皮膚にしばしば常在しており，*Candida albicans* が代表的な菌種である．肺のみに感染巣を形成する症例は少なく，血管内カテーテルを留置された患者に発生するカンジダ血症から肺へ血行性播種を起こして生じることが多い．

❷ 検査
　喀痰などから *Candida* 属が同定されても診断を確定することはできず，剖検で診断がつくことも多い．血清学的には β-D-グルカンが陽性となり，カンジダ抗原も補助診断法として用いられる．胸部 CT では両肺に多発する結節影を認める．

❸ 治療・予防
　血管内カテーテルを留置している場合は抜去する．起因菌種が不明の場合には，安全性の高いホスフルコナゾール（F-FLCZ）を用いる．しかし，アゾール低感受性菌種も存在するため，重症例ではキャンディン系（MCFG や CPFG）や L-AMB が推奨される．菌種が判明した場合には菌種ごとに抗真菌薬を選択する．

4. 肺ムーコル症

❶ 概念・原因・症状
　肺ムーコル症は接合菌綱のムーコル目による呼吸器感染症であり，肺接合菌症ともよばれる．通常は好中球減少症や臓器移植後などの免疫不全患者に発症する．IPA に類似した急速な臨床経過をたどるが VRCZ が無効であり，VRCZ 投与中にブレイクスルー感染症として発症する症例がある．

❷ 検査
　病巣からの微生物学的，病理組織学的にムーコルを証明することで確定診断になる．血清学的にムーコル症に特異的な診断法はなく，β-D-グルカンも陰性であることが多い．画像的には IPA と類似しており，浸潤影や結節影などがみられることが多い．halo sign, air crescent sign, reversed halo sign（すりガラス陰影周囲のリング状の高吸収域）を認めることもある．

❸ 治療・予防
　肺ムーコル症は免疫不全者に発症することが多く，なるべく早期に治療を開始する必要がある．有効な薬剤も限られており，一般的には高用量の L-AMB が選択される．抗真菌薬による根治性を高める目的で肺切除が行われる場合もあるが予後不良であり，致死率は 80％以上にも上る．免疫抑制剤の減量など危険因子の軽減に努めることが予防となる．

G 肺結核

1. 概念

1 定義

　肺結核は，結核菌感染による肺感染症であり，肺野，縦隔リンパ節，胸膜，気管，気管支に病変が生じるだけではなく，全身に病変を生じることがある。結核菌の病巣は全身に生じ，肺結核症と肺外結核症に分類される。結核症は初感染病巣を肺に生じるため，肺結核症は最も患者数が多い。

2 法律上の取り扱い

　肺結核は感染症法上，二類感染症として定義され，全例診断時には速やかに医療機関を管轄する保健所に届出を行う。感染性がある患者は入院を勧告される。また退院時期についても厚生労働省が定めた通知に従う必要がある。

　結核患者届出が行われた場合，患者現住所管轄の保健所は，届け出られた患者に感染させた未知の患者はいないか，感染を受けた人はいないかを調査する（接触者検診）。

3 肺結核の感染性

　肺結核患者の喀痰塗抹検査にて陽性（顕微鏡で菌が確認できること）の場合，感染性ありとする。気管支鏡で得られた検体や胃液のみの検鏡で陽性の場合は感染性ありとしない場合もあるが，激しい咳嗽や頻回に喀痰を喀出する場合，周囲の状況を考慮し感染性ありと判断され勧告入院となる場合がある。

2. 結核菌

　肺結核の原因は結核菌であり，結核菌による感染症の総称である。結核菌は抗酸菌属に所属し，結核菌群 *Mycobacterium tuberculosis complex* として，ヒト型結核菌（*Mycobacterium tuberculosis*），ウシ型結核菌（*Mycobacterium bovis*）などが含まれている。

　ヒト型結核菌は抗酸菌属における結核菌群の一種で，直径 $0.3〜0.4\mu m$，長径 $1〜4\mu m$ の棍棒状の桿菌で偏性好気性菌であり，発育至適温度は 37℃，至適 pH は 6.4〜7.0 と，人の肺に生息するのに適した性質を有している。

　ウシ型結核菌を弱毒化したものがカルメット・ゲラン結核菌（Bacillus Calmette-Guérin；BCG）であり，ウシ型結核菌の人への感染経路は汚染された牛乳，乳製品の摂取による。最近，BCG は膀胱がんの免疫治療に用いられている。

3. 結核菌の感染経路

　結核は空気感染でまん延する。患者の発声・咳嗽時などに，菌体を含む飛沫が空気中に散布されその飛沫の水分が蒸発した後，飛沫核となり空気中に浮遊し気流に沿って離れた場所へ移動することができる。この飛沫核を吸引することで感染が生じるため飛沫核感染とも称される。わが国では，結核，麻疹，水痘が，空気感染により感染を生じ発症する代表的な疾患である。

　結核感染は，曝露される条件によって感染する頻度に差が生じる。感染源である患者が，咽・喉頭結核，気管・気管支結核，肺結核など飛沫核を放出しやすい病状であること，排菌量が多いこと，激しい咳を有すること，などは，周囲に感染をまん延させる大きな要因となる。感染する側の要因として，結核に未感染であること，免疫が低下する疾患に罹患している，あるいは免疫低下を生じやすい薬剤による治療が行われている免疫抑制宿主であること，免疫が成熟していない乳幼児，などがあげられる。感染源である患者と，無防備に長時間ないしは繰り返し接触することにより感染危険度は高くなる。

　環境要因としては，患者と接触する場所の容積が狭く気流が密閉されていれば，浮遊する飛沫核の密度が高くなり，吸入する危険は増す。

4. 疫学

　結核は世界三大感染症の一つであり，現在東南アジア，アフリカなど経済発展途上国を中心に多くの患者が発生し続けている。世界保健機関（World Health Organization；WHO）の報告では年間1000万人以上の患者が，アフリカおよびアジアを中心に発症しており，エイズ合併結核患者や薬剤耐性結核が世界中で問題となっている。

　わが国の結核患者数は緩やかな減少を示しているが，2010（平成22）年以降も年間発症患者数は1万人を超えており，中まん延状態が継続している。わが国では高齢者に発症が偏在している。

5. 肺結核の分類

　薬剤感受性検査の結果から，すべての薬剤に感受性のある感受性結核，何らかの薬剤に耐性を有する薬剤耐性結核に分類される。特に**多剤耐性結核**（multidrug-resistant tuberculosis；MDR-TB）は，抗結核薬の少なくともイソニアジド（isoniazid；INH），リファンピシン（rifampicin；RFP）の両薬剤に耐性を有し，治療困難である。さらに超多剤耐性結核（extensively drug-resistant tuberculosis；XDR-TB）はINH，RFPおよびフルオロキノロン系抗菌薬に耐性であり，かつアミカシン硫酸塩（amikacin；AMK），カナマイシン一硫酸塩（kanamycin；KM），硫酸カプレオマイシン（capreomycin；CPM／現在わが国では販売中止）の3つの注射剤のうち少なくとも1つに耐性を有し，治療はさらに難しくなる。

6. 病態生理

1　結核発病

　結核菌は空気感染により胸膜直下の肺胞に定着し，そこで肺胞マクロファージに貪食，殺菌処理されるが，一部は内部で増殖して感染が成立する。初感染原発巣がつくられ，増殖した結核菌あるは結核菌を貪食した肺胞マクロファージは所属リンパ節に移行して病巣を形成する。初感染原発巣とリンパ節の病巣を合わせて，初期変化群（primary complex）を形成する。初期変化群は多くの場合，細胞性免疫が成立し発病に至らないが，時に感染から引き続き発病する場合があり1次結核症とよばれる。肺内に残された病巣の中で結核菌は休眠しており，ある時点で免疫が低下した場合，再び増殖を開始し発病に至る（2次結核症）。成人結核の大部分は内因性再燃による発病形式をとるが，一部は新たな結核菌により感染・発病する外来性再感染を生じることが報告されている。

　初期変化群が形成され結核特異免疫が成立し，病巣中で結核菌が休眠している時期は，「感染はしているものの発病はない」という時期で，潜在性結核感染症（latent tuberculosis infection；LTBI）と称されている。結核感染後の生涯を通じての発症率は10〜20％程度と報告されており，多くの感染者が発病しない。

2　肺結核

　初感染病巣あるいは潜在していた病巣において結核菌の増殖が生じ，気道散布性に病巣が拡大し病変が認められる。好発部位は，各肺葉の上方にある上葉 S^1，S^2 ないしは下葉 S^6 に多い。病巣の中心部は乾酪壊死に陥り，病巣周辺には類上皮細胞やラングハンス巨細胞が認められる。病巣と気管支の交通が生じた場合，内部の乾酪壊死物質が気管支から散布され，内部に空洞（cavity）が形成される。

3　肺外結核

　胸腔に胸水を認める結核性胸膜炎，頸部や縦郭のリンパ節が腫大する結核性リンパ節炎は，他疾患との鑑別が困難で診断に悩む場合がある。気管・気管支結核は，気管や気管支の粘膜に病巣が形成され，気管支喘息と類似した症状を示す。粟粒結核は，多量の結核菌が短時間，繰り返し血流から全身に散布され，肺野にも粟粒（あわ粒のような細かい）病巣を形成する。結核の最初の感染から引き続いて生じる場合（小児や若年者に多い）と，体内に潜伏していた病巣から生じる場合（高齢者に多い）がある。発熱，全身倦怠感，衰弱などの症状が認められる。

7. 検査

1 微生物学的検査

❶ 塗抹・培養検査

結核の確定診断は，菌の検出・同定を行うことである。検体採取法として第1に喀痰検査が行われるが，喀痰検査は良質な痰を採取する必要があることと，繰り返すほど検出率が上昇することから日を変えて3回行うことが重要である。

喀痰をスライドガラスに塗布し，チール・ネルゼン（Ziehl-Neelsen）法と蛍光法を用いて染色し，菌体の有無を確認する（図4-3）。塗抹検査の結果は，検出菌数を0，±，1＋，2＋，3＋で表す。

培養検査では，小川培地をはじめとする固形培地，液体培地が用いられる。固形培地は培養に4〜8週間という期間を要し，検出精度でも液体培地に劣っている。培養検査を行うことで，菌の同定検査や薬剤感受性検査が行える。

❷ 結核菌同定検査

以前は培養された菌株に生化学的な検査を行い結核菌と診断したが，現在は検体から結核菌遺伝子を抽出・増幅し，遺伝子の相同性を用いて結核菌の同定を行う検査法（核酸増幅法）が行われている。院内感染対策上迅速性が望まれ，現在では2〜3時間以内に同定が可能となった（図4-4）。

❸ 薬剤感受性検査

結核菌の薬剤耐性には，自然耐性と，不規則な薬剤の供給，不適切な処方，治療脱落の結果として医原性に生じた獲得耐性がある。薬剤感受性検査は，治療薬の選択で最も重要な検査である。現在は世界に準じて比率法，微量液体希釈法などを用いて，この検査を行っている。

❹ 結核菌薬剤耐性遺伝子検査

結核菌特定の遺伝子配列を検出することで，迅速に薬剤耐性を生じる遺伝子変異を検出し，薬剤の耐性を知ることが可能となった。わが国ではRFP耐性はほぼMDR-TBであり，入院時にRFP耐性遺伝子検査を行い，迅速にMDR-TBと診断する施設が増えている。

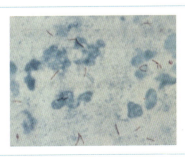

図4-3 結核菌（チール・ネルゼン法）

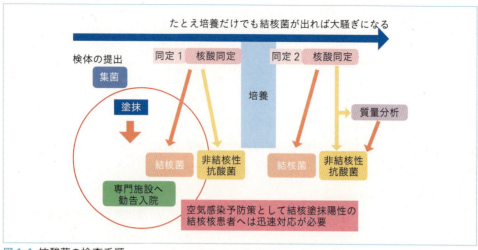

図4-4 抗酸菌の検査手順

2 結核感染の診断

❶インターフェロンγ遊離試験

　結核菌の特異抗原によりリンパ球を刺激後，産生されるインターフェロンγ（IFN-γ）量を測定することにより結核感染を診断する検査法を**インターフェロンγ遊離試験**（interferon-γ releasing assay；IGRA）と総称している。わが国ではクォンティフェロン®TBゴールド，T-SPOT®.TBの2法が保険収載されている。IGRAの利点は，BCG接種および大多数の非結核性抗酸菌感染の影響を受けないため，**ツベルクリン反応検査**より特異度が高いこと，皮内反応であるツベルクリン反応検査と比し注射・判定時の個人の技術的な差は少なく，判定も数値が用いられること，などがあげられる。

❷ツベルクリン反応

　従来，結核感染の診断は**ツベルクリン反応検査**（以下，ツ反応と略）で行われてきた。ツ反応は，結核菌に自然感染した人では，結核菌に感作されたTリンパ球が全身を循環しているため，抗原物質である精製ツベルクリン（purified protein derivative［PPD］tuberculin）が注射されると，そこで感作Tリンパ球と特異的に結合しサイトカインが産生され，注射部位に発赤・硬結などの反応が起こることによって結核感染を診断する反応である。しかし，ツ反応は国民の多くがBCG接種を受けているわが国では真の感染かが判断できないこと，様々な要因でツ反応が弱くなること（ウイルス性疾患やその治癒直後，生ワクチン接種後1か月間，免疫抑制状態，高齢者など）など，多くの問題があるため，現状では乳幼児などで用いられるのみである。

　ツ反応は所定の精製ツベルクリン溶液0.1mLを被験者の前腕屈側に皮内注射し，48〜72時間後に発赤および硬結の大きさを測定する。発赤は最大径を，硬結は腕の長軸方向に直交する方向の径（横径）を測定する。同時に生じる副反応（リンパ管炎，水疱，出血，壊

死など）についてその有無も記載する。判定結果を表に示すが，BCG摂取の有無，患者との接触歴などによって判定基準が変わることに注意する（表4-7）。

3 胸部画像検査

肺結核は，各肺葉の上部にあたるS^1，S^2，S^6を中心として発病することが多い。画像所見としては，粒状影，結節影，浸潤影，空洞影など多彩な陰影を呈し，これらの病変はしばしば混在する。周囲に気道散布性に進展する。肺結核では，肺門・縦隔リンパ節腫脹を伴う場合や，血行散布し粟粒影を呈する場合，胸水を伴う場合もある。

8. 症状

肺結核の症状は一般呼吸感染と同様に，咳嗽，喀痰，発熱，食思不振という非特異的な症状であり肺結核特有なものはない。受診が遅れた場合，血痰や喀血，体重減少などの症状が認められる。

9. 治療

1 結核治療前に気をつけること

結核治療を開始する前に，過去の結核の治療歴（時期，内容），合併症やアレルギー歴，妊娠の有無についての問診および精査が必須である。診断時に得られた菌の薬剤感受性の結果は後日判明するため，見落としに注意をする。副反応に備え，治療前に肝炎ウイルス，ヒト免疫不全ウイルスの感染の有無，腎機能の確認を行うべきである。治療中は患者の副反応の訴えを見逃さないこと，定期的に血液生化学検査を行い早期発見すべきである。

2 結核の治療

結核の治療は厚生労働省が定めた医療の基準に従って行う。またその治療に際しては，診断書を作成し，正しい治療であるか結果診査会が診査を行う。

表4-7 ツベルクリン反応の判定

		接触歴*	
		なし	あり
BCG接種歴	なし	硬結 15mm 以上 または 発赤 30mm 以上	硬結 5mm 以上 または 発赤 10mm 以上
	あり	硬結 20mm 以上 または 発赤 40mm 以上	硬結 15mm 以上 または 発赤 30mm 以上

*原則として喀痰塗抹陽性患者との接触とする。ただし，それ以外でも感染性と考えられる患者との接触を含む。

結核の治療は，菌量の多い治療初期に多くの薬剤を用い，分裂増殖する菌を早期に減少させ，維持期では，分裂の遅い菌に対し殺菌効果を有する抗結核薬で可能な限り減少させることが原則となっている。

初めて治療を受ける患者で薬剤耐性を認めない場合は，標準治療として初期2か月間は，強化期間としてピラジナミド（pyrazinamide；PZA）を含んだ4剤で行い，その後，維持期としてINH，RFPの2剤併用療法を，開始から6か月間（180日）行う（図4-5）。

PZA投与によって過去に重篤（じゅうとく）な副作用があった場合や，投与によって全身状態が悪化すると判断された場合などでは，INH，RFPに硫酸ストレプトマイシン（streptomycin；SM）またはエサンブトール塩酸塩（ethambutol；EB）を加えた3剤併用療法を2か月間行い，その後INH，RFPの2剤併用を3剤併用療法開始時から9か月間（270日）投与する（図4-5）。

抗結核薬の選択は，表4-8に示す上位の薬剤が最も強力で副作用もよく知られており，second-line drugsは効果が弱く一般医療機関で用いることは稀である（表4-8）。

治療期間はみだりに延長するものではない。しかし，標準治療開始後2か月を超えての喀痰検査で培養陽性であった場合は，後半のINH，RFP投与期間を3か月延長する。また再治療例，結核が重篤な場合，免疫低下の病態（例：エイズ［acquired immune deficiency syndrome；AIDS］症例，臓器移植，血液透析導入，塵肺（じんぱい），コントロール不良の糖尿病，副腎皮質ステロイド薬ないしは免疫抑制剤投与，悪性腫瘍治療中など）では治療を3か月間延長することが認められている。

服薬期間が長期であるため服薬支援が行われており，直接監視下短期化学療法（directly observed treatment, short-course；DOTS）とよばれる。これは患者に服薬確認をするだけではなく，治療を理解し，治癒を目指すための支援である。入院中は看護師が毎日院内DOTSを行い，退院後は保健師が地域DOTSを行う。

再発率は標準治療を終了した場合，2％以下である。

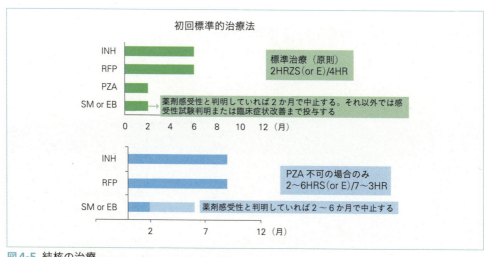

図4-5 結核の治療

表4-8 抗結核薬：感染症法のもとで公費負担の対象となっている薬剤（成人）

	薬剤名	成人投与量 (mg/kg)	1日量上限 (mg/日/体重)
first-line drugs (a) 標準治療で必須。抗結核作用が強い	RFP	10	600
	RBT	10	300
	INH	5	300
	PZA	25	1,500
first-line drugs (b) first-line drugs (a) との併用で効果が期待できる	SM	15	1,000**
	EB	20* 15	1,000* 750
second-line drugs 抗菌力は劣る。多剤併用で効果が期待できる	LVFX	成人1日量500mg 体重40kg以下の場合375mg	
	KM	15	1,000**
	TH	10	600
	EVM	20	1000**
	PAS	200	12,000
	CS	10	50
MDR-TB	DLM	成人1日量200mg	

*：初期2か月まで。
**：高齢者には連日投与は勧められない。週2〜3回投与。
資料／厚生労働省：結核医療の基準，2009.より作成。

3 抗結核薬の副作用

　抗結核薬の副作用としては，肝障害，皮疹や発熱などのアレルギー症状，しびれなどの頻度が高い。肝障害は代表的な薬剤であるINH，RFP，PZAで頻度が高い。定期的な検査で肝逸脱酵素（AST，ALT）が正常値の5倍以上になった場合や，総ビリルビン値が上昇した場合には，投与を中止する。PZAは高尿酸血症の発症がほぼ必須であり，痛風や尿管結石の発症に注意する。皮疹やアレルギー症状はどの薬剤でも起こるが，対症療法で悪化が認められる場合には内服を中止する。INHやEBの投与時は末梢神経障害による四肢のしびれが出現する場合があり，患者の訴えに注意深く耳を傾ける必要がある。SMの聴力・前庭機能障害やEBの視力障害など比較的頻度が高いものは，定期的に検査を行うとともに，患者の訴えに注意していく。

4 治療と喀痰検査

　肺結核の入院・退院の基準が厚生労働省で決められており，その目安は喀痰検査である。喀痰塗抹陽性の場合は感染性肺結核として入院する必要があるが，そのほかにも表4-9に示すような場合，入院を勧告される（表4-9）。

　退院には，退院させねばならない基準と退院させてもよい基準とがある。喀痰検査を定期的に行い，治療が順調で，服薬支援体制が整っていることが必要条件である（表4-10）。

表4-9 結核入院基準

(1) 肺結核，咽頭結核，喉頭結核または気管・気管支結核の患者であり，喀痰塗抹検査の結果が陽性であるとき．
(2) (1) の喀痰塗抹検査の結果が陰性であった場合
喀痰，胃液または気管支鏡検体を用いた塗抹検査，培養検査または核酸増幅法のいずれかの結果が陽性であり，以下のア，イまたはウに該当するとき．
ア．感染防止のために入院が必要と判断される呼吸器などの症状がある．
イ．外来治療中に排菌量の増加がみられている．
ウ．不規則治療や治療中断により再発している．

出典／日本結核病学会治療委員会：「結核医療の基準」の見直し—2014年，結核，89：683-690，2014．

表4-10 結核退院基準

(1) 退院させねばならない基準
咳，発熱，結核菌を含む痰などの症状が消失し，異なった日の培養検査の結果が，3回連続して陰性であること．
(2) 退院させてもよい基準
ア．2週間以上の標準的化学療法が実施され，咳，発熱，痰などの臨床症状が消失している．
イ．2週間以上の標準的化学療法を実施した後の異なった日の喀痰の塗抹検査または培養検査の結果が連続して3回陰性である（3回の組み合わせは問わない）．
ウ．患者が治療の継続および感染拡大の防止の重要性を理解し，かつ，退院後の治療の継続および他者への感染の防止が可能であると確認できている．なお，確認にあたっては，医師および保健所長は，以下に記載されている事項を確認すること．
①入院中からの服薬確認の実施
②服薬支援計画の策定
③退院後の居住環境
④他者への感染の防止に関する理解

出典／日本結核病学会治療委員会：「結核医療の基準」の見直し—2014年，結核，89：683-690，2014．

10. 予防

1 結核感染予防

　結核菌は空中に浮遊し気流に乗って拡散するため，いつ感染したか誰から感染したかを推測し，予防することは困難である．呼吸器症状を有した肺結核患者が早期に受診し，早期に診断を受けることが，結核感染予防では最も重要である．
　医療従事者が肺結核を疑う患者あるいは肺結核患者と接するときは，N95マスクを装着する．このマスクは直径4μmの微粒子を99.5％以上通過させない材質で作られている．しかし装着時にしっかり顔に密着させなければ，マスク周囲の隙間から結核菌を含む空気が吸入されることになる．定期的にシールドテストというマスク装着テストを行い，空気の漏れについて確認を行う．
　肺結核を疑う患者ないし肺結核患者にはサージカルマスクを装着させる．患者にN95マスクを装着させると呼吸苦などではずしたりずらしたりするため，マスク装着の意義が

薄れる。患者の咳嗽で放出される飛沫をマスクの外に漏れないようにするため，適切にマスクを装着させる。

2 肺結核発病予防

結核患者が感染性であり，接触者検診で結核感染が認められた場合，発病予防策を行う。結核感染の有無，治療歴を確認し，画像検査で異常のない場合，LTBIと診断し治療を行う。

感染源となった患者がINHに耐性がない場合，INHを1日成人5mg/kg（上限300mg/体重），小児10mg/kg（上限300mg）で6〜9か月内服し，INH耐性がある場合ないしはINH内服が困難であった場合はRFPを1日5mg/kg（上限600mg）で4〜6か月内服することが定められている。内服が不規則であれば，活動性結核と同様に耐性化の危険がある。

免疫抑制を有する疾患と診断された場合，あるいは，免疫抑制を生じる薬剤を用いる場合に，IGRAで結核感染の有無を確認し，陽性であった場合はLTBI治療を行う場合がある。

3 院内感染対策

❶喀痰検査を行う場所
喀痰を喀出する際には周囲に飛沫核が生じ，院内感染対策上問題となる。陰圧（室外より気圧が低い状態）の採痰室を設けて喀痰検査を行うことが原則である。トイレや公共の場所で排痰をさせてはならない。

❷トリアージ
結核を疑う患者は，確定診断まで周囲の患者と物理的に離す必要がある。入院中の患者の場合は個室に移動し，部屋のドアは閉め，室内に入る人はN95マスクを装着する。外来の場合は患者にサージカルマスクを装着させ，早期に診察を受けられるよう対応する。

❸専門医療機関への移送
肺結核であり勧告入院となった場合には速やかに近隣の結核病床を有する施設へ移送するが，患者の人権を考慮することを忘れてはならない。不安を与えないよう十分な説明を行う。

❹消毒
肺結核患者が使用した寝具などは，通常の洗濯処置でよい。また室内の清掃も患者退室後，外気に向けて窓を開けて換気するか，移動式の空気清浄機を用いて換気したのち通常の清掃でよい。

❺日頃の健康管理
医療従事者は法律で定められた就労時健診，定期健康診断を必ず受診する。また，2週間以上咳，喀痰などの呼吸器症状を有する場合には，必ず受診する。

❻結核患者が発生した場合
保健所が中心となって，接触者に対して健診を行う（接触者健診）。保健所が立てた健診計画にのっとり，IGRA検査や胸部画像検査を行う。結核感染が判明した場合にはLTBI

治療を行うことが勧められる。

4 BCG

　BCG は弱毒化したウシ型結核菌をワクチン化したもので，わが国では生後 1 歳に至るまでの間に，標準的な接種は生後 5〜8 か月の間に行うことと変更された。現在，成人の再接種は行われていない。

H 非結核性抗酸菌症

1 概念

　結核菌，らい菌以外の抗酸菌による感染症である。

2 原因

　土壌中や水中（水道管やシャワーヘッドなどにも定着する）など，生活環境に常在する抗酸菌により感染する。

3 病態生理

　人から人への感染は通常起きず，環境中の抗酸菌を吸入することで経気道的に感染すると考えられている。中年以降の女性に多いが，最近は男性も含めて全体的に増加傾向である。

4 分類

　現在，抗酸菌は 150 種類以上が判明しているが，M.avium，M.intracellulare の 2 菌種による感染が圧倒的に多く，肺 MAC（Mycobacterium avium-intracellulare complex）症と総称される。

5 症状

　自覚症状がなく，健診で偶然見つかることが多い。病状の進行により，咳，痰，血痰，倦怠感，体重減少，息切れなどを伴うこともある。

6 検査

▶ **画像検査**　胸部 X 線や胸部 CT で陰影の性状や広がりをチェックする。
▶ **細菌学的検査**　喀痰検体による塗抹検査，培養検査を行う。肺 MAC 症は PCR による遺伝子検査も可能である。喀痰が出なければ食塩水吸入による喀痰誘発や，胃液検査，気管支鏡検査で検体採取を行うこともある。診断確定のためには培養検査による同定が

必要である。
- ▶ **血液検査** 抗MAC抗体検査，WBC，CRPなど炎症反応のチェックを行うこともある。気管支鏡などの侵襲を伴う検査まで行うかどうかは病状の程度により判断するが，無症状の場合は画像で経過を追うことが多い。

7 治療

現在のところ完治のための治療薬の十分なエビデンスはないが，複数の抗菌薬を組み合わせて投与することで菌量の減少および病状の改善が期待できる。たとえば，MAC症の場合はリファンピシン，エタンブトール，クラリスロマイシンを基本薬剤とし，必要に応じてストレプトマイシンやカナマイシンを追加する。

治療に推奨される抗菌薬は，菌種により異なるが，いずれの場合でも耐性化防止のため単剤の投与は避けるべきである。治療期間は数年にわたり，治療終了後の再発も多い。

治療開始の明確な基準はなく，副作用や耐性化を考慮し，自覚症状や画像所見などの経過をみて判断するところが，早期に治療を開始するほかの感染症治療と異なる。内科的治療を行っても改善に乏しい場合には外科治療も考慮する。

患者には，診断時に上記の内容を十分に説明したうえで，治療のタイミングを本人と相談しながら進める。

I 誤嚥性肺炎

1 概念／定義

食物や唾液などの口腔内分泌物などが，何らかの理由で，誤って喉頭と気管に入ってしまう状態を**誤嚥**（ごえん）とよぶ。誤嚥によって引き起こされる肺炎が誤嚥性肺炎である。誤嚥性肺炎は高齢になればなるほど多くなる。入院を要した肺炎のうち誤嚥性肺炎の割合は70歳代で70％，80歳代で80％，90歳代では95％以上である。

2 原因

誤嚥の原因は主として嚥下障害にあるが，嚥下障害のない患者にも誤嚥が起きる。誤嚥は健常人にも起こる非常にありふれた出来事である。アイソトープを使った研究で，健常者であっても半数の人が一晩の間に誤嚥していることが報告されている。

誤嚥の危険因子を**表 4-11** に示す。

誤嚥したからといって必ずしも肺炎が発症するわけでなく，誤嚥した内容物・量や宿主の防御因子（免疫・反射）などによる。

表4-11 誤嚥の危険因子

- 意識低下
  - 鎮静，麻酔，アルコール，薬物過多，せん妄
- 気道防御能の障害
  - 声帯麻痺，気管挿管，吸引
- 嚥下と呼吸の協調運動困難
  - 重症慢性呼吸器疾患
- 嚥下障害
  - 神経筋疾患
    - 脳卒中，多発性硬化症，パーキンソン病，筋炎，認知症，サルコペニア
  - 頭頸部疾患・障害
    - がん，術後，放射線療法後
  - 食道疾患
    - がん，術後，蠕動運動障害，気管食道瘻
- 胃食道逆流
- 繰り返す嘔吐

3 感染経路

通常型の誤嚥性肺炎は口腔内の細菌を誤嚥することにより発症する。つまり常在菌が本来の常在部位から移動（bacterial translocation）して感染する内因性感染症である。起炎菌となることが最も予想される菌は口腔連鎖球菌であり，そのほかに肺炎球菌や黄色ブドウ球菌，嫌気性菌などがある。

4 分類・症状

高齢者肺炎の症状としては，成壮年者と同様に咳，痰，発熱，呼吸困難がみられるが，高齢者肺炎の20〜30％に典型的な症状を欠くケースがあり注意が必要である。すなわち，いつもより元気がない，食思不振，意識障害，不穏，せん妄，失禁などの非典型的症状で気づかれることもある。

また，誤嚥してもむせたり咳が惹起されない場合がしばしばあり，不顕性誤嚥とよばれる。この不顕性誤嚥は誤嚥しても咳反射による気道内異物の排除が行われない誤嚥であり，非常に肺炎発症の可能性が高い。

誤嚥によって起こる呼吸器疾患は通常型の誤嚥性肺炎に加え，声帯機能障害，異物誤嚥機械的閉塞，気管支拡張症，気管支収縮（喘息の増悪），びまん性嚥下性細気管支炎，閉塞性細気管支炎，誤嚥性肺臓炎，外因性リポイド肺炎，間質性肺疾患，器質化肺炎，びまん性肺骨化症などがあり，それらを総称して嚥下性肺疾患症候群とよぶ。

5 検査・診断

胸部X線またはCTにて肺胞浸潤影があり，それに加えて37.5℃以上の発熱，CRP異常高値，白血球数9000/μL以上，喀痰などの気道症状のうちいずれか2つがあれば肺炎

である。誤嚥性肺炎の診断は，嚥下障害ならびに誤嚥が証明された（あるいは強く疑われた）症例を誤嚥性肺炎とする。嚥下障害，誤嚥を検出すべく嚥下機能検査を行い，食事後の誤嚥の有無を確認することが大切であるが，介護度の高い患者では難しい場合も多く，表4-11 に示される誤嚥をきたしやすい病態が存在すれば，誤嚥性肺炎の疑い例と考える。

6 治療

肺炎発症時は肺炎に対する治療に加えて，誤嚥に対する治療・予防も行うことが重要である。そのためには抗菌薬による治療と同時に，摂食嚥下リハビリテーションを行うことが重要である。摂食嚥下リハビリテーションには嚥下訓練やポジショニングに加えて，栄養管理や口腔ケアなどが含まれる。栄養管理では嚥下調整食の選択や，嚥下障害が強く自力での食事摂取が不能な場合や，誤嚥を反復する場合にはほかの栄養ルート（経管栄養・胃瘻造設）も考慮する。

7 経過・予後

治療によりいったん改善するものの，嚥下障害が存在する例では肺炎を反復する。嚥下障害に対する対策とその反応が予後を決めると考えられる。

II 気道疾患

肺気腫

1 概念／定義

終末細気管支より末梢の気腔が肺胞壁の破壊を伴いながら異常に拡大しており，明らかな線維化は認められない病変を指す。したがって，肺気腫は病理形態学的な定義を基にした疾患であり，本章-II-B「慢性閉塞性肺疾患（COPD）」と同義ではない点に注意する。

2 原因

たばこ煙などの有害物質吸入による炎症が原因である。本章-II-B「慢性閉塞性肺疾患（COPD）」にて詳述する。

3 分類

終末細気管支より末梢（小葉）のどの部分に病変が生じているかによって分類される。臨床的に問題となるのは，呼吸細気管支を中心に肺胞の破壊が生じる小葉中心性肺気腫と，

小葉全体の肺胞が破壊される汎小葉性肺気腫である。前者の大部分は喫煙者であり，肺の上葉に多い。後者は上葉，下葉のいずれにもみられるが，α-1-アンチトリプシン（α-1-antitrypsin）欠損症患者では下葉にみられるのが典型的である。

4 症状

肺気腫病変は肺の弾性収縮力（縮もうとする力）を低下させて気流閉塞（息を素早く吐き出せなくなること）をきたす。また，呼気時のエアー・トラッピング（air trapping）をきたし，肺は過膨張となり，特に労作時の呼吸困難の原因となる。

5 検査

本来病理学的な診断ではあるが，高分解能CT（high-resolution CT；HRCT）によって比較的容易に検出，診断できる。一方，胸部単純X線写真で異常所見が認められるのは，病変がかなり進展した以降である（図4-6）。

6 治療

壊れた肺胞を修復・再生する治療はない。対症療法および保存療法が主体となる。本章-Ⅰ-BのCOPDに対する治療を参照のこと。

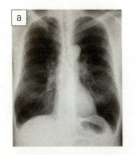
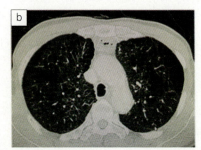

a：肺気腫の胸部X線所見；両側肺野の透過性が亢進している。第11肋骨が横隔膜と交差しており，肺過膨張が示唆される。
b：肺気腫の胸部HRCT所見；両肺野に大小様々な低吸収領域（low attenuation area；LAA）が多発している。

図4-6 胸部X線所見（左）と胸部HRCT所見

B 慢性閉塞性肺疾患（COPD）

Digest
慢性閉塞性肺疾患（COPD）

概要	定義	・たばこ煙を主とする有害物質を長期に吸入曝露することで生ずる肺疾患であり、呼吸機能検査で気流閉塞を示す。
	特徴	・徐々に生じる労作時の呼吸困難や慢性の咳、痰を特徴とする。
	原因	・たばこ煙は最大の危険因子である。 ・PM2.5などの大気汚染も原因となり得る。
	病態生理	・労作時呼吸困難の原因となる基本的病態は、気流閉塞と動的肺過膨張である。
症状		・慢性の咳と痰で始まることが多く、進行とともに労作時を中心とした呼吸困難（息切れ）が加わる。自覚症状に乏しいこともある。
分類（一例）		・肺気腫病変が優位である気腫型COPDと末梢気道病変が優位である非気腫型COPDがある。
検査・診断		・診断基準：気管支拡張薬投与後のスパイロメトリーで1秒率〔FEV_1（1秒量）/FVC（努力肺活量）〕＜70％を満たす。 ・検査：スパイロメトリー、胸部単純X線写真、CT、動脈血ガス分析、心臓機能評価（心電図、心臓超音波検査）
主な治療		〔安定期〕 ・薬物療法（長時間作用性抗コリン薬、長時間作用性$β_2$刺激薬、LAMA/LABA配合薬、徐放性テオフィリン薬、短時間作用性$β_2$刺激薬および短時間作用性抗コリン薬、副腎皮質ステロイド薬、喀痰調整薬、抗菌薬） ・非薬物療法（呼吸リハビリテーション、患者教育、栄養管理、呼吸不全対策、外科的治療） 〔増悪期〕 ・薬物治療（気管支拡張薬、副腎皮質ステロイド薬、抗菌薬）

1. 概念／定義[6]

慢性閉塞性肺疾患（chronic obstructive pulmonary disease：COPD）は、たばこ煙を主とする有害物質を長期に吸入曝露することで生ずる肺疾患であり、呼吸機能検査で気流閉塞を示す。気流閉塞は気腫性病変と末梢気道病変が様々な割合で複合的に関与し起こる。

臨床的には徐々に生じる労作時の呼吸困難や慢性の咳、痰を特徴とするが、これらの症状に乏しいこともある。「肺気腫」（本章-II-A参照）や「慢性気管支炎」の概念がCOPDに包含されると考えられるが、同義ではない。なお、慢性気管支炎は咳・痰などの症候（年に3か月以上症状が継続し、それが2年以上連続して認められる）により定義される疾患である。したがって、COPDとは診断できない（気流閉塞のない）肺気腫、慢性気管支炎があり得る。

2. 疫学

GOLD（Global Initiative for Chronic Obstructive Lung Disease）国際レポート[7]によると、COPDはアメリカでの死因の第4位であり、2020年には全世界の死亡原因の第3位となることが予想されている。日本では男性死因の第8位（2016［平成28］年）に位置している。

NICE (Nippon COPD Epidemiology) study*の結果では，日本人のCOPD有病率は8.6%，40歳以上の約530万人，70歳以上の約210万人が罹患していると考えられ，COPDが適切に診断されていない実態が想定されている[8]。

2012（平成24）年に「健康日本21（第二次）」の目標としてCOPDの認知度向上（2022［平成34］年度までに認知度80%にする）が掲げられ，国をあげてのCOPD啓発運動が展開されている．喫煙歴のある中高年ではCOPDの存在を念頭に置くべきである．

3. 原因

たばこ煙は最大の危険因子である．PM2.5などの大気汚染も原因となり得る．COPD発症の中心的な機序は，たばこ煙などによって気道や肺で慢性的に増幅された「異常な炎症反応」である．COPDの炎症は肺にとどまらず，全身性に波及する．こうした全身性炎症はCOPD患者にみられる体重減少や筋力低下，全身併存症の一因となる．

COPDを発症するのは喫煙者の一部（10〜20%）であることから，喫煙感受性を規定する遺伝的素因の存在が想定されている．遺伝素因として証明されたものはα-1-アンチトリプシン欠損症のみであるが，日本人には稀である．

4. 病態生理

労作時呼吸困難の原因となる基本的病態は，気流閉塞と動的肺過膨張である．動的肺過膨張とは，運動などで呼吸数が増えたときに呼気が十分に排出されないため，肺が過膨張となり吸気困難となる状態である．肺高血圧症の併存により労作時の心拍出量が制限されるため，呼吸困難の原因となる．

気道粘液の産生増加は咳嗽，喀痰の原因になるが，すべてのCOPD患者に認められるわけではない．ガス交換障害は低酸素血症，さらに高二酸化炭素血症の原因となる．

5. 分類

前述したように，COPDの気流閉塞は，肺気腫病変と末梢気道病変が様々な割合で複合的に作用して起こるため，その病型として肺気腫病変が優位である**気腫型COPD**と末梢気道病変が優位である**非気腫型COPD**がある（図4-7）．

COPDの病型（フェノタイプ）は，このほかにも慢性気管支炎症状，増悪の頻度，気流閉塞の可逆性，息切れ，体重減少，呼吸不全，肺高血圧などの有無や重症度によって様々に分けられる．閉塞性換気障害による病期分類には，予測1秒量に対する比率（対標準1秒量：%FEV_1）を用いる．これは気流閉塞の程度による分類であり，疾患の重症度による分類ではない（表4-12）．

COPDの重症度は，1秒量の低下程度（病期）のみならず運動耐容能や身体活動性の障

---

* **NICE（Nippon COPD Epidemiology）study**：福地らが中心となってまとめた，わが国におけるCOPD疫学の大規模疫学研究である．

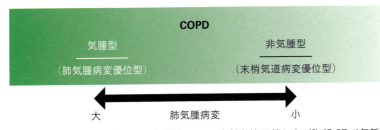

図4-7 COPDの病型

表4-12 COPDの病期分類

	病期	定義
Ⅰ期	軽度の気流閉塞	%FEV$_1$ ≧ 80%
Ⅱ期	中等度の気流閉塞	50% ≦ %FEV$_1$ < 80%
Ⅲ期	高度の気流閉塞	30 ≦ %FEV$_1$ < 50%
Ⅳ期	きわめて高度の気流閉塞	%FEV$_1$ < 30%

気管支拡張薬投与後の1秒率（FEV$_1$/FVC）70%未満が必須条件。

出典／日本呼吸器学会COPDガイドライン第5版作成委員会編：COPD（慢性閉塞性肺疾患）診断と治療のためのガイドライン2018，第5版，メディカルレビュー社，2018，p.50.

害程度，さらに息切れの強度や増悪の頻度と重症度などから総合的に判断すべきとされる。

6. 診断

1 診断基準

　気管支拡張薬投与後のスパイロメトリーで1秒率（FEV$_1$［1秒量］/FVC［努力肺活量］）＜70％を満たす。ほかの気流閉塞をきたし得る疾患（気管支喘息，気管支拡張症など）を除外する。しばしば問題となるのが気管支喘息との鑑別である。発症が若年であったり，喘鳴を中心とした症状に日内変動がみられたりする場合には気管支喘息をより考慮するが，特に中高年では鑑別が困難な場合もある。

　最近ではCOPDと気管支喘息の合併病態として，喘息・COPDオーバーラップ（asthma-COPD overlap；ACO）という呼称が用いられている。ACO症例は，純粋なCOPDと比べて増悪頻度が高いとの報告もあるが，予後を含め一定の見解はない。治療としては，気管支喘息に準じて吸入副腎皮質ステロイド薬（inhaled corticosteroid；ICS）を軸に考える必要がある[9]。

2 症状

慢性の咳と痰で始まることが多く，進行とともに労作時を中心とした呼吸困難（息切れ）が加わる。一方，自覚症状に乏しいこともある。特に高齢者では「最近，何となく元気がない，食欲がない」といった症状が実は COPD 増悪であったということが経験される。

3 身体所見

- **視診** 呼吸数増加（安静時 10 回/分），口すぼめ呼吸，樽状胸郭（barrel chest），呼吸補助筋（斜角筋や胸鎖乳突筋）の肥厚，フーバー徴候（吸気時に胸郭下部が内側に動く），チアノーゼ，ばち状指（COPD では少ないが，みられる場合は肺がんの合併も考える）
- **聴診・打診** 呼吸音減弱，呼気時のラ音，呼気延長（6 秒以上），鼓音

これらの徴候はすべてそろって出現するわけではない。

7. 検査

- **スパイロメトリー** 確定診断に必須である。気管支拡張薬吸入後に **1 秒率が 70％未満**であれば，閉塞性換気障害があると判定する。ガス交換能の低下は D_{LCO}（一酸化炭素肺拡散能力）の測定で評価できる。
- **胸部単純 X 線写真，CT** 他疾患の除外に有用である。早期の気腫性病変の検出には HRCT が有用である。気腫性病変は明瞭な壁をもたない低吸収領域（low attenuation area：LAA）として認められる。
- **動脈血ガス分析** 呼吸不全徴候を示す場合，酸素療法および換気補助療法の適応を決めるために必要となる。
- **心臓機能評価**（心電図，心臓超音波検査） 心不全との鑑別および合併の検討が必要となる。進行した COPD では肺高血圧症の合併が多く（肺性心），平均肺動脈圧は 20mmHg 以上となることがある（正常値 15mmHg 以下）。

8. 治療・管理

1 管理目標

症状および運動耐容能の改善，QOL（クオリティ・オブ・ライフ）の改善，増悪の予防と治療，疾患の進行抑制，全身併存症と肺合併症の予防と治療，および生命予後の改善である。

COPD の治療・管理は，気管支喘息と同様に，**安定期と増悪期の二本立て**で考える。安定期の管理では，閉塞性障害の程度（FEV_1［秒量］の低下）による病期の進行度だけではなく，症状の程度や増悪の頻度を加味した重症度を総合的に判断したうえで，治療法を段階的に増強していく（図 4-8）。

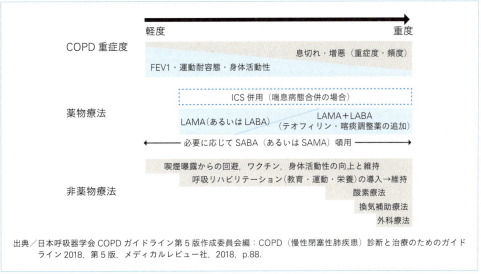

図4-8 安定期COPDの重症度に応じた管理

2 安定期の管理

❶薬物療法

　薬物療法は，COPD患者の症状の軽減，増悪の予防，QOLや運動耐容能の改善に有用である．長時間作用性気管支拡張薬による治療開始時期に定説はないが，労作時に軽い息切れが出始めた段階が適切と考えられる．

　低下した呼吸機能を劇的に回復させる治療薬はいまだ存在しないが，大規模臨床試験の結果から，長時間作用性抗コリン薬あるいはβ_2刺激薬吸入を軸とした薬物治療が推奨される．病期あるいは症状が進むと，複数カテゴリーの吸入薬の併用が必要となる．最近は，長時間作用性抗コリン薬とβ_2刺激薬の配合吸入薬が多く使用されるようになっている．

　現在，それぞれのカテゴリーにおいて，複数の吸入薬の選択が可能となっており，それぞれ特徴的な吸入器（デバイス）が採用されている．したがって，各吸入薬の使用に際しては，それぞれのデバイスに合わせた適切な**吸入指導**を行うことが非常に重要である．

（1）長時間作用性抗コリン薬（long-acting muscarinic antagonist；LAMA）

　1日1回吸入のチオトロピウム臭化物水和物（スピリーバ®*），グリコピロニウム臭化物（シーブリ®），ウメクリジニウム臭化物（エンクラッセ®），および2回吸入のアクリジニウム臭化物（エクリラ®）が選択可能である．副作用は口渇，咽喉頭刺激感などである．緑内障と前立腺肥大症などによる排尿障害には禁忌であるが，コントロールされた前立腺肥大症であればほぼ問題はない．効果発現には約1か月かかることを伝える必要がある．

＊スピリーバ®：吸入用カプセル，あるいはソフトミストを吸入するレスピマット製剤が選択可能である．カプセルは1日1回吸入，レスピマットは1回2吸入で1日1回吸入する．

(2) 長時間作用性β₂刺激薬 (long-acting β₂-agonist: LABA)

1日1回吸入のインダカテロールマレイン酸塩（オンブレス®）が現状多く使用されているが，1日2回吸入のサルメテロールキシナホ酸塩（セレベント®），ホルモテロールフマル酸塩水和物（オーキシス®），さらに貼付薬のツロブテロール（ホクナリン®テープ）が選択可能である。副作用などで抗コリン薬が使用できない場合，あるいは抗コリン薬への上乗せ治療として有用である。主な副作用は動悸，振戦である。貼付薬は高齢者にも使いやすい。

(3) LAMA/LABA 配合薬

現在，グリコピロニウム臭化物＋インダカテロールマレイン酸塩（ウルティブロ®），ウメクリジニウム臭化物＋ビランテロールトリフェニル酢酸塩（アノーロ®），チオトロピウム臭化物水和物＋オロダテロール塩酸塩（スピオルト®）の3薬剤が使用可能である。それぞれ特徴あるデバイスによる吸入であり，症例に合わせて使い分ける。現状ではLAMAあるいはLABAで効果不十分な場合に使用することが推奨されるが，重症例では初期治療薬として選択されることもある。

(4) 徐放性テオフィリン薬

LAMA，LABAに次ぐ位置づけであり，原則としてこれらの薬剤と併用する。副作用は悪心，食思不振，頭痛，動悸などである。有効血中濃度（10～20μg/mL）と中毒域が近接しているため，血中濃度のモニタリングが望ましい。

(5) 短時間作用性β₂刺激薬 (short-acting β₂-agonist: SABA) および短時間作用性抗コリン薬 (short-acting muscarinic antagonist: SAMA)

すべてのCOPDに対し，運動時や入浴時にこれら短時間作用性気管支拡張薬の「アシストユース」が推奨される。

(6) 副腎皮質ステロイド薬

COPDにおける慢性炎症はステロイド反応性に乏しい。したがって，安定期における全身ステロイド薬（経口薬）の長期投与は推奨されない。ICSについては，気管支拡張薬で効果不十分な場合や増悪を繰り返す場合，ACO症例などで，主にLABAとの配合薬（アドエア®，シムビコート®，レルベア®＊）の形で使用が考慮される。今後，LABA＋LAMA＋ICSの配合薬の上市も予定されており，COPD治療における位置づけが注目される。

(7) 喀痰調整薬

アセチルシステイン（ムコフィリン®）やカルボシステイン（ムコダイン®）の長期投与により増悪が抑制されたとする報告などがあるが，十分なエビデンスの蓄積はなく，症状に応じた使用が推奨される。

(8) 抗菌薬

マクロライド系薬（クラリス®など）の長期投与により増悪が抑制されたとする報告はある。細菌感染による増悪を繰り返す場合などで使用が考慮される。

＊レルベア®：レルベア®のみ1日1回吸入である。

❷非薬物療法
(1) 呼吸リハビリテーション
　薬物療法に上乗せ効果が期待されるので，積極的に導入を検討すべきである．呼吸困難の軽減，運動耐容能の改善，健康関連 QOL・ADL（日常生活動作）の改善，入院日数・再入院回数の減少に関してエビデンスがある．効果は中断により失われるので継続が重要である．

(2) 患者教育
　いかなる重症度においても，**禁煙**は呼吸機能の低下を抑制し，死亡率を減少させる．禁煙に関する患者教育は，COPD の自然史に最も大きな影響力がある．また，**ワクチン接種**（インフルエンザワクチン，肺炎球菌ワクチン）も推奨される．吸入薬に対する吸入手技の指導も患者教育の一環として重要である．

(3) 栄養管理
　わが国では約 70％の COPD 患者に体重減少が認められる．体重減少は気流閉塞とは独立した予後因子であり，呼吸不全の悪化や死亡のリスクが高い．％標準体重が 90％以下の場合は，栄養治療の適応となる．栄養補給は高カロリー（安静時エネルギー消費量の 1.5 倍以上），高たんぱく食が基本である．

(4) 呼吸不全対策
　慢性呼吸不全に対する**長期（在宅）酸素療法**の適応は，PaO_2 が 55Torr 以下の患者，および PaO_2 が 60Torr 以下で睡眠時または運動負荷時に著しい低酸素血症をきたす患者であって，医師が在宅酸素療法を必要であると認めた場合とされる．また，高二酸化炭素血症や夜間低換気を認める例，あるいは高二酸化炭素血症を伴い増悪を繰り返す症例では換気補助療法を考慮する．**非侵襲的陽圧換気**（noninvasive positive pressure ventilation：NPPV）**療法**が第 1 選択である．

(5) 外科的治療
　肺容量減量手術（lung volume reduction surgery：LVRS）は，上葉優位に気腫性病変が偏在し，運動能力の低下した患者に適応がある．FEV_1 の改善効果は，術後約 3 年間認められるが，それ以降の評価は確定していない．また，**肺移植**に関しては，わが国での COPD への適用は少数である．55 歳以下の若年性 COPD は両肺移植の適応である．

❸喘息合併例の治療
　COPD 患者に，発作性の呼吸困難や喘鳴，咳が特に夜間・早朝にみられる場合，**喘息の合併**を疑う．喘息合併例では，COPD の重症度にかかわらず **ICS** の使用が推奨される．

❹全身併存症・肺合併症の管理
　全身併存症には，骨粗鬆症，心血管疾患，消化器疾患（胃食道逆流症，消化性潰瘍），抑うつなどがある．肺合併症には，肺高血圧症，肺炎，気胸，肺がんなどがある．

❺在宅管理
　必要に応じて，訪問医療，訪問看護，在宅リハビリテーションなどを包括した**在宅管理**

II　気道疾患

体制の構築を考慮する。**身体障害者福祉法**（身体障害者手帳）や**介護保険**などの社会的資源を活用する。

3 増悪期の管理

❶ 定義と原因

息切れの増加，咳や痰の増加，胸部不快感・違和感の出現あるいは増強などを認め，安定期の治療の変更が必要となる状態を **COPD の増悪** と定義する。

増悪の原因として多いのは**呼吸器感染症**と**大気汚染**であるが，約 30 ％の症例では原因が特定できない。気道感染の主な起因微生物としては，細菌ではインフルエンザ菌，モラクセラ・カタラーリス，肺炎球菌などであるが，慢性経過例では緑膿菌の関与が増加する。また，インフルエンザウイルスなどウイルス感染も原因となり得る。

❷ 重症度評価と必要な検査

増悪の重症度判定は，症状，病歴，徴候・身体所見，呼吸状態などの臨床検査所見に基づいて総合的に評価する。**右心不全徴候**（下肢の浮腫，頸静脈怒張，肝腫大など）や**チアノーゼ**の有無を確認する。**動脈血ガス分析**は必須である。安定期の結果がある場合は測定値の変化を確認する。そのほか，他疾患との鑑別のため，胸部画像検査や心電図検査などが必要である。

❸ 増悪時の治療

増悪時の薬物療法の基本は，**ABC アプローチ**（<u>a</u>ntibiotics：抗菌薬，<u>b</u>ronchodilators：気管支拡張薬，<u>c</u>orticosteroids：副腎皮質ステロイド薬）である。

(1) 気管支拡張薬

SABA が第一選択薬である。SABA に速やかな反応を示さない場合，吸入抗コリン薬の追加が考慮される。これらの治療の効果が不十分なとき，経口または経静脈によるテオフィリン薬の投与が検討される。

(2) 副腎皮質ステロイド薬

増悪の原因が感染であるか否かにかかわらず，回復までの期間を短縮する。外来では，経口プレドニゾロン 30～40mg/日を 5～7 日間使用するのが一般的とされる。入院例においては経静脈投与を行ってもよい。ICS に関しては，増悪時の効果は十分でない。

(3) 抗菌薬

喀痰の膿性化があれば，抗菌薬を使用したほうが治療成功率は高いとされる。抗菌薬選択に際しては，緑膿菌が関与している可能性の有無を検討する必要がある。最近の入院歴がある場合，頻回の抗菌薬投与歴がある場合，重症例，安定期の定着菌として緑膿菌が検出されている場合には緑膿菌をカバーすべきである。

そのほか，右心不全など合併症に対応した投薬を考慮する（利尿薬など）。

PaO_2 が 60Torr 未満，あるいは SpO_2（経皮的動脈血酸素飽和度）が 90 ％未満の場合には，**酸素療法**の適応である。

II型呼吸不全（PaO_2 < 60Torr以下かつ$PaCO_2$（動脈血二酸化炭素分圧）> 45Torr）の場合には，**CO_2ナルコーシス**のリスクを考慮して，低濃度の酸素投与から開始する。目標をPaO_2が60Torr以上，あるいはSpO_2が90％以上とする。

PaO_2が45Torrを超え，かつpH7.35未満の場合には，**換気補助療法**を検討する。NPPVが第一選択であり，入院期間を短縮するエビデンスがある。

NPPVで改善が乏しい場合，マスク装着に関して患者の協力が得られない場合，喀痰排出が困難で誤嚥のリスクが高い場合，血行動態が不安定な場合などでは侵襲的陽圧換気（invasive positive pressure ventilation：IPPV）療法を選択する。

C 気管支喘息

Digest

気管支喘息

概要	定義	・気道の慢性炎症を本体とし，臨床症状として変動性をもった気道狭窄（喘鳴，呼吸困難）や咳で特徴づけられる疾患である。
	原因	・遺伝子素因，アトピー素因，出生時低体重，肥満などの個体因子やアレルゲン吸入，乳幼児期のウイルス感染症，大気汚染や喫煙（能動・受動）などの環境因子がある。
	病態生理	・遺伝的素因にいくつかの環境因子（アレルゲン吸入，感染，喫煙，大気汚染など）が作用することで発症すると考えられている。 ・慢性的な気道炎症と上皮障害が生じ，非特異的な刺激に対しても気道が反応してしまう気道過敏性が惹起され，気管支平滑筋の収縮，気道粘膜の浮腫，気道分泌亢進による気流制限が生じ，喘息症状が引き起こされる。 ・発作が繰り返されることで不可逆的な構造変化（リモデリング）が起こる。
症状		・発作性の呼吸困難，喘鳴（ゼイゼイ，ヒューヒューといった呼吸音），呼気延長，胸苦しさ，咳などの症状の反復である。
分類（一例）		・アトピー型喘息，非アトピー型喘息，高齢者喘息，アスピリン喘息（NSAIDs過敏喘息）がある。
検査・診断		・気管支喘息の診断は上記の喘息症状の存在と，可逆性のある気流制限の確認，気道過敏性の確認，そのほかの心疾患の除外が重要である。
主な治療		・患者の重症度を正確に評価し，重症度に合わせた段階的薬剤投与プランを立てることが必要である。

1. 概念

気管支喘息は「気道の慢性炎症を本体とし，臨床症状として変動性をもった気道狭窄（喘鳴，呼吸困難）や咳で特徴づけられる疾患」である。

2. 原因

遺伝子素因，アトピー素因，出生時低体重，肥満などの個体因子やアレルゲン吸入，乳幼児期のウイルス感染症，大気汚染や喫煙（能動・受動）などの環境因子などが気管支喘息

発症の危険因子である。

3. 病態生理

気管支喘息の病態は，遺伝的素因にいくつかの環境因子（アレルゲン吸入，感染，喫煙，大気汚染など）が作用することで発症すると考えられている。慢性的な気道炎症と上皮障害が生じることで，非特異的な刺激に対しても気道が反応してしまう気道過敏性が惹起され，気管支平滑筋の収縮，気道粘膜の浮腫，気道分泌亢進による気流制限が生じ，喘息症状が引き起こされる。このように喘息症状を引き起こす発作が繰り返されることで，気道の線維化，平滑筋肥厚など不可逆的な構造変化（リモデリング）が起こる。

4. 分類

気管支喘息はこれまで臨床的な特徴に基づいて**アトピー型喘息**，**非アトピー型喘息**，高齢者喘息，アスピリン喘息（NSAIDs［非ステロイド性抗炎症薬］過敏喘息）などの表現型（フェノタイプ）に分類されてきた。最近では，分子病態あるいは遺伝学的な特徴の組み合わせによる分類であるエンドタイプ分類も提唱されている。アトピー型ではダニやハウスダストなどの環境アレルゲンに対する特異的IgE抗体が検出され，IgE依存型，外因型などともよばれる。非アトピー型喘息では環境アレルゲンに対する特異的IgEが検出されず，IgE非依存型，内因型とよばれる。小児期に発症した喘息はアトピー型が多く，成人で発症した喘息には非アトピー型が多い。アトピー型では，原因となる抗原の回避や減感作療法が有効である。

5. 症状

気管支喘息の症状は，発作性の呼吸困難，喘鳴（ゼイゼイ，ヒューヒューといった呼吸音），呼気延長，胸苦しさ，咳などの症状の反復である。

6. 検査

気管支喘息の診断は上記の喘息症状の存在と，可逆性のある気流制限の確認，気道過敏性の確認，そのほかの心疾患の除外が重要である。

可逆性のある気流制限の確認方法として，ピークフローメーターやスパイロメトリーがある。ピークフローメーターを用いて1日のうちのピークフロー値の変動が20％以上ある場合や，スパイロメトリー（第3章-Ⅱ-G-1「スパイロメーター」参照）の1秒量（FEV_1）が気管支拡張薬使用前後で12％以上かつ200mL以上増加する場合は，気道可逆性があると診断する。

気道過敏性の確認方法として，気道過敏性検査（第3章-Ⅱ-G-7「気道過敏性検査」参照）がある。これは気管支収縮薬（アセチルコリン塩化物，メタコリン塩化物，ヒスタミン二塩酸塩など）を吸入させ，気道収縮反応を確認する検査である。喘息患者では，健常者ではまったく反

応しない程度の低い濃度の刺激でも気道収縮反応が起こる。

そのほかの補助的な検査として，最近では呼気中一酸化窒素濃度測定（第3章-Ⅱ-G-9「呼気中一酸化窒素濃度測定」参照）やモストグラフ（第3章-Ⅱ-G-4「FOT，モストグラフ」参照）などが有用視されている。また，種々のアレルゲンに対する特異的IgE抗体を測定することは，アトピー素因の存在を示す補助診断となる。

7. 治療

喘息治療は，①健常者と変わらない日常生活を送ることができる，②非可逆的な気道リモデリングへの進展を防ぎ，正常に近い呼吸機能を保つ，最大呼気流量（peak expiratory flow：PEF）が予測値の80％以上かつ，PEFの変動が予測値の20％未満，③夜間・早朝を含めた喘息発作予防，④喘息死の回避，⑤治療薬による副作用発現の回避が目標とされている。

そのためには患者の重症度を正確に評価し，重症度に合わせた段階的薬剤投与プランを立てることが必要である。未治療の患者に対しては症状の程度と頻度から，表4-13のように4つの治療ステップに分ける。患者の治療ステップが決定したら表4-14に示した治療を行う。

8. 予防

喘息の1次予防は，喘息発症のハイリスク者に発症危険因子への曝露（ばくろ）前に実施すべき予防であり，乳幼児のスキンケアや授乳・離乳食などの対策といった出産前後に実施すべき予防である。2次予防は，アレルゲン曝露により感作された後の喘息発症前における発症予防である。3次予防は喘息発症後の増悪予防であり，アレルゲンや非特異的増悪因子を回避することである。

表4-13 未治療患者の症状と目安となる治療ステップ

	治療ステップ1	治療ステップ2	治療ステップ3	治療ステップ4
対象症状	（軽症間欠型相当） ・症状が週1回未満 ・症状は軽度で短い ・夜間症状は月に2回未満	（軽症持続型相当） ・症状が週1回以上，しかし毎日ではない ・月1回以上日常生活や睡眠が妨げられる ・夜間症状は月2回以上	（中等症持続型相当） ・症状が毎日ある ・SABAがほぼ毎日必要 ・週1回以上日常生活や睡眠が妨げられる ・夜間症状が週1回以上	（重症持続型相当） ・治療下でもしばしば増悪 ・症状が毎日ある ・日常生活が制限される ・夜間症状がしばしば

SABA：短時間作用性吸入β₂刺激薬
出典／日本アレルギー学会：喘息予防・治療ガイドライン2018，協和企画，2018，p.102.

表4-14 段階的な薬物投与プラン

		治療ステップ1	治療ステップ2	治療ステップ3	治療ステップ4
長期管理薬	基本治療	ICS（低用量）	ICS（低〜中用量）	ICS（中〜高用量）	ICS（高用量）
		上記が使用できない場合，以下のいずれかを用いる LTRA テオフィリン徐放製剤 ※症状が稀なら必要なし	上記で不十分な場合に以下のいずれか1剤を併用 LABA（配合剤使用可*5） LAMA*6 LTRA テオフィリン徐放製剤	上記に下記のいずれか1剤，あるいは複数を併用 LABA（配合剤使用可*5） LAMA*6 LTRA テオフィリン徐放製剤	上記に下記の複数を併用 LABA（配合剤使用可） LAMA*6 LTRA テオフィリン徐放製剤 抗IgE抗体*2,7 抗IL-5抗体*7,8 抗IL-5Rα抗体*7 経口ステロイド薬*3,7 気管支熱形成術*7,9
	追加治療	LTRA以外の抗アレルギー薬*1			
発作治療*4		SABA	SABA*5	SABA*5	SABA

ICS：吸入ステロイド薬，LABA：長時間作用性β₂刺激薬，LAMA：長時間作用性抗コリン薬，LTRA：ロイコトリエン受容体拮抗薬，SABA：短時間作用性β₂刺激薬，抗IL-5Rα抗体：抗IL-受容体α鎖抗体

*1：抗アレルギー薬とは次を指す。メディエーター遊離抑制薬，ヒスタミンH_1拮抗薬，トロンボキサンA_2阻害薬，Th2サイトカイン阻害薬。
*2：通年性吸入アレルゲンに対して陽性かつ血清総IgE値が30〜1500IU/mLの場合に適用となる。
*3：経口ステロイド薬は短期間の間欠的投与を原則とする。短期間の間欠投与でもコントロールが得られない場合は，必要最小量を維持量とする。
*4：軽度の発作までの対応を示し，それ以上の発作については「急性増悪（発作）への対応（成人）」の項を参照。
*5：ブデソニド／ホルモテロール配合剤で長期管理を行っている場合は同剤を発作治療にも用いることができる。長期管理と発作治療を合わせて1日8吸入までとするが，一時的に1日合計12吸入まで増量可能である。ただし，1日8吸入を超える場合は速やかに医療機関を受診するよう患者に説明する。
*6：チオトロピウム臭化物水和物のソフトミスト製剤。
*7：LABA，LTRAなどをICSに加えてもコントロール不良の場合に用いる。
*8：成人および12歳以上の小児に適応がある。
*9：対象は18歳以上の重症喘息患者であり，適応患者の選定は日本呼吸器学会専門医あるいは日本アレルギー学会専門医が行い，手技は日本呼吸器内視鏡学会気管支鏡専門医の下で入院治療において行う。

出典／日本アレルギー学会：喘息予防・治療ガイドライン2018，協和企画，2018，p.102.

D 気管支拡張症

1 概念／定義

気管支拡張症（bronchiectasis）とは，様々な原因により中等大より末梢の気管支が非可逆的に拡張したものであり，独立した疾患ではなく様々な疾患に付随した病態を呈して気道感染を繰り返す症候群である。

2 分類

気管支拡張症は形態学的に円柱状，紡錘状，囊状に分類され，原因疾患により先天性と後天性に分類される。先天性のものとしては，気道上皮の線毛の機能異常や無ガンマグロ

ブリン血症，気管支軟骨の先天性異常などがある．後天性のものとしては，麻疹，百日咳，アデノウイルス感染などによる乳幼児期の肺炎に続発，あるいは結核，非結核性抗酸菌症，真菌症などに続発する．また，気道異物，気管支腫瘍などによる気管支閉塞に続発するものもある．

3 病態生理

気管支壁の繰り返しの炎症により，気管支壁が脆弱化し非可逆的な気管支拡張が起こる．拡張した気管支内では分泌物のクリアランスの低下により細菌の慢性感染をきたし，それが再び気道壁を障害するという悪循環となる．

4 症状

咳嗽，喀痰が主な症状であり，気道感染を伴うと膿性痰を認める．また血痰，喀血を伴うこともある．副鼻腔炎を合併することも多く，後鼻漏を認めた場合は耳鼻科的な検索も必要である．

5 検査

- **聴診**：断続性ラ音（coarse crackle）を聴取する．
- **胸部X線**：気管支壁の肥厚（トラムライン［tram line］）や囊胞様の陰影を認める．
- **胸部CT**：気管支拡張症の診断に必須の検査であり，拡張した気管支を認めれば診断は容易である（図4-9）．

6 治療

慢性気道感染のコントロールと喀血への処置が治療の主体となる．

❶気道感染のコントロール

気道のクリーニングのため体位ドレナージ，ネブライザー，去痰薬内服により喀痰の排

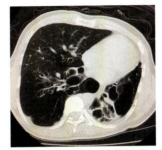

40歳代男性．著明に拡張した気管支を認める．

図4-9 気管支拡張症

出促進を行う。抗炎症作用のあるマクロライド系抗菌薬の少量長期投与も行われる。発熱や膿性痰の増加を認めた場合は，急性増悪を考え喀痰培養を施行して起因菌の同定を行い，適切な抗菌薬投与を行う。

❷ 喀血の処置

血痰，喀血に対して止血薬投与を行うが，重症の喀血に対しては気管支動脈塞栓術や外科的切除が行われることもある。

E びまん性汎細気管支炎

1 概念／定義

びまん性汎細気管支炎は慢性副鼻腔炎を伴う慢性気道感染症の形をとり，閉塞性換気障害を主体とする呼吸機能障害をきたす疾患である。両側びまん性に呼吸細気管支領域の慢性炎症像を特徴とする。

日本で提唱，確立された疾患であり，発症年齢は40〜50歳代をピークとし，発症の男女差はない。以前は予後不良の疾患であったが，マクロライド系抗菌薬の少量長期投与療法が確立されてから予後は著しく改善した。

2 病態生理

慢性副鼻腔炎を伴う慢性気道感染症であり，初〜中期には喀痰中にインフルエンザ菌が多くみられるが，進行すると緑膿菌への菌交代を生じる。

3 症状

主な症状は長期に持続する咳嗽，膿性痰で，進行すると労作時息切れも出現する。多くの症例で慢性副鼻腔炎を合併する。

4 検査

- **聴診**：水泡音（coarse crackle）を聴取する。
- **血液検査**：白血球増加，CRP高値，血沈亢進，寒冷凝集素価の高値，HLA-B54陽性を高頻度に認める。
- **胸部X線**：肺野は過膨張で，両側中下肺野を中心にびまん性に小粒状影を認める。
- **胸部CT**：両側びまん性に小葉中心性小粒状影を認める（図4-10）。
- **呼吸機能検査**：閉塞性換気障害を認める。

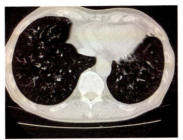

70歳代男性，びまん性に小葉中心性小粒状影を認める。

図4-10 びまん性汎細気管支炎

5 治療

マクロライド系抗菌薬の少量長期投与により，高い治療効果が得られるようになった。

III 胸膜疾患

A 胸膜炎

胸膜炎		
概要	定義	・胸膜に炎症が生じ，滲出液が肺内から胸膜を通り胸腔内へ移動し，胸水が生じるため，胸痛や呼吸困難などの症状が現れる疾患である。
	原因	・感染症や悪性腫瘍が多く，罹患率は地域により異なる。
	病態生理	・胸膜に種々の原因で炎症が生じ，過剰に産生された胸水が胸膜腔に貯留する病態をいう。
症状		・感染症の場合は胸痛を伴う発熱，悪性腫瘍の場合は胸水貯留に伴う呼吸困難が主な症状である。 ・感染症に伴う胸膜炎では，病初期に呼吸性に増強する胸痛が特徴的で，深呼吸や咳嗽の際に増強する。
分類（一例）		・感染症：肺炎球菌や肺炎桿菌，インフルエンザ菌といった起因菌による肺炎に伴う胸膜炎や，コクサッキーB群ウイルスなどによるウイルス性の胸膜炎，結核菌による結核性胸膜炎など。 ・悪性腫瘍：原発性肺がんによるものが最も頻度が高い。 ・非感染性の炎症：リウマチや全身性エリテマトーデス（SLE）といった膠原病に伴う胸膜炎が代表的である。

検査・診断	〔身体所見〕 ● 初期：特徴的な胸膜摩擦音（臓側胸膜と壁側胸膜がすれる音）を聴取することがある。 ● 胸水貯留の進行時：胸膜摩擦音は消失し，呼吸音の低下が認められるようになる。 〔検査〕 ● 胸部X線検査：胸水貯留に伴い，胸壁と横隔膜が成すCPアングルが鈍になる。 ● 胸膜炎の原因を調べるために，胸水検査が行われる。
主な治療	● 感染症：原因病原体に有効な抗菌薬を行う。 ● 悪性腫瘍：抗がん剤を投与する。胸腔ドレナージを行うことが多い。

1. 概念／定義

胸膜の炎症により滲出液が肺内から胸膜を通り抜けて胸腔内へ移動するため，胸水が生じる。このため，胸痛や呼吸困難などの症状が現れる疾患を胸膜炎という。滲出性の胸水で膿性の場合を膿胸という。

2. 原因

原因としては感染症や悪性腫瘍が多く（表4-15），罹患率は地域により異なる。アメリカでは肺炎随伴性胸水と悪性腫瘍に伴う胸水（がん性胸膜炎）が多く，年間の罹患数はおのおの約30万人および約20万人と報告されている。日本ではがん性胸膜炎と結核性胸膜炎が多く，全体の60～70％を占める。

3. 病態生理

胸膜は薄くて透明な2層の膜で，肺を覆う（臓側胸膜）とともに胸壁の内側（壁側胸膜）も覆っている（図4-11）。臓側胸膜は壁側胸膜と密着している。この薄くて柔軟性のある2層の膜の間には少量の液体があり，これが潤滑油となって，呼吸のたびに2層の膜はくっつくことなく滑らかに動くことができるのである。この液体が入っている空間を胸膜腔という。胸膜炎とは，この胸膜に種々の原因で炎症が生じ，過剰に産生された胸水が胸膜腔に貯留する病態をいう。

表4-15 胸膜炎の主な原因

原因	主な疾患名
感染症	細菌性胸膜炎・肺炎随伴性胸水，結核（結核性胸膜炎），ウイルス性胸膜炎，寄生虫（宮崎肺吸虫など）
悪性腫瘍（がん性胸膜炎）	肺がん，転移性腫瘍（乳がんなど），悪性リンパ腫，悪性胸膜中皮腫
そのほか	膠原病・血管炎（関節リウマチ，全身性エリテマトーデス，好酸球性多発血管炎性肉芽腫症，家族性地中海熱），肺塞栓症，卵巣腫瘍，薬剤，アスベスト（石綿）曝露など

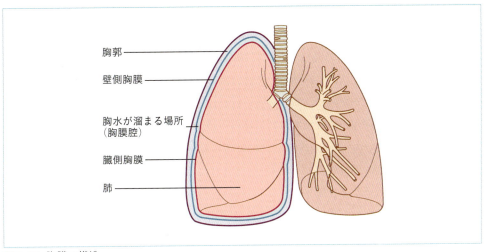

図4-11 胸膜の構造

4. 分類

　原因別に分類される（表4-15）。感染症としては，肺炎球菌や肺炎桿菌，インフルエンザ菌といった起因菌による肺炎に伴う胸膜炎や，コクサッキーB群ウイルスなどによるウイルス性の胸膜炎，結核菌による結核性胸膜炎などがある。歯周病などに起因する口腔内嫌気性菌による胸膜炎も認められ，この場合はしばしば膿胸を生じる。また，稀ではあるが，宮崎肺吸虫などによる寄生虫性の胸水貯留も認めることがある。

　悪性腫瘍では，原発性肺がんによるものが最も頻度が高い。そのほか，転移性肺腫瘍，悪性リンパ腫，悪性胸膜中皮腫などに伴う胸水貯留も認めることがある。

　また，非感染性の炎症に伴う胸膜炎も認められる。リウマチや全身性エリテマトーデス（systemic lupus erythematosus：SLE）といった膠原病に伴う胸膜炎が代表的であるが，薬剤性や石綿被曝に伴う胸水貯留のように，外来物質による胸膜炎も存在する。

5. 症状

　感染症の場合は胸痛を伴う発熱，悪性腫瘍の場合は胸水貯留に伴う呼吸困難が主な症状である。特に感染症に伴う胸膜炎では，病初期に呼吸性に増強する胸痛が特徴的で，深呼吸や咳嗽の際に増強する。胸水貯留が進行すると，労作時の呼吸困難を訴えるようになり，さらに増悪すると，安静時も呼吸困難を訴えるようになる。さらに胸水が増加すると，心臓を中心とした縦隔を健側に圧排するようになり，循環動態にも影響を及ぼし，緊急ドレナージが必要な重篤な状態に陥ることもある。

6. 身体所見と検査所見

　胸膜炎の初期の段階では，特徴的な胸膜摩擦音（臓側胸膜と壁側胸膜がすれる音）を聴取す

ることがある．胸水貯留が進むと，胸膜摩擦音は消失し，呼吸音の低下が認められるようになる．胸部X線検査では胸水貯留に伴い，胸壁と横隔膜が成すCPアングル（costophvenic angle；肋骨横隔膜角）が鈍になる（図4-12）．胸水が少量の場合には胸部X線検査では検出できず，胸部CT検査で初めて診断がつく場合もある．

　胸膜炎の原因を調べるために，胸水検査が行われる．肋骨と肋骨の間から穿刺し胸水を採取する．採取した胸水が血性であれば，結核や悪性腫瘍を疑う．次いで胸水の比重やたんぱく質濃度を調べ，いずれも高値（比重1.018以上，たんぱく質3.0g/dL以上）であれば滲出液とよび，感染症，悪性腫瘍などを疑う（表4-16）．好中球が著明に多く，胸水中のpH低下，グルコース低下などを伴う際には，膿胸を疑う．一般細菌培養が陽性となれば膿胸と診断される．比重とたんぱく質がいずれも低値であれば漏出液とよび，低たんぱく血症やうっ血性心不全が原因として考えられる．

　また胸水中の白血球分類が行われ，好中球が増えていれば細菌感染が原因と考えられ，リンパ球が増えていれば，結核や悪性腫瘍が原因として考えられる．悪性腫瘍や結核の確定診断は，胸水から悪性細胞や結核菌を証明することでなされる．また，胸水中のADA（アデノシンデアミナーゼ）の上昇（50U以上）は結核を示唆する有力な所見となる．胸水の検査だけで診断が得られない場合には，胸腔鏡を用いて胸腔内を肉眼的に観察し，病変と思わ

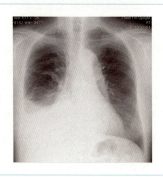

図4-12　右側胸水症例の胸部X線像

表4-16　胸水の特徴と貯留原因

	滲出性胸水	漏出性胸水	
外観	淡黄色・黄褐色（混濁）・血性	淡黄色（透明）	
細胞成分	多い	少ない	
たんぱく質	胸水たんぱく質／血清たんぱく質＞0.5	―	
LDH（乳酸脱水素酵素）	胸水LDH/血清LDH＞0.6 もしくは胸水LDHが血清LDH上限の2/3以上	―	
比重	1.018以上	1.015以下	
産生機序	毛細血管透過性亢進	静水圧亢進	膠質浸透圧低下
原因疾患	悪性腫瘍・結核・肺炎・膠原病など	うっ血性心不全	肝硬変・ネフローゼ症候群など

れる部位を生検して確定診断をする場合もある。

7. 治療

　治療の中心は原因に対する治療であり，感染症の場合は原因病原体に有効な抗菌薬を，悪性腫瘍の場合は有効な抗がん剤を投与する。

　細菌感染によるものであれば，抗菌薬の投与が行われる。抗菌薬は，初期にはペニシリン系やセフェム系の薬剤が投与される場合が多く，起因菌が判明すれば，より感受性のある薬剤を選択する。結核が原因であれば，ストレプトマイシン硫酸塩，リファンピシン，イソニアジド，エタンブトール塩酸塩，ピラジナミドなどの抗結核薬で治療する。

　悪性腫瘍が原因であれば，まず胸腔ドレナージを行うことが多い。胸腔ドレナージとは，肋骨と肋骨の間から細いチューブを胸腔内に挿入し，胸水を体外にくみ出す方法である。胸水が減った時点で，ピシバニール®やタルクを注入し，胸膜を癒着し，胸水が再びたまるのを予防する（胸膜癒着術）。その後，がんに対して有効なシスプラチンなどの抗がん剤の全身投与を行う。最近では，ドライバー遺伝子（EGFR遺伝子変異，ALK遺伝子変異など）検索を行い，陽性の場合はそれぞれのドライバー遺伝子変異に対するチロシンキナーゼ阻害薬投与も行われる。また，免疫染色でPD-L1が高発現であれば，抗PD-1阻害薬などの免疫チェックポイント阻害薬の適応も考慮される。

　細菌や結核による胸膜炎の予後は一般的には良好であるが，悪性腫瘍によるものでは極めて不良である。

8. 予防

　原因疾患の予防に準ずる。易感染性の背景病態（糖尿病，アルコール多飲，歯周病など）をできるだけ予防するとともに，感染徴候が認められた際は，可及的速やかに原因検索を進め，適切な治療を施すようにする。特に誤嚥性肺炎，膿胸予防には口腔ケアが有効とされている。

　早期発見も重要で，深呼吸や咳で増悪する胸痛を自覚すれば，胸膜炎を疑い，また喫煙者が前述の症状を感じれば，悪性腫瘍によるものの可能性があるため，早めの医療機関受診が勧められる。

B 膿胸

1 概念／定義

　膿胸とは，胸膜の炎症により胸腔内に膿性滲出液が貯留した状態をいう。発症から3か月以内のものを急性膿胸，3か月以上経過したものを慢性膿胸という。

2 原因

起因菌は原因や経過によって異なる。細菌性肺炎に随伴する場合は，細菌性肺炎と同一で肺炎球菌や黄色ブドウ球菌などが多いが，慢性の経過ではフソバクテリウム属，プレボテラ属，バクテロイデス属，ペプトストレプトコッカス属などの嫌気性菌やストレプトコッカス・アンギノズスグループが多い。

緩徐に経過するものでは結核菌によるものが多い。

3 感染経路

胸膜への感染経路としては，細菌性肺炎随伴のほか，腹部感染症の波及，食道穿孔，血流感染症，外科手術，外傷などがある。

4 症状

急性では発熱や胸痛がみられる。膿の貯留が著明な場合は呼吸困難を伴うこともある。慢性では発熱や胸痛は認めないことが多く，胸膜の肥厚による拘束性換気障害のため呼吸困難を認めることがある。

5 検査

胸部 X 線や胸部 CT で胸水や胸膜肥厚を認める。胸腔穿刺を行い，胸水の性状や培養検査により確定診断する。

6 治療

膿胸の標準治療は抗菌薬投与と胸腔ドレナージである。

抗菌薬は肺炎の起因菌や嫌気性菌に有効なものを用いる。治療期間は，肺炎が速やかに治療に反応し，胸腔ドレナージも良好にできた場合は 10〜14 日，難治例では 4 週間前後になることが多い。胸腔ドレナージの適応は，大量胸水，膿性胸水，グラム染色陽性，胸水の pH や糖や LDH 値の異常で判断される。排液が不十分なときには，線維素溶解薬の胸腔内投与が有効なことがある。これらの効果が十分でない場合や慢性膿胸では，開胸術・胸膜剥離術などの外科的治療を要する場合がある。

C 気胸

Digest

気胸

概要	定義	・何らかの原因により突然，肺に穴が開き，肺内の空気が胸腔内に漏れ出ること（エアーリーク）によって肺が虚脱した状態を示す。
	病態生理	・肺表面を覆う臓側胸膜に穴が開くと，肺内の空気は胸腔内に移行し胸腔内は陽圧となる。胸腔内に漏れ出た空気により肺が圧排され，肺が虚脱する。
症状		・呼吸困難，胸痛（肩，背中など）が多い症状であり，そのほか，咳嗽，頻脈，動悸などの訴えもある。
原因・分類（一例）		・自然気胸：肺に基礎疾患がなく気腫性囊胞（ブラもしくはブレブ）の破綻を原因とする原発性自然気胸と，基礎疾患のために肺に穴が開く続発性自然気胸がある。 ・外傷性気胸：交通外傷や鈍的外傷によって胸壁，肺，気管・気管支が破綻することによって生じる気胸である。 ・医原性気胸：医療行為の合併症で肺を損傷することによって生じる気胸である。
検査・診断		・問診，聴診，画像検査（胸部単純X線，胸部CT）などを行う。
主な治療		・初期治療：Ⅰ度気胸には，安静・経過観察を行う。Ⅱ度気胸には，局所麻酔下に胸壁を穿刺し胸腔内から空気を脱気する脱気療法，もしくは胸腔ドレーンを胸腔内に挿入し留置して，低圧持続吸引を行う場合がある。Ⅲ度気胸には症状も強い場合が多いため，入院のうえ，胸腔ドレーンを留置する。 ・胸膜癒着術：胸腔ドレーンから癒着剤を胸腔内に注入し，炎症反応を起こすことで壁側胸膜と臓側胸膜の癒着を促す。 ・手術療法：全身麻酔下に原因となる気腫性変化部分や，エアーリーク部位を切除または結紮処理する。

1. 概念／定義

気胸とは，何らかの原因により突然，肺に穴が開き，肺内の空気が胸腔内に漏れ出ること（エアーリーク）によって肺が虚脱した状態を示す（図4-13）。そのため気胸とは，疾患名ではなく病態を示す用語である。

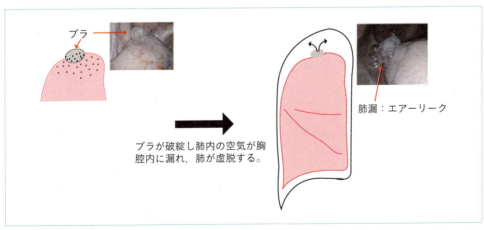

図4-13 気胸の概念

III 胸膜疾患

2. 病態生理

胸腔内は通常-5cmH₂O程度の陰圧となっている。そのため肺表面を覆う臓側胸膜に穴が開くと，肺内の空気は胸腔内に移行し胸腔内は陽圧となる。胸腔内に漏れ出た空気（エアーリーク）により肺が圧排され，肺が虚脱する。

3. 原因／分類

肺が虚脱する原因により，自然気胸，外傷性気胸に分類される。自然気胸には，肺に基礎疾患がなく気腫性嚢胞（ブラもしくはブレブ）の破綻を原因とする**原発性自然気胸**と，基礎疾患（肺気腫，間質性肺炎，肺炎・胸膜炎，嚢胞性肺疾患，月経随伴性気胸，腫瘍など）のために肺に穴が開く**続発性自然気胸**がある。原発性自然気胸の好発年齢は10歳代後半から20歳代で，長身，やせ形の男性に多い傾向がある。一方で，続発性自然気胸は，40歳以降から増加し，発症のピークは60〜65歳とされ，喫煙が大きく関係する。肺気腫や嚢胞性肺疾患では気腫性嚢胞の破綻が原因となり，間質性肺炎では臓側胸膜が硬くなることで肺が裂けるために気胸となる。月経随伴性気胸とは，生理開始前後72時間ほどで発症する女性特有の気胸で，右側に発症することが多い。好発年齢は35歳以降であり，閉経とともに発症しなくなる。胸腔内（横隔膜，肺胸膜）に存在する異所性子宮内膜組織が月経周期とともに脱落することが原因とされる。

外傷性気胸とは，交通外傷や鈍的外傷によって胸壁，肺，気管・気管支が破綻することによって生じる気胸である。ほかに，中心静脈カテーテル穿刺，鍼治療，気管支鏡検査などの医療行為の合併症で肺を損傷することによって生じる医原性気胸がある（表4-17）。

気胸の別の分類方法として，肺の虚脱の程度によって分類する方法がある。日本気胸・嚢胞性肺疾患学会のガイドラインに記載のある分類が簡便でよく用いられる。Ⅰ〜Ⅲ度の気胸を胸部X線写真を用いて分類する方法で，治療方針を決定するうえで非常に重要である（図4-14）。

特殊な気胸として，緊張性気胸がある。これは，急激に発症するⅢ度気胸に加え，縦隔の偏位，バイタルサインに異常をきたす気胸である。胸腔内圧上昇による静脈還流障害を起こし，ショック状態となり短時間で心停止となる危険がある。早急な診断と胸腔ドレー

表4-17 気胸の分類

自然気胸	原発性自然気胸	ブラ・ブレブの破綻が原因で生じる気胸。特に肺に基礎疾患を有さない。
	続発性自然気胸	肺の基礎疾患が原因で発症する気胸。肺気腫，間質性肺炎，肺炎・胸膜炎，嚢胞性肺疾患，月経随伴性気胸，腫瘍性病変，肺結核，気管支喘息などが原因となる。
外傷性気胸		交通外傷や鈍的外傷による気胸。多くの場合が肋骨骨折，皮下気腫，血胸を伴う。
医原性気胸		中心静脈カテーテル穿刺，鍼治療，気管支鏡検査などの医療行為の合併症で肺を損傷することによって生じる。

軽度（Ⅰ度）	肺尖が鎖骨レベルまたはそれより頭側にある。
中等度（Ⅱ度）	肺尖がサコルより尾側にあり，外側にもエアースペースを認める。
高度（Ⅲ度）	完全に肺が虚脱している。またはそれに近いもの

Ⅰ度　　　　　　　　Ⅱ度　　　　　　　　Ⅲ度

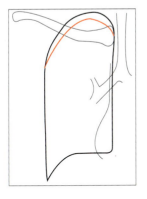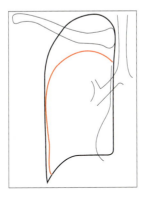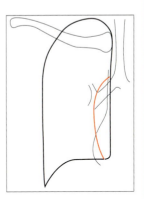

資料／日本気胸・嚢胞性肺疾患学会編：気胸・嚢胞性肺疾患規約・用語・ガイドライン 2009 年版，金原出版，2009，p.44 を基に作成。

図 4-14 肺の虚脱度

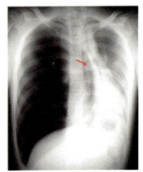

右Ⅲ度気胸と縦隔偏位（矢印）を認める。

図 4-15 緊張性気胸

ンの挿入が必要となる（図 4-15）。

4. 症状

　呼吸困難，胸痛（肩，背中など）が多い症状であり，そのほか，咳嗽，頻脈，動悸などの訴えもある。しかしながら，なかには症状をまったく認めない患者もいる。これは，肺の虚脱の程度，発症からの時間，もともとの肺機能などが関係している。なお，症状は突然発症し，「昨日，朝起きたとき」などとピンポイントに発症時期を言えることが多い。

　重症例（緊張性気胸や交通外傷などによる両側の外傷性気胸）では，胸腔内圧の急激な上昇か

ら静脈還流が低下するため，頸静脈の怒張やショック状態に進行する場合もある。

5. 検査

問診，聴診，画像検査（胸部単純X線，胸部CT）（図4-16）などを行う。特に胸部単純X線写真は，確定診断だけでなく肺の虚脱の程度から治療方針を決定するうえで有用である。胸部CT検査は，胸部単純X線写真では発見できない軽度の気胸の発見，ブラの検出に優れている。聴診では発症側の呼吸音の減弱を認める場合がある。重症例では経皮的動脈血酸素飽和度（SpO_2）の低下がみられる。

6. 治療

気胸の治療の目的は，虚脱した肺を再膨張させ症状を取り除くこと，そして将来気胸が再発しないようにすることである。前者に対しては初期治療を，後者に対しては胸膜癒着術や手術療法を行う。

❶初期治療

肺の虚脱の程度により治療方法が異なる。Ⅰ度気胸に対しては，安静・経過観察を行う。Ⅱ度気胸に対しては，局所麻酔下に胸壁を穿刺し胸腔内から空気を脱気する脱気療法，もしくは胸腔ドレーンを胸腔内に挿入し留置して，低圧持続吸引を行う場合がある（図4-17）。基本的に入院治療を行うが，外来での治療も可能である。Ⅲ度気胸に対しては症状も強い場合が多いため，入院のうえ，胸腔ドレーンを留置する（図4-17）。エアーリークが消失し肺の拡張が得られ，胸腔ドレーンが抜去可能となれば治療は終了となる。

❷胸膜癒着術

胸腔ドレーンから癒着剤（ピシバニール®［OK-432］，50％ブドウ糖液，テトラサイクリン系薬剤，自己血，フィブリン糊など）を胸腔内に注入し，炎症反応を起こすことで壁側胸膜と臓側胸膜の癒着を促す。ベットサイドでも施行できるなど簡便であるが，治療成績は手術療法に劣

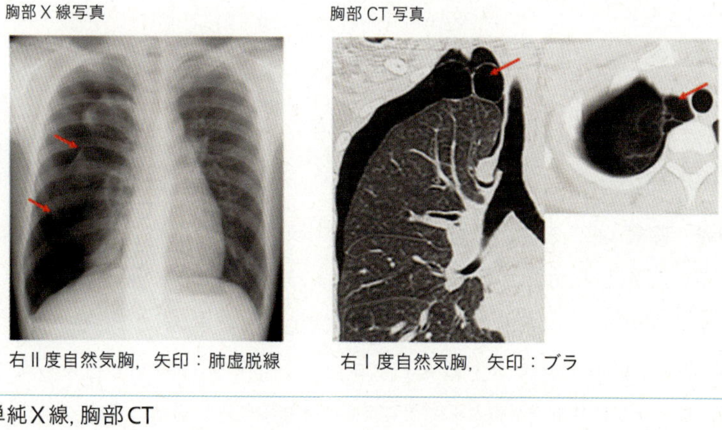

図4-16 胸部単純X線，胸部CT

右Ⅱ度自然気胸，矢印：肺虚脱線

右Ⅰ度自然気胸，矢印：ブラ

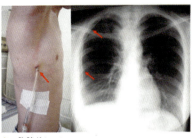

図4-17 胸腔ドレーン

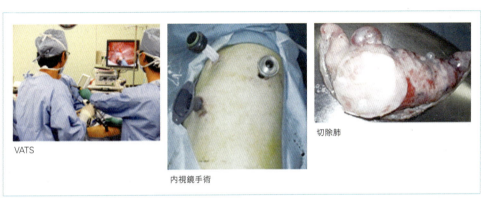

図4-18 胸腔鏡手術

る。

❸ **手術療法**

再発を繰り返す気胸，エアーリークが消失しない場合に適応となる。全身麻酔下に原因となるエアーリーク部位を切除または結紮処理する。手術方法には，開胸手術とビデオ下胸腔鏡手術（video-assisted thoracoscopic surgery；VATS）があるが，近年は胸に2cmほどの1～3個の穴を開けて手術を行うVATSが主流となっている（図4-18）。

7. 予防

規則正しい生活，ストレスの回避，喫煙者に対しては禁煙を行う。ただし，これといった予防方法もないため，気胸の症状が出現した場合にはすぐに医療機関を受診することが重要である。

D 囊胞性肺疾患

肺囊胞は，主に胸部CT画像において正常肺野と明瞭な境界をもつ類円形あるいは不整形の透過性亢進領域，あるいは低吸収領域として認められる病変である。囊胞は様々な壁

の厚さを示すが，通常は薄壁（＜2mm）の病変を表現するために用いる．肺囊胞は，喫煙や肺気腫の有無と関連して生じるわけではない．

40歳以上で5個未満の囊胞は，臨床的意義の乏しい加齢変化と考えてもよいかもしれないが，40歳未満での囊胞の存在，あるいは40歳以上でも5個以上の多発する囊胞を認める場合には囊胞性肺疾患と考え精査を進める．以下に代表的な囊胞性肺疾患であるリンパ脈管筋腫症とバート-ホッグ-デュベ（Birt-Hogg-Dubé；BHD）症候群について記載する．

1. リンパ脈管筋腫症

リンパ脈管筋腫症（lymphangioleiomyomatosis；LAM）は，肺や体軸中心のリンパ節で平滑筋様細胞（LAM細胞）が増殖し，肺では多数の類円形囊胞が形成されて呼吸不全に至る疾患である．主に妊娠可能年齢の女性に発症する希少難病である．30〜40％の患者は腎血管筋脂肪腫を合併する．

1 病型

常染色体優性遺伝性疾患である結節性硬化症（tuberous sderosis complex；TSC）に合併するTSC-LAMと，合併のない孤発性LAM（sporadic LAM）の2病型がある．

2 病因と病態生理

LAM細胞は腫瘍抑制遺伝子である*TSC1*，あるいは*TSC2*遺伝子の変異をもつ腫瘍細胞である．LAM細胞は増殖しながらリンパ管新生を誘導するため，乳び胸水・腹水，下肢のリンパ浮腫などのリンパ管系の症状を認めることがある．

3 症状

労作時の息切れ，あるいは気胸を契機に診断されることが多い．血痰，腎血管筋脂肪腫による腹痛，背部痛，血尿などを認めることがある．

4 検査と診断

胸部の高分解能CT（HRCT）で両肺にびまん性に類円形の囊胞を多数認める．肺外病変として腎血管筋脂肪腫，後腹膜腔の大血管に沿ってリンパ脈管筋腫を認めることがある．診断は，病理組織学的にLAM細胞を証明する．

5 治療

肺機能検査で1秒量（FEV_1）＜70％（予測値），あるいはFEV_1（予測値）≧70％でも経年的に低下し続けている場合には，mTOR阻害薬であるシロリムスを投与する．シロリムスはLAMへの分子標的薬として承認された唯一の保険適用薬である．重症呼吸不全に対しては肺移植を考慮する．移植肺にLAMが再発することがある．

2. バート-ホッグ-デュベ症候群

バート-ホッグ-デュベ（Birt-Hogg-Dubé；BHD）症候群は，17番染色体短腕上にある*FLCN*遺伝子の生殖細胞系列変異により発症する常染色体優性遺伝性疾患である。

1 臨床像

多発肺囊胞を伴う自然気胸，皮膚の線維毛包腫（主に顔面，頸部，上胸部），腎腫瘍，の3病変を特徴とする。各病変には好発年齢があり，自然気胸は20〜40歳の間に多く，線維毛包腫は25歳以降，腎腫瘍は40歳以降，にそれぞれ発生する。必ずしもすべての病変が同一個人に認められるわけではない。自然気胸は7歳で発症したという報告があるため，その病因としての肺囊胞は気胸発症よりも早期に発生している。したがって，最初に医療機関を受診する契機は気胸であることが多い。

2 病因と病態生理

*FLCN*遺伝子は腫瘍抑制遺伝子であり，線維毛包腫や腎腫瘍では*FLCN*遺伝子変異による機能喪失が腫瘍発生につながる。肺囊胞の形成機序はよくわかっていないが，*FLCN*遺伝子変異が肺組織の脆弱性を招くためと推測されている。

3 診断

胸部CTでの肺囊胞の特徴的な性状や分布から疑う。LAMと異なり囊胞の数は少なく，形は不整形で下肺野〜肺底部に多く，縦隔側や胸膜，肺血管に接するように存在する。気胸，皮疹，腎腫瘍の家族歴を聴取できることが多い。診断確定には*FLCN*遺伝子の生殖細胞系列変異を検出することが必要であるが，皮膚生検により病理組織学的に線維毛包腫と診断することでも良い。

4 診断後の健康管理

気胸，皮疹，腎腫瘍などの病変が発生していれば，おのおのに対する治療を行う。BHD症候群の患者は，一般集団に比べて約7倍の腎腫瘍発生リスクがある。そのため，診断後は生命予後に影響し得る腎腫瘍のリスクを説明し，定期的に健診を受けることを勧めることが重要である。

E 胸膜腫瘍

第4章-IX-D「胸膜腫瘍」参照。

IV 縦隔疾患

A 縦隔炎

1 概念・原因

　急性に発症する重篤な感染症で，食道穿孔や胸骨縦切開法による心臓大血管手術，歯科領域の感染症，後咽頭膿瘍などに続発することが多い。口腔内の感染に合併する場合，膿瘍が筋膜間隙に沿って縦隔へ至ることで生じ，壊死や敗血症へと進行してゆく。

2 症状

　発熱や胸痛，呼吸困難がよくみられる。開口障害や頸部痛，頸部や胸部の硬結の触知を伴うこともある。

3 検査

　造影 CT が最も有用で膿瘍の形成がみられる。炎症反応の上昇も認める。

4 治療

　抗菌薬投与に加え積極的な縦隔ドレナージが不可欠である。

B 縦隔気腫

1 概念・原因

　本来，縦隔内には，気管・気管支や食道といった管腔臓器以外に空気が存在しない。しかし，何らかの機序で縦隔内に空気が貯留した状態を縦隔気腫という。激しい咳嗽，嘔吐などの後や，胸部の外傷後や手術後などにみられるが特別な原因がない場合もある。胸腔内圧の上昇や肺胞壁の脆弱化により肺胞が破裂し，発症する例が最も多い。

2 症状

　胸痛や胸部不快感，咳嗽や呼吸困難，頸部に波及すれば頸部痛や嚥下障害などが起こる。

3 検査

　胸部 X 線写真で縦隔内の空気が透亮像としてみられる。胸部 CT は，気腫の範囲や皮

下気腫や気胸の合併を判断するのに有用である。

4 治療

多くは安静で改善する。食道損傷が否定できない場合は抗菌薬投与と禁食が必要になる。

C 縦隔腫瘍

1 概念・定義

縦隔とは胸部の正中で肺を除くすべての内臓および構造を含む領域を示し，上方は胸郭入口部，下方は横隔膜で囲まれている。その縦隔に発生する腫瘍を総称して縦隔腫瘍という。**胸腺腫**が最も多く（約40％），神経原性腫瘍（約15％），先天性囊胞（約15％），**胚細胞性腫瘍**（約10％），リンパ性腫瘍（約5％），甲状腺腫（約5％），そのほかが約10％となっている。

2 分類

上・前・中・後縦隔の各区分で好発する縦隔腫瘍は異なる（図4-19）。頻度の高い胸腺腫，胚細胞性腫瘍は前縦隔に，神経原性腫瘍は後縦隔に発生する。

3 症状

半数は無症状で，腫瘍が小さな状態での発見は困難なことが多い。腫瘍が大きくなって縦隔の臓器を圧迫し症状が出現してから発見されやすい。呼吸器症状では咳嗽，呼吸困難や血痰など，循環器症状では上大静脈症候群（顔面・上肢の浮腫，頸静脈怒張）などがみられる。

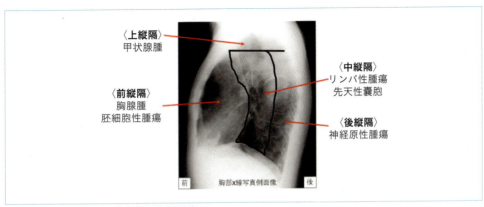

図4-19 縦隔腫瘍の発生部位と主な腫瘍

4 検査

　画像診断は造影 CT, MRI が有用である。胚細胞性腫瘍では腫瘍マーカーである hCG（ヒト絨毛性ゴナドトロピン）や AFP（α胎児たんぱく）が有用である。病理学的に正確な診断には十分量の検体が必要となり，胸腔鏡，開胸，縦隔鏡による生検が推奨される。

5 各論・治療

頻度の高い 2 疾患について述べる。

❶ 胸腺腫

　縦隔腫瘍のなかで最も多い。がんではないが進行とともに悪性度も高くなり，胸膜播種や転移を起こす。様々な自己免疫疾患を合併しやすく，特に重症筋無力症を合併しやすい。ほかに赤芽球癆，低ガンマグロブリン血症なども合併する。手術可能な病期では腫瘍の外科的摘除が行われるが，手術不能例では化学療法が行われる。

❷ 胚細胞性腫瘍

　主に精巣や卵管に発生するが稀に縦隔にも発生する。セミノーマと非セミノーマに大別され，非セミノーマは奇形腫，胎児性がん，卵黄嚢がん，絨毛がんなどに分けられる。奇形腫の一部を除き悪性で，急速に進行することがある。セミノーマは化学療法と放射線療法の効果が大きく，予後は比較的良好である。非セミノーマも多くは化学療法の効果が見込めるが，化学療法のみでの治癒は期待しにくく外科切除も併用することが多い。

V 横隔膜疾患

A 吃逆

　吃逆は，吸気筋の不随意的痙性収縮による短く強力な吸気努力と声門閉鎖からなる反復現象である。急性の吃逆は健常人でもみられ，日常生活上ありふれた症状であり自然寛解することが多く，臨床的に問題となることは少ない。しかし吃逆のなかでも長時間持続する慢性吃逆は，食欲低下，不眠，抑うつなどの症状を伴い，何らかの疾患が潜在していることがある。原疾患の検索と治療が必要になり，臨床的に問題となる。

1. 急性吃逆

　健康な成人や小児でよくみられ，たいていは自然に消失し，臨床上問題となることは少ない。誘因としては，過飲や過食，香辛料などの刺激，過度のアルコール摂取などがあげられる。

表4-18 慢性吃逆の原疾患

中枢神経系	脳腫瘍，脳血管障害，頭部外傷，髄膜炎，脳膿瘍，多発性硬化症，てんかん，水頭症など
末梢神経の刺激	頸部・縦隔での横隔神経の圧迫，横隔膜の直接の刺激，心筋梗塞，心膜炎，胸腹部大動脈瘤，食道がん，胃がん，胃潰瘍，炎症性腸疾患，イレウス，腹膜炎，術後など
代謝性要因	肝不全，腎不全，電解質異常，尿毒症，アルコール中毒，薬物（αメチルドーパ，副腎皮質ステロイド薬，ベンゾジアゼピンなど）

2. 慢性吃逆

慢性の吃逆は発作の48時間以上の継続，あるいは繰り返される発作の再発と定義される。発作が長期になると，食欲や睡眠が障害され体重減少・疲弊などの症状が出現し，臨床的に問題となる。原因は不明なことも多いが，種々の疾患が潜在することがある（表4-18）。中枢性の主な器質性病変の部位は延髄で，脳腫瘍，脳血管障害，髄膜炎が多い。末梢性としては，吃逆反射弓の求心路を刺激する，頸部・胸部・腹部の疾患でみられる。代謝性では尿毒症，アルコール中毒が多い。また抗がん剤治療において，予防的制吐療法（$5-HT_3$受容体拮抗型制吐薬と副腎皮質ステロイド薬の併用）のもとにシスプラチンを含む化学療法を行うと，高頻度に吃逆を認めることを経験する。治療に関しては，原疾患の治療を行い，無効の場合はクロルプロマジンやメトクロプラミドが使用されることが多い。

B 横隔膜神経麻痺

横隔膜麻痺は横隔膜が挙上を示す病態である。横隔神経は第3～5頸神経から出て前斜角筋の前方，内側縁から鎖骨下静脈の間を通って縦隔を下行して横隔膜に至り，この経路のいずれかの部位での障害で横隔膜麻痺は生じる。原因は多様であり（表4-19），片側性か両側性かにより症状，予後，治療適応が異なる。両側性の多くは全身性の神経筋疾患によって生じることが多い。片側性の横隔膜麻痺では安静時に無症状のことが多いが，軽度の労作時呼吸困難を訴えることもある。一方，両側性の症状は重篤であり，安静時でも呼吸困難があり，特に仰臥位で増悪するのが特徴的である。治療に関しては，無症状の場合は積極的な治療は考慮されない。有症状の場合は横隔膜麻痺の原因に対する治療を優先し，呼吸困難の状態に応じて治療方針を決定する。薬物療法で有効なものはなく，重度の呼吸困難に対しては，非侵襲的陽圧換気や人工呼吸が必要となる場合もある。

表4-19 横隔膜麻痺の原疾患

胸部疾患	肺がん，胸腺腫瘍，甲状腺腫瘍，大動脈瘤など
神経筋疾患	脳炎，脊髄炎，筋萎縮性側索硬化症，破傷風，ジフテリア，多発性硬化症，ギラン-バレー症候群など
膠原病	全身性エリテマトーデス（SLE），混合性結合組織病（MCTD），皮膚筋炎など
手術・外傷	頸部・胸部手術，脊髄損傷，腕神経叢ブロックなど

C 横隔膜ヘルニア

　横隔膜ヘルニア（diaphragmatic hernia）は，横隔膜の欠損孔や先天的な抵抗減弱部から，腹腔内の臓器が胸腔内に突出した状態であり，先天性ヘルニアと外傷性ヘルニア（横隔膜破裂）に大別される。先天性は，食道裂孔ヘルニア，後側方（ボックダレック）ヘルニア，胸骨後方ヘルニアの3つに分類される。

1. 食道裂孔ヘルニア

　食道裂孔ヘルニアは非外傷性ヘルニアの75％を占めるといわれ，最も頻度が高い。多くは後天性に発症し，高齢の女性に多くみられる。加齢による食道裂孔の弛緩や，肥満，妊娠などにより腹腔内圧が高まることが原因と考えられている。大多数は，胃の噴門部と胃底部が共に胸腔内に脱出する滑脱型とよばれる病態である。症状は主として逆流性食道炎による心窩部痛，胸やけ，嚥下障害などがあるが，無症状のことも稀ではない。治療は保存的な治療が主であるが，改善がみられないものや狭窄症状があるものには手術を行うこともある。

2. ボックダレックヘルニア

　ボックダレックヘルニア（Bochdalek hernia）は，すべて先天性であり，横隔膜の後方外側に発生する欠損孔を通じて腹部臓器が胸腔へと逸脱する状態である。先天性横隔膜ヘルニアの55〜90％を占めるとされ，左側発生が約80％を占め，両側性は非常に稀である。大部分の症例は新生児で，呼吸不全，ショック，嘔吐などの症状がみられ，緊急手術を要する場合が多い。しばしば合併奇形を伴い，その重症度が手術予後に大きく影響する。

3. 胸骨後方ヘルニア

　胸骨後方ヘルニアは，横隔膜の胸骨部と肋骨部の間の胸肋三角をヘルニア門とするもので，右側に生じたものを**モルガニーヘルニア**（Morgagni hernia），左側に生じたものを**ラレイヘルニア**（Larrey hernia）とよぶ。モルガニーヘルニアは発生頻度は少なく，先天性横隔膜ヘルニアの1〜6％程度であり，右側発生が多い。幼児期に発症することは少なく，成人の女性や肥満体形に好発する。治療は，呼吸・循環に影響を与えることは稀であるが，自然治癒する可能性もほとんどなく，ヘルニアの危険もあるため，手術を推奨するものが多い。

4. 外傷性ヘルニア（横隔膜破裂）

　外傷性ヘルニアは，交通事故や高所からの転落や衝突による腹部への衝撃により，腹腔内圧の急激な上昇により胸腔内圧との圧格差が拡大し，これらの隔壁となる横隔膜が結果

的に破裂し発症する。肝臓があるため，左側に多く，両側発生は稀である。左側の逸脱臓器は胃，脾臓，大腸，大網，小腸が一般的である。症状に特異的なものはなく，腹部臓器の胸腔への逸脱に伴う症状が多い。急性期，慢性期の区別なく横隔膜損傷部の修復が必要であり，急性期の場合は90％の頻度で腹部臓器の損傷も伴っているために，腹腔内の観察が必要であり，腹腔経路によるアプローチが必要となる。予後は破裂そのものよりも受傷に起因したそのほかの臓器損傷に関連している。

VI 間質性肺疾患

A 間質性肺炎

間質性肺炎

概要	定義	胸部X線写真や胸部高分解能CT（HRCT）において両側にびまん性の陰影を認める疾患のうち，肺の肺胞と毛細血管を取り囲む間質とよばれる部位に生じる炎症や線維化病変を有する疾患の総称である。
	原因	・職業性，環境性，薬剤関連など，原因の明らかなものや，膠原病およびサルコイドーシスなどの全身性疾患に付随して発症するケースもある。 ・原因が特定できないケースも多く，これらは特発性間質性肺炎（IIP）に分類される。
	病態生理	・病態や原因についての詳細は不明である。
症状		・乾性咳嗽，労作時呼吸困難である。 ・低酸素が著明である患者ではばち状指がみられることがある。
分類（一例）		・原因不明のIIPと原因が判明している2次性間質性肺炎に大別される。 ・IIPはさらに大きく主要IIP，稀なIIP，分類不能型IIPの3つに分類され，主要IIPはさらに慢性線維化性，急性／亜急性，喫煙関連に分類される。
検査・診断		［検査］ ・身体所見：胸部の聴診では主に背部で捻髪音（fine crackle，細かい断続性副雑音）が聴取される。ばち状指を認める。 ・画像検査：胸部X線写真では，両側下肺野を中心に網状影，すりガラス陰影がみられる。 ［診断］ ・十分な問診や検査で原因が特定できず，自覚症状や身体所見の異常，呼吸機能の異常があり，胸部X線で両側びまん性の陰影が認められるケースで，さらにHRCTで蜂巣肺があり，①年齢50歳以上，②緩徐な発症，③症状発現より3か月以上経過，④捻髪音，の4項目中3項目で陽性であれば特発性肺線維症（IPF）と診断できる。

主な治療	・原因が判明している間質性肺炎は原因の除去が重要である。 ・IIP の場合は，IPF 以外の IIP の慢性増悪の際は副腎皮質ステロイド薬（＋免疫抑制剤）が基本であるが，IPF の場合は副腎皮質ステロイド薬と免疫抑制剤による治療がより死亡・入院リスクを増加させたという報告もあることから現在は使用せず，ニンテダニブエタンスルホン酸塩やピルフェニドンなどの抗線維化薬を使用する。 ・急性増悪の際は，どのタイプにでもステロイドパルス療法の施行が第一選択である。

1. 概念，定義

間質性肺炎（interstitial pneumonia；IP）とは，胸部 X 線写真や胸部高分解能 CT（high-resolution computed tomography；HRCT）において両側にびまん性の陰影を認める疾患のうち，肺の肺胞と毛細血管を取り囲む間質とよばれる部位に生じる炎症や線維化病変を有する疾患の総称である。

特発性肺線維症（idiopathic pulmonary fibrosis；IPF）は代表的な疾患であり，慢性進行性で予後不良である。IPF は診断後の予後が 3〜5 年との報告もあり，多くの悪性腫瘍よりも予後が悪いとして知られている疾患である。

IPF は短期間に急速に悪化することがあり，これを急性増悪という。①1 か月以内の発症，②呼吸困難の増強，③低酸素血症の出現，④胸部 X 線写真における両側肺での新規すりガラス陰影の出現のすべてが認められるケースで，感染症や心不全，腎不全によるものを否定できたケースは急性増悪と診断される。急性増悪を生じると 30〜50％は死に至るとされており，予後不良である。

また，肺がんや肺高血圧症などの発生頻度も上昇するとされる。

2. 原因

間質性肺炎の原因は多岐にわたる。アスベストなどの職業性，鳥関連やカビなどが関与しているとされる住居関連などの環境性，抗がん剤や漢方薬などの薬剤関連など，原因の明らかなものや，膠原病およびサルコイドーシスなどの全身性疾患に付随して発症するケースもある。原因が特定できないケースも多く，これらは**特発性間質性肺炎**（idiopathic interstitial pneumonia；IIP）に分類される。IIP は厚生労働省により難病に指定されている。

3. 病態生理

病態や原因についての詳細は不明である。喫煙や粉塵，感染，胃食道逆流などの因子による慢性的な肺胞上皮障害の関与の可能性が示唆されている。危険因子として重要なものが喫煙であり，特に IPF には喫煙者が多い。遺伝子異常が関与している間質性肺炎も存在し，若年発症など特徴がほかの間質性肺炎とは異なり，家族性肺線維症として区別される。

表4-20 特発性間質性肺炎の分類

主要 IIP	慢性線維化性 IIP	特発性肺線維症 IPF：idiopathic pulmonary fibrosis
		特発性非特異性間質性肺炎 iNSIP：idiopathic non-specific interstitial pneumonia
	急性／亜急性 IIP	特発性器質化肺炎 COP：cryptogenic organizing pneumonia
		急性間質性肺炎 AIP：acute interstitial pneumonia
	喫煙関連 IIP	剝離性間質性肺炎 DIP：desquamative interstitial pneumonia
		呼吸細気管支炎を伴う間質性肺疾患 RB-ILD：respiratory bronchiolitis associated with interstitial lung disease
稀な IIP		特発性リンパ球性間質性肺炎 iLIP：idiopathic lymphocytic interstitial pneumonia
		特発性 PPFE iPPFE：idiopathic pleuroparenchymal fibroelastosis
分類不能型 IIP		

4. 分類

前述のとおり間質性肺炎は，原因不明の IIP と原因が判明している 2 次性間質性肺炎に大別される。IIP はさらに大きく主要 IIP，稀な IIP，分類不能型 IIP の 3 つに分類され，主要 IIP はさらに慢性線維化性，急性／亜急性，喫煙関連に分類される（表4-20）。慢性線維化性には IIP の約半数を占めるとされる IPF が含まれる。

5. 症状

主要な症状は乾性咳嗽，労作時呼吸困難である。低酸素が著明である患者ではばち状指がみられることがある。

6. 検査

初めに極めて重要なことが原因検索である。職業歴，喫煙歴，鳥などのペット飼育歴，既往歴および合併症，服薬内容，住居についての問診は原因解明の一助となる。膠原病やサルコイドーシスでは，血液検査でのリウマチ因子，抗核抗体など各種抗体や ACE（アンジオテンシン変換酵素）などを測定することが診断の一助になる。原因が判明した症例では原因を除去することが治療の第一歩である。そのほかの検査所見の詳細は以下のとおりである。

1 身体所見

胸部の聴診では主に背部で捻髪音（fine crackle，細かい断続性副雑音）が聴取される。ばち

状指を認める。

2 画像検査

胸部X線写真では，両側下肺野を中心に網状影，すりガラス陰影がみられる（図4-20a）。

HRCTでは，両側下葉を中心にすりガラス陰影や網状影がみられる。IPFの慢性進行例では蜂巣肺とよばれる特徴的な所見がみられる（図4-20b）。

急性増悪例ではHRCTにて両側肺の新規すりガラス陰影が認められ，牽引性気管支拡張とよばれる特徴的な所見が得られることが多い。

3 呼吸機能検査

呼吸機能では拘束性換気障害を示す肺活量（vital capacity；VC），努力肺活量（forced vital capacity；FVC）の減少，拡散機能障害である一酸化炭素肺拡散能（carbon monoxide diffusing capacity of lung；D_{LCO}）の低下がみられる。

動脈血ガス分析では低酸素血症に加えて低二酸化炭素血症の症例が多く，Ⅰ型呼吸不全を呈する。安静時は低酸素でなくても労作時に容易に低酸素血症になる症例も多いため，6分間歩行試験などの運動負荷試験が有用である。

4 血液検査

間質性肺炎，線維化のマーカーであり，肺胞上皮細胞由来であるKL-6，SP-D，SP-AおよびLDHの上昇がみられる。

5 診断

十分な問診や検査で原因が特定できず，自覚症状や身体所見の異常，呼吸機能の異常があり，胸部X線で両側びまん性の陰影が認められるケースで，さらにHRCTで蜂巣肺が

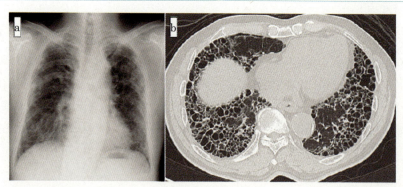

a：胸部X線写真。両側下肺野の胸膜側優位に網状影を認める。b：HRCT。両側下葉の胸膜直下優位に蜂巣肺を認める。

図4-20 特発性肺線維症の画像所見

みられ，①年齢50歳以上，②緩徐な発症，③症状発現より3か月以上経過，④捻髪音，の4項目中3項目が陽性であればIPFと診断できる。一方，画像上で明らかな蜂巣肺がみられない場合は，診断には外科的肺生検が必須である。

7. 治療

1 原因の除去・治療

原因が判明している間質性肺炎は原因の除去が重要である。環境因子であれば可能性がある鳥関連（ダウンジャケットや羽毛布団なども含む），カビなどをなるべく除去する。
膠原病やサルコイドーシスなど原因となる疾患が判明している場合は，原因疾患の治療が優先される。

2 慢性期IIPの治療

IIPの場合は，IPF以外のIIPの慢性増悪の際は副腎皮質ステロイド薬（＋免疫抑制剤）が基本であるが，IPFの場合は副腎皮質ステロイド薬と免疫抑制剤による治療が，死亡・入院リスクをより増加させたという報告もあることから現在は使用せず，ニンテダニブエタンスルホン酸塩やピルフェニドンなどの抗線維化薬を使用する。

3 急性増悪時の治療

急性増悪の際は，どのタイプにしろステロイドパルス療法の施行が第1選択である。免疫抑制剤であるシクロホスファミド水和物大量療法やほかの多くの治療が試みられているが，治療の反応が悪いケースが多く予後不良である。

4 そのほかの治療

酸素投与は患者のQOL（クオリティ・オブ・ライフ）の改善につながる。在宅酸素療法（home oxygen therapy；HOT）を行っているケースも多い。そのほか呼吸筋力維持のため，呼吸筋リハビリテーションが有用である。

8. 予防

間質性肺炎の発症予防は難しいが，喫煙や鳥などの環境因子が関与しているとされていることから，診断された場合の悪化予防として，禁煙，鳥関連の身近な物であるダウンジャケットや羽毛布団の使用，鳥の飼育は避け，なるべくこまめに自宅の清掃を行うと良い。
また，感冒などでも間質性肺炎の急性増悪の原因になることもあるため，副腎皮質ステロイド薬内服中などの免疫抑制状態のケースでは，かぜのシーズンなどには特にかぜの厳重な予防をする。またインフルエンザや肺炎球菌ワクチンなども，それぞれの罹患による状態の悪化の可能性を少なくできるとされており，接種が推奨される。

B サルコイドーシス

サルコイドーシスは原因不明の多臓器疾患で，全身のあらゆる臓器に類上皮性の非乾酪性肉芽腫を形成する疾患である。

健診体制が充実するわが国では多くの例が自覚症状もなく発見され，無治療で自然寛解することが多い。サルコイドーシスに特徴的とされる検査所見，臨床症状，画像所見がそろえば診断は比較的容易である。しかし患者により重症度も罹患臓器も様々で，多彩な臨床像を呈する。

1 概念／定義

サルコイドーシスは若年および中年に好発し，肺，リンパ節，肝臓，眼，心臓，皮膚，筋肉，脳や神経系などの全身のあらゆる臓器に類上皮性の非乾酪性肉芽腫を形成する疾患である。

2 原因

わが国における有病率は平均10万対0.7で原因は不明である。遅延型アレルギーに基づく免疫反応ではないかと推定され，発症に皮膚常在細菌である *Propionibacterium. acnes*（*P. acnes*）の関与が推測されている。

3 臨床像・症状

サルコイドーシスの罹患臓器による症状を呈する。

❶ 肺病変

典型病変の両側肺門リンパ節腫脹（bilateral hilar lymphadenitis：BHL）（図4-21）のみでは症状は出ず，肺野病変を有しても呼吸器症状が乏しい。サルコイドーシスの肺病変が遷延すると線維化を呈し呼吸困難感を呈するようになる。

❷ 肺外病変

①眼病変：最も頻度が高いのはぶどう膜炎であり，霧視・飛蚊症，眼痛を訴える。
②皮膚病変：非特異病変である結節性紅斑，瘢痕浸潤，皮膚サルコイドーシスに分類され，皮膚サルコイドーシスも結節型，局面型，びまん浸潤型，皮下型と多彩な臨床像を呈する。
③心臓病変：頻度は5％程度とされるが，サルコイドーシスの死亡原因の85％を占める。
④神経病変：中枢神経から末梢神経まで，いずれも侵される可能性がある。

4 検査・診断

2015（平成27）年1月に改訂された診断基準[10]に基づいて診断する（表4-21）。

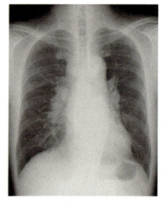

リンパ節が癒合傾向をもたずに腫脹。

図4-21 両側肺門リンパ節腫脹（BHL）

表4-21 サルコイドーシス診断基準

【組織診断群】
全身のいずれかの臓器で壊死を伴わない類上皮細胞肉芽腫が陽性であり，かつ，既知の原因の肉芽腫および局所サイコイド反応を除外できているもの。
ただし，特徴的な検査所見および全身の臓器病変を十分に検討することが必要である。
【臨床診断群】
類上皮細胞肉芽腫病変は証明されていないが，呼吸器，眼，心臓の3臓器中の2臓器以上において本症を強く示唆する臨床所見の5項目中2項目以上が陽性のもの。
特徴的な検査所見
1) 両側肺門リンパ節腫脹
2) 血清アンジオテンシン変換酵素（ACE）活性高値または血清リゾチーム値高値
3) 血清可溶性インターロイキン受容体（sIL-2R）高値
4) Gallium-67 citrate シンチグラムまたは fluorine-18 fluorodeoxygluosePET における著明な集積所見
5) 気管支肺胞洗浄検査でリンパ球比率上昇，CD4/CD8 比が 3.5 を超える上昇

出典／日本サルコイドーシス/肉芽腫性疾患学会ホームページ：サルコイドーシスの診断基準と診断の手引き—2015，http://www.jssog.com/www/top/shindan/shindan2-1new.html（最終アクセス日：2018/5/9）

❶ 胸部画像検査

肺は90％以上の患者で侵され，縦隔ではBHL，肺野病変は上肺野優位の微細な粒状陰影を呈することが多い。

❷ 血液検査

血清ACE値，血清リゾチーム値の上昇を認める。Tリンパ球活性化状態を反映し，可溶性IL-2（インターロイキン2）受容体値も上昇する。

❸ ^{67}Gaシンチ・FDG-PET

^{67}Gaシンチは，活動性のある病変部位に集積を認めるため，補助診断として有効である。心臓病変検出にはFDG-PETや造影MRI検査が用いられる。

❹ **気管支鏡検査**

確定診断を目的とした組織採取（経気管支肺生検）のほか，肉眼的所見の確認および気管支肺胞洗浄液（bronchoalveolar lavage fluid；BALF）採取を目的として施行する．サルコイドーシス活動期の BALF では，総細胞数，リンパ球比率の増加，およびリンパ球 CD4/CD8 比の上昇を認める．

5 治療

症例の多くは自然軽快するため，基本的には無治療で経過観察され，眼病変などの局所病変に対しては局所療法で対応することがほとんどである．

心臓病変，中枢神経病変を有する場合や，低肺機能や生命の予後が危ぶまれる症例は，副腎皮質ステロイド薬の全身投与の対象となる．

C 好酸球性肺疾患

好酸球性肺炎は肺の実質・間質への好酸球浸潤を特徴とする炎症性疾患の総称である．末梢血好酸球増多症と肺の浸潤影が共通しているとして提唱された PIE（pulmonary infiltration with eosinophilia）症候群と好酸球性肺炎は，ほぼ同義語として扱われている．

1. 単純性肺好酸球増加症（レフレル症候群）

単純性肺好酸球増加症（**レフレル症候群**［Löffler syndrome］）は，胸部 X 線上に一過性・移動性の浸潤影を呈し，しばしば末梢血にも好酸球増多を伴う．症状は比較的軽微で予後良好である．原因は寄生虫や薬剤などとされるが不明な場合が多い．多くは経過観察のみで自然治癒する．

2. 急性好酸球性肺炎

急性好酸球性肺炎（acute eosinophilic pneumonia；AEP）は喫煙などの吸入物質を病因として発症し，急速に呼吸不全が進行する．画像上はびまん性のすりガラス陰影や浸潤影を呈し，気管支肺胞洗浄液で好酸球増多を認める．副腎皮質ステロイド薬が著効し，通常は再発しない（表 4-22）．

3. 慢性好酸球性肺炎

慢性好酸球性肺炎（chronic eosinophilic pneumonia；CEP）は咳嗽，喀痰，呼吸困難などが比較的緩徐に始まり，初診時から末梢血の増加を伴うことが多い．画像上は上葉末梢側優位の移動する浸潤影を呈する．喘息を合併している割合も多く，副腎皮質ステロイド薬の反応性は良いものの減量中に再発することが多い（表 4-22）．

表4-22 好酸球性肺炎（PIE症候群）の経過と特徴

	AEP	CEP
発症から受診までの期間	劇症（多くは1週間以内）	亜急性（通常2週間以上）
喫煙	多くは直前の喫煙開始が影響	喫煙者でむしろ少ない
男女比，年齢層	若年男性に多い	男女比は1：2 中年女性に多いが幅広く分布
発症頻度	稀	稀ではない
喘息合併	なし	2/3で合併もしくは同時発症
末梢血好酸球	発症初期は正常，その後増加	初診時から多くは増加
呼吸不全	ほとんど急速に呼吸不全化	少ない
画像所見の特徴	全肺びまん性のすりガラス陰影または淡い浸潤影 + kerley B line + 両側少量胸水	胸膜に接した移動する多発浸潤影 分布は上葉＞下葉
副腎皮質ステロイド薬の反応性	極めて良好	良好
再発，予後	再発なし	減量中に再発することが多い

4. アレルギー性気管支肺アスペルギルス症

アレルギー性気管支肺アスペルギルス症（allergic bronchopulmonary aspergillosis；ABPA）は，喘息による呼吸困難症状以外に発熱，褐色の粘液栓喀出，喀血を伴うことがある。画像所見としては中枢性の気管支拡張所見，粘液栓，肺浸潤影，囊胞性変化，気管支壁の肥厚などがある。主な原因はアスペルギルス・フミガータス（*Aspergillus fumigatus*）であるが，ほかの真菌属による症例も報告されており，総称してアレルギー性気管支肺真菌症（allergic bronchopulmonary mycosis；ABPM）とよばれている。ほかのアスペルギルス症（第4章-I-F「肺真菌症」参照）と違って増悪期の治療は副腎皮質ステロイド薬の全身投与であり，抗真菌薬の併用でステロイドの減量効果が期待できる。

5. 好酸球性多発血管炎性肉芽腫症

好酸球性多発血管炎性肉芽腫症（eosinophilic granulomatosis with polyangiitis；EGPA）は，以前チャーグ-ストラウス（Churg-Strauss）症候群やアレルギー性肉芽腫性血管炎とよばれていた疾患である。

典型例では，主に中年期に重症気管支喘息やアレルギー性鼻炎が数年間先行し，末梢血の著明な好酸球増多とともに全身諸臓器の好酸球浸潤と発熱（38℃以上，2週間以上），体重減少（6か月以内に6kg以上），多発性単神経炎，消化管出血，多関節痛（炎），筋肉痛（筋力低下），紫斑などの血管炎症状として発症する。

病理組織学的には小血管周囲に好酸球浸潤と血管外肉芽腫をきたす。

そのほかに参考となる検査所見としては，白血球増加（≧1万/μL），血小板増加（≧40万/μL），血清IgE増加（≧600IU/mL），MPO-ANCA陽性，リウマトイド因子陽性，肺浸潤陰影などがある。全身性ANCA関連血管炎の一つであるが，MPO-ANCAの陽性率は

35〜40％程度と高くはない。

治療はまず副腎皮質ステロイド薬の全身投与を行うが，重症例では免疫抑制剤を併用する。神経障害に対しては高用量の人免疫グロブリン静注療法を行う。

D 過敏性肺炎

1 概念／定義

過敏性肺炎は，抗原の反復吸入によって細気管支や肺胞壁（胞隔）に病変をきたすアレルギー性・免疫疾患である。

2 原因

真菌，細菌，鳥糞・羽毛，塗料などが原因抗原となる。わが国の主な過敏性肺炎には夏型過敏性肺炎，住居関連過敏性肺炎，鳥関連過敏性肺炎，農夫肺，塗装工肺，加湿器肺，キノコ栽培者肺がある。夏型過敏性肺炎はわが国を含む東アジアに特有の疾患であり，日当たりが悪い古い木造家屋に増殖する真菌（トリコスポロン）が原因である。

3 分類・疫学

週から月単位に経過する急性過敏性肺炎と，年単位に経過する慢性過敏性肺炎に分類される。わが国の急性過敏性肺炎の内訳は夏型過敏性肺炎（74％），農夫肺（8％），加湿器肺（4％），鳥関連過敏性肺炎（4％）であり，慢性過敏性肺炎の内訳は鳥関連過敏性肺炎（60％），夏型過敏性肺炎（15％），住居関連過敏性肺炎（11％）である。

4 臨床症状

- **自覚症状**：咳，呼吸困難，発熱を認める。
- **他覚症状**：聴診で捻髪音（fine crackle）を聴取し，進行例にばち状指を認める。

5 検査・診断

▶ **血液検査所見** 間質性肺炎マーカー（KL-6，SP-D）が高値を示す。
▶ **画像所見** 急性過敏性肺炎ではびまん性の粒状陰影，すりガラス陰影を認め，慢性過敏性肺炎では肺線維化を認める。
▶ **呼吸機能検査** 肺活量と拡散能の低下を認める。
▶ **気管支肺胞洗浄液** 細胞数の増加，リンパ球比率の増加を認める。
▶ **免疫学的検査**
  - 抗原に対する特異抗体（夏型過敏性肺炎では抗トリコスポロン抗体）が陽性となる。
  - 抗原吸入試験や帰宅誘発試験が陽性となる。

6 治療・予防

抗原回避が基本であり，薬物療法として副腎皮質ステロイド薬が使用される。

7 経過・予後

急性過敏性肺炎は，抗原回避を含めた適切な治療により軽快する。慢性過敏性肺炎は抗原回避が困難な場合が多く，予後不良である。

E 塵肺（珪肺，石綿肺）

塵肺とは，粉塵や微粒子を長期間吸引した結果，肺の細胞にそれらが蓄積することによって起きる肺疾患（病気）の総称である。塵肺法（1960［昭和35］年）は「粉じんを吸入することによつて肺に生じた線維増殖性変化を主体とする疾病」と定義している。

表4-23に主な原因物質と疾患名，職種・職場の関係を示す。塵肺の初期症状は息切れ，咳，痰が増えるなどであるが，進行すると肺の組織が壊され，呼吸困難を引き起こすようになる。また，気管支炎，肺がん，気胸などの合併症にかかりやすくなるので注意が必要である。粉塵作業を行っているときは気づかなくても，塵肺の症状は数年から十数年かけてゆっくりと進行し得る。症状として咳，痰，息切れ，呼吸困難，動悸を起こしてくる。

いったん塵肺にかかると元の正常な肺には戻らず，粉塵作業をやめた後も病気は進行する。塵肺そのものについては有効な治療法がないのが現状である。咳に対しては鎮咳薬，痰に対しては去痰薬，呼吸困難に対しては酸素療法など症状に応じた治療が中心となる。粉塵の発生源対策，局所排気装置などの適正な稼働，呼吸用保護具の適正な着用などにより粉塵への曝露防止対策を徹底することが重要である。以下，各論では頻度の高いアスベスト（石綿）関連疾患と，最近の話題として歯科技工士塵肺を解説する。

表4-23 主な原因物質と疾患名

原因物質	疾患名	職種・職場
石炭	炭坑夫じん肺	炭鉱
遊離珪酸	珪肺 炭素肺 黒鉛肺	鉱山，遂道工事，窯業 炭素製造工場 黒鉛，電極工場
炭素	石綿肺 滑石肺 珪藻土肺 セメント肺	建設業，石綿鉱山，自動車工場 採石，ゴム工場 珪藻土工場 建設業
酸化鉄	溶接工肺	建設業，造船業
アルミニウム	アルミニウム肺	金箔製造工場
ベリリウム	ベリリウム肺	ベリリウム精錬

1 アスベスト（石綿）関連疾患

アスベスト（石綿）関連疾患は，石綿健康被害救済制度の対象となっている。対象疾病は，中皮腫，石綿による肺がん，**石綿肺**およびびまん性胸膜肥厚である。このうち，中皮腫，石綿肺は石綿曝露の特異性が高い疾患である。また石綿曝露の医学的所見として重要な胸膜プラーク（肥厚斑）も石綿曝露の特異性が高い所見である。一方，肺がんやびまん性胸膜肥厚は石綿以外の原因でも生じるため，石綿曝露の特異性が低くなる。特に，肺がんでは喫煙が重要な危険因子となっている。

石綿関連疾患は，石綿曝露開始から発症までの潜伏期間が長いことが特徴である。石綿肺，肺がん，中皮腫，胸膜プラークと石綿粉塵曝露量，潜伏期間との関係については，胸膜プラークや中皮腫は石綿肺や肺がんよりも低濃度の曝露で発症することが知られている。

2 石綿肺

石綿肺は，石綿を大量に吸入することにより，肺が線維化する病態である。肺の線維化が進行していき，酸素-炭酸ガスの交換を行う機能が損なわれるため，呼吸困難が生じる。

胸部X線では，両側下肺野（肺の下部）の線状影を主とする不整形陰影が認められる。通常，びまん性胸膜肥厚あるいは胸膜プラーク（図4-22）を伴う。石綿肺の診断には胸部HR（高分解能）CT検査が有用である。診断には高濃度の石綿曝露歴の確認が重要である。胸膜プラークの存在は石綿曝露の医学的所見であるが，必ずしも高濃度曝露の証明とはならない。画像だけでは，進展した石綿肺と特発性間質性肺炎などとの鑑別は多くの場合，不可能である。気管支肺胞洗浄液（bronchoalveolar lavage fluid；BALF）中の石綿小体（図4-23）が1mL中5本以上であることや，肺組織切片中の石綿小体の存在は診断の参考になる。

3 中皮腫

中皮腫は，肺を取り囲む胸膜，肝臓や胃などの臓器を囲む腹膜，心臓および大血管の起

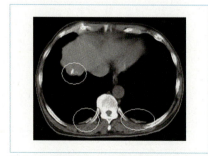

図4-22 胸膜プラーク（白丸部）

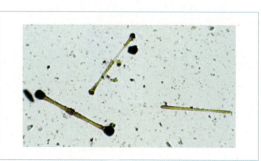

図4-23 石綿小体

始部を覆う心膜，精巣鞘膜にできる悪性の腫瘍である。発症頻度は胸膜原発のものが最も多く全中皮腫の75～90％，次いで腹膜の10～20％であり，心膜や精巣鞘膜の中皮腫は非常に稀である。組織学的に上皮型，二相型，肉腫型，線維形成型に分類され，頻度もこの順に多く，上皮型の占める割合は50～70％である。喫煙と中皮腫発生との関連は認められていない。

4 肺がん（原発性肺がん）

石綿曝露から肺がん発症までの潜伏期間の多くは，30～40年程度と長くなっている。石綿の累積曝露量が多いほど肺がんになる危険性が高くなることが知られている。石綿の曝露濃度と曝露年数をかけた値が累積曝露量で，25～100線維/mL×年となると肺がんの危険は2倍に増加するとされている。

5 歯科技工士塵肺

最近の話題として，歯科技工士にみられる塵肺症がある。これまでの疫学調査では，歯科技工士の5～20％に塵肺がみられるという報告がある。

F 薬剤性肺炎

1 概要

薬剤性肺障害とは，薬剤の投与中に起きた呼吸器系の障害のなかで，薬剤と関連があるものと定義される。医師が処方した薬剤のみでなく，市販薬，サプリメントなどでも発症することがある。抗がん剤，抗菌薬，抗炎症薬，漢方薬など幅広くどの薬剤でも生じる可能性がある。特に抗がん剤が被疑薬とされた薬剤性肺炎では，治療の継続が困難となり，患者の予後にかかわる。また重症例では死亡するケースもあり，注意が必要である。すでに間質性肺炎を有する症例では，薬剤性肺障害を生じやすいとの報告もある。

2 分類

薬物が直接肺組織に作用して生じる細胞障害型と，薬剤に対するアレルギー反応（過敏反応）による非細胞障害型（アレルギー型）に分かれる。

3 症状・診断

何かしらの薬剤投与中に呼吸困難，咳嗽，発熱などの症状が出現した場合は鑑別診断の一つとして薬剤性肺炎をあげるべきだが，まずは肺炎などの感染症，心・腎不全，ほかの原因による間質性肺炎が除外できるかを検索する。また，画像や血液検査，呼吸機能検査などはほかの間質性肺炎の診断とほぼ同様の方法，結果となる。薬剤性肺炎には確定診断

ができる検査がなく，薬剤によるリンパ球刺激試験（drug-induced lymphocyte stimulation test：DLST）は偽陽性，偽陰性の率も高いため，参考程度の結果となる。薬物負荷試験についてはリスクが高く，薬剤性肺炎の診断のためにはほとんど用いられない。

4 治療

まずは被疑薬とされる薬剤の速やかな中止である。中止後も進行性や改善が乏しいケースは副腎皮質ステロイド薬投与を検討する。

G 放射線肺臓炎

1 概念／定義

放射線治療による肺の障害が原因で起こる非感染性の肺炎のことである。

2 原因

放射線治療で肺組織に障害が起き，炎症が引き起こされることで起こる。

3 病態生理

肺組織が放射線で障害を受け，炎症細胞が放出されることで主に肺の間質が影響を受けて発症する。

4 分類・症状

放射線治療のときに照射されている肺（照射範囲内の肺）に多く発生するが，照射範囲外にも広がることがある。照射範囲に一致し，肺葉や区域とは一致しないのが特徴である（図4-24，25）。

咳や発熱を伴うことが多いが，画像所見のみで無症状の場合もある。

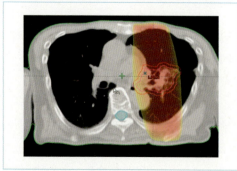

図4-24 放射線治療の範囲

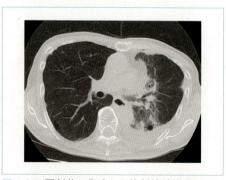

図4-25 照射後に発生した放射線肺臓炎のCT画像

5 検査

単純 X 線写真や CT などの画像や，炎症反応の血液検査などで診断される。

6 治療

咳や発熱などの症状があれば，副腎皮質ステロイド薬投与による加療が行われる。無症状の場合は経過観察となる。

7 予防

予防方法はないが，放射線治療時に照射される肺の体積が多いほど発症しやすいことが知られている。そのほか，間質性肺炎があるなど，もともと損傷している肺組織では起こりやすいので，放射線治療を行う場合には注意が必要である。

H 膠原病に伴う肺疾患

1 概要

膠原病とは，本来体外からの病原体などから自分のからだを守るはずの「免疫」の働きに異常を生じて，自分自身のからだを逆に攻撃してしまうことによって起こる病気の総称である。関節リウマチ（rheumatoid arthritis；RA），汎発性強皮症（systemic sclerosis；SSc），多発筋炎／皮膚筋炎（polymyositis/dermatomyositis；PM/DM），全身性エリテマトーデス（systemic lupus erythematosus；SLE），シェーグレン症候群（Sjögren's syndrome；SjS）などがあり，それぞれで多彩な肺病変を合併することがある（表4-24）。

2 分類

狭義の膠原病肺は膠原病固有の肺病変であり，間質性肺炎や気管支拡張症，肺高血圧症があげられる。広義では膠原病治療に伴う合併症として，結核菌や非結核性抗酸菌などの

表4-24 膠原病に生じやすい肺合併症

	RA	SSc	PM/DM	SLE	SjS
間質性肺炎	○	◎	◎	△	○
気道病変	◎				△
血管病変	△	○		○	
胸膜病変	○			○	

RA：rheumatoid arthritis，SSc：systemic sclerosis，PM/DM：polymyositis/dermatomyositis，SLE：systemic lupus erythematosus，SjS：Sjögren's syndrome

◎：しばしばみられる，○：時にみられる，△：稀，空欄：極めて稀

出典／徳田 均：膠原病と呼吸器合併症，日内会誌 98（10）：2469，2009 より一部改変．

抗酸菌，アスペルギルス，ニューモシスチスに代表される真菌などの感染症や薬剤性肺障害などがある。

3 検査・診断

　上記はすべて治療法が異なるため，原因を確認してから治療に臨むことが重要である。特に副腎皮質ステロイド薬や免疫抑制剤投与中の患者では，発熱などの感染徴候が出現しにくく，感染症の治療開始が遅くなることがあるので注意が必要である。胸部X線，HRCT，血液検査，呼吸機能検査などはほかの間質性肺炎の検査と同様である。また特に強皮症症例では肺高血圧症を合併している例も多いため，呼吸不全での来院時は安静時心電図や心臓超音波検査を併せて施行する。

4 治療

　原因により治療はそれぞれ異なる。感染症や心不全の場合はその治療を，薬剤性であればまずは薬剤を中止し，改善が乏しければ副腎皮質ステロイド薬による治療である。膠原病自体の病勢による肺病変であれば，膠原病の治療の再検討となる。

血管炎症候群

1 概要／分類

　血管炎症候群は，自己免疫疾患の一群で，主として血管に炎症の主座がある症候群である。血管のみが侵されるわけではなく，ほかの臓器にも病変がみられることがあり，多くは慢性疾患である。血管は全身に分布しているため，全身性疾患であることが多い。

　血管炎は血管の大きさによって分類することが多い（大型・中型・小型血管炎：**表 4-25**，**図 4-26**）。血管の大きさは臓器によって異なり，腎臓ならば腎動脈などは大血管，弓状動脈は中血管，細動脈，糸球体は小血管とする場合が多い。

　これらの血管炎のなかで間質性肺疾患を合併するのは小型血管炎である。

　臨床の現場で多く遭遇するのは，MPO-ANCA が陽性となる顕微鏡的多発血管炎である。肺病変としては，肺胞出血と間質性肺炎がある。男女比はほぼ 1：1 で，好発年齢は 55〜74 歳と高齢者に多い。

　原因はいまだに不明である。しかし，好中球の細胞質に含まれる酵素たんぱく質であるミエロペルオキシダーゼ（MPO）に対する自己抗体（MPO-ANCA）が高率に検出されることから，他の膠原病と同様に自己免疫異常が背景に存在すると考えられており，このANCA が小型血管の炎症にかかわることがわかってきた。

　症状としては，発熱，全身倦怠感，体重減少などの全身症状とともに，腎糸球体や肺胞の小型血管の障害による症状や検査異常がよく認められる。腎臓の障害により血尿，尿検

表4-25 血管炎のカテゴリーと疾患

Ⅰ. **大型血管炎**（large vessel vasculitis；LVV）
- 高安動脈炎（Takayasu arteritis；TAK）
- 巨細胞性動脈炎（giant cell arteritis；GCA）

Ⅱ. **中型血管炎**（medium vesel vasculitis；MVV）
- 結節性多発動脈炎（polyatreritis nodosa；PAN）
- 川崎病（Kawasaki disease；KD）

Ⅲ. **小型血管炎**（small vessel vasculitis；SVV）
- 抗好中球細胞質抗体（ANCA）関連血管炎（ANCA-associated vasculitis；AAV）
- 顕微鏡的多発血管炎（microscopic polyangiitis；MPA）
- 多発血管炎性肉芽腫症（Wegener 肉芽腫）（granulomatosis with polyangiitis [Wegener's]；GPA）
- 好酸球性多発血管炎性肉芽腫症（Churg-Strauss）（eosinophilic granulomatosis with polyangiitis [Churg-Strauss]；EGPA）
- 免疫複合体性小型血管炎（immune complex small vessel vasculitis；immune complex SVV）
- 抗糸球体基底膜抗体病，抗GBM病（anti-glomerular basement membrane [anti-GBM] disease）
- クリオグロブリン血症性血管炎（cryoglobulinemic vasculitis；CV）
- IgA血管炎（Henoch-Schönlein 紫斑病）（IgA vasculitis [Henoch-Schönlein]；IgAV）
- 低補体血症性蕁麻疹様血管炎（抗C1q血管炎）（hypocomplementemic urticarial vasculitis；HUV [anti-C1qvasculitis]）

Ⅳ. **様々な血管が侵襲される血管炎**（variable vessel vasculitis；VVV）
- ベーチェット病（Behçet's disease；BD）
- コーガン症候群（Cogan's syndrome；CS）

Ⅴ. **単一臓器血管炎**（single-organ vasculitis；SOV）
- 皮膚白血球破砕性血管炎（cutaneous leukocytoclastic angiitis）
- 皮膚動脈炎（cutaneous arteritis）
- 原発性中枢神経系血管炎（primary central nervous system vasculitis）
- 限局性大動脈炎（isolated aortitis）

Ⅵ. **全身性疾患に関連する血管炎**（vasculitis associated with systemic disease）
- ループス血管炎（lupus vasculitis）
- リウマトイド血管炎（rheumatoid vasculitis）
- サルコイド血管炎（sarcoid vasculitis）

Ⅶ. **推定病因を有する血管炎**（vasculitis associated with probable etiology）
- C型肝炎ウイルス関連クリオグロブリン血症性血管炎（hepatitis C virus-associated cryoglobulinemic vasculitis）
- B型肝炎ウイルス関連血管炎（hepatitis B virus-associated vasculitis）
- 梅毒関連大動脈炎（syphilis-associated aortitis）
- 薬剤関連免疫複合体性血管炎（drug-associated immune complex vasculitis）
- 薬剤関連ANCA関連血管炎（drug-associated ANCA-associated vasculitis）
- がん関連血管炎（cancer-associated vasculitis）

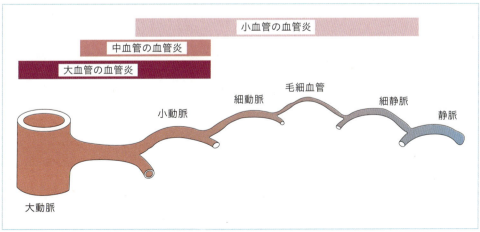

図4-26 血管の大きさによる血管炎の分類

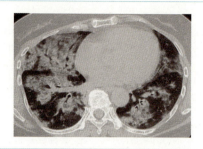

図 4-27 肺胞出血

査異常（尿潜血反応陽性，たんぱく尿，赤血球円柱など），腎機能低下が起こり，肺の障害により肺胞出血（図 4-27）や間質性肺炎が起こり，喀血，血痰，空咳，息切れの症状が認められる。また，関節痛，筋痛，皮疹（紫斑，皮下出血，皮膚潰瘍など），末梢神経症状（手足のしびれや筋力低下）なども生じ得る。全身症状に伴い腎臓や肺の障害が短期間に進行する場合が多いが，時に尿検査での血尿の持続や肺線維症などが慢性に経過し，ほかの症状を伴わない場合もある。

2 治療

可能であれば組織生検により血管炎を証明し，可及的早期に確定診断し，迅速に寛解導入療法を開始することが長期的予後を改善するうえで重要である。いったん寛解導入されたら（治療開始から 3〜6 か月以内が多い），副腎皮質ステロイド薬を維持量まで漸減する。寛解導入療法でシクロホスファミド水和物を使用している場合には，ほかの免疫抑制剤（アザチオプリン，メトトレキサート）に変更する。生命の危険を伴う最重症例には，シクロホスファミド水和物に加えて血漿交換療法を併用する。難治例に対する治療薬として，抗 CD20 モノクローナル抗体であるリツキシマブが用いられる。免疫抑制剤投与に伴う細菌感染症・日和見感染症対策を十分に行うことも重要である。

VII 肺循環障害

A 肺血栓塞栓症

肺血栓塞栓症は肺動脈が血栓塞栓子により閉塞し，急性または慢性の肺循環障害を起こす疾患である。

急性と慢性で大きく病態が異なり，本項では主に急性肺血栓塞栓症について述べる。肺

高血圧症を伴うことが多い慢性肺血栓塞栓症の解説については，本章-Ⅶ-D「肺高血圧症」を参照されたい。

急性肺血栓塞栓症は致死性の疾患であり，重症例では死亡率も高い。一方で，疾患特異的な症状，理学所見，一般検査所見（血液検査，胸部X線，心電図など）が少ないことから，時に診断が遅れる場合がある。迅速な診断のためには，臨床経過やリスク因子，非特異的所見を総合的に検討し，本症を疑う必要がある。また，特に入院患者においては発症予防がたいへん重要であり，リスクに応じて予防策を講じる必要がある。

1. 急性肺血栓塞栓症

Digest

急性肺血栓塞栓症

概要	定義	・何らかの要因で発生した静脈内血栓が遊離し，急激に肺動脈を閉塞することによって生じる疾患である。
	原因	・下肢もしくは骨盤内にできた深部静脈血栓症が重要な原因となる。血流によって静脈→右心房→右心室を経て肺動脈まで運ばれた深部静脈内の血栓が肺動脈を閉塞することにより発症する。
	病態生理	・血栓塞栓子による機械的な肺動脈閉塞に伴う肺局所の換気血流の不均衡，血栓から誘導される血管収縮にかかわる液性因子や低酸素血症に伴う血管攣縮である。さらに病状が進行すると肺高血圧症や右心不全を併発する。
症状		・呼吸困難（72～76%）や胸痛（43～48%）である。そのほか，発熱，失神，咳嗽，冷や汗，血痰などが認められる。
分類（一例）		肺血栓塞栓症には，急性肺血栓塞栓症，慢性肺血栓塞栓症がある。
検査・診断		・心電図での右心負荷所見，心臓超音波検査での右心拡大や中隔変異，胸部X線検査での肺透過性亢進などが認められる場合もあるが，これらの検査で異常所見を認めない場合も多い。
主な治療		・重症度，基礎疾患などを考慮して，抗凝固療法，血栓溶解療法，外科的血栓除去術，カテーテルインターベンション，下大静脈フィルターなどが選択される。

1 概念／定義

急性肺血栓塞栓症は，何らかの要因で発生した静脈内血栓が遊離し，急激に肺動脈を閉塞することによって生じる疾患である。

▶ **血栓と塞栓** 血栓は，血管内で主に血管壁の障害により血液が塊を形成したものである。その塊が血流を障害し虚血や梗塞を引き起こすことを血栓症という。塞栓は血栓などの栓子（ほかには脂肪，腫瘍，空気などが栓子となる）が血液中に遊離したものである。その栓子によって血管が塞がれ，血流が障害された状態を塞栓症という。また，血栓や塞栓による血流の停滞により，壊死を生じた状態を梗塞という。

2 原因

血栓の形成機序としては，①血液凝固亢進，②血流うっ滞，③血管内皮障害，があげられる。①血液凝固亢進をきたす病態としては，先天性疾患や血液疾患，悪性腫瘍，妊娠，

薬剤（経口避妊薬，抗がん剤など）などがある。②血流うっ滞をきたす病態としては，長期臥床，麻痺，肥満，妊娠，静脈瘤，さらにはエコノミークラス症候群を代表とする長時間にわたる同一姿勢の強要があげられる。③血管内皮損傷をきたす病態としては，手術，外傷，骨折，カテーテル留置，血管炎，血栓性静脈炎などが代表的である。術後は，血流うっ滞と血管内皮損傷の2つの病態が加わり肺血栓塞栓症を起こしやすいため，注意を要する。

　急性肺血栓塞栓症の重要な原因となるのが，下肢もしくは骨盤内にできた深部静脈血栓症である。血流によって静脈→右心房→右心室を経て肺動脈まで運ばれた深部静脈内の血栓が肺動脈を閉塞することにより発症する。その結果，肺動脈血流の低下部位に組織壊死をきたせば肺梗塞となる。

3 病態生理

　急性肺血栓塞栓症の病態は，血栓塞栓子による機械的な肺動脈閉塞に伴う肺局所の換気血流の不均衡，血栓から誘導される血管収縮にかかわる液性因子や低酸素血症に伴う血管攣縮である。さらに病状が進行すると肺高血圧症や右心不全を併発する。

4 分類

　まずは経過から急性（亜急性），慢性に分類される。急性肺血栓塞栓症には，早期死亡率による重症度クラス分類があり，治療選択の目安となる。重症度クラス分類にはショックの有無や患者背景などの臨床所見に加え，画像所見による右室機能不全の評価，B型ナトリウム利尿ペプチド（B-type natriuretic peptide；BNP）やトロポニンTなどの心臓バイオマーカーなどを用いて行われる。

5 症状

　急性肺血栓塞栓症で最も多い症状は呼吸困難（72〜76％）や胸痛（43〜48％）である。そのほか，発熱，失神，咳嗽，冷や汗，血痰などが認められる。一方で，急性肺血栓塞栓症に特異的な症状はなく，このことが発症の見落としもしくは診断の遅れの原因となる。突然の呼吸困難や胸痛を伴う患者と遭遇したときに，発症危険因子を多く有する患者の場合は本症の可能性を考慮することが重要である。

6 検査

　心電図での右心負荷所見，心臓超音波検査での右心拡大や中隔変異，胸部X線検査での肺透過性亢進などが認められる場合もあるが，これらの検査で異常所見を認めない場合も多い。D-ダイマーの上昇は診断に非常に有用であり，陰性である場合には肺血栓塞栓症の可能性は低くなる。確定診断のためには肺動脈造影や肺換気血流シンチグラフィーが有用であるが，一般的に迅速に施行することは困難である。多くの施設では，迅速に施行が可能である造影CT（胸部ダイナミックCT）による血栓の証明と，D-ダイマーの上昇を診断

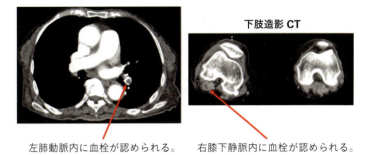

左肺動脈内に血栓が認められる。　　右膝下静脈内に血栓が認められる。

図4-28　胸部造影CT（左）と下肢造影CT（右）

の根拠とすることが多い。造影CTにおいては同時に，下肢などの深部静脈血栓の有無も確認することができる（図4-28）。

7　治療

　治療の目的は，急性期の救命と再発予防である。重症度，基礎疾患などを考慮して，抗凝固療法，血栓溶解療法，外科的血栓除去術，カテーテルインターベンション，下大静脈フィルターなどが選択される。

　抗凝固療法では未分画ヘパリンやワルファリンカリウムが用いられ，未分画ヘパリンは活性化部分トロンボプラスチン時間（APTT）を，ワルファリンカリウムはプロトロンビン時間国際標準比（PT-INR）を投与量の指標に用いる。また，近年は上記の薬剤に加え，エドキサバントシル酸塩水和物，リバーロキサバン，アピキサバンなどの直接作用型経口抗凝固薬（direct oral anticoagulant；DOAC）も治療に用いられている。

　遺伝子組み換え組織プラスミノーゲンアクチベーター（t-PA）を用いて行われる血栓溶解療法は，ショックや重症呼吸不全を呈するような広範な肺血栓塞栓症が適応となるが重篤な出血合併症も多く，その発症率は抗凝固療法（未分画ヘパリン）の約2倍といわれている。

8　予防

　深部静脈血栓症および急性肺血栓塞栓症は，侵襲の大きい手術や外傷を受けた後，周産期，あるいは悪性腫瘍を代表とする慢性内科疾患の治療経過中に発症する。時に死に至る疾患であることから発症予防が非常に重要であり，疾患や手術（処置）のリスクレベルに応じて予防を行うことが推奨されている。予防法としては，早期離床および積極的な運動，弾性ストッキングの着用，下肢の間欠的空気圧迫法などの理学的予防法と，抗凝固療法を用いた薬物的予防法がある。特に，抗凝固療法を用いた薬物的予防法においては，出血などの合併症の危険を伴うこともあり，十分に注意して行う必要がある。

　整形外科領域，産科領域，脳卒中領域ではおのおのの領域でガイドラインなどをとおして，より詳細なリスクレベルの分類とそれに応じた予防法の提言がなされている。

B 肺性心

- **概念／定義** 定義が曖昧な部分もあるが，一般的には慢性呼吸器疾患に合併した右室肥大および右心不全である。
- **原因** 慢性閉塞性肺疾患（COPD）や間質性肺疾患，肺結核後遺症などを代表とする慢性呼吸器疾患に合併する。基礎疾患による呼吸不全に伴う低酸素性肺血管攣縮や肺構造破壊に伴う血管床の減少による肺動脈圧上昇が主病態であり，適切な治療介入が行われなかった場合には右心不全へ移行する。
- **症状・検査** 原因疾患や重症度によって一部の症状は異なるが，右心不全症状として顔面や下肢の浮腫，頸部静脈の怒張，肝腫大などが認められる。聴診上は，肺高血圧症に伴う肺動脈第2音の亢進や，三尖弁や肺動脈弁の閉鎖不全に伴う心雑音を認め，原因となる呼吸器疾患によっては，疾患特異的な呼吸音が聴取される。心電図では，右室肥大や右心負荷所見が認められることが多い。胸部X線・CTを用いて，肺動脈や右心系の拡張や原因となる呼吸器疾患が確認できる。心臓超音波検査も右心系のスクリーニングに有用であるが，肺高血圧症の診断確定のためには右心カテーテル検査が必須である。
- **治療** 原因となる呼吸器疾患と右心不全に対する治療が中心となる。十分な安静と適切な酸素投与に加えて，利尿薬による水分管理を行い，重症例においてはドブタミン塩酸塩などの強心薬を併用する。原因基礎疾患によっては，血管拡張薬を用いた肺高血圧症に対する治療が有用な場合もあるが，慢性呼吸器疾患／慢性呼吸不全に伴う肺高血圧症に対しては，肺動脈性肺高血圧症に準じた治療の明確なエビデンスはない。慢性期においても，呼吸器疾患に対する十分な治療（気管支拡張薬や抗線維化薬，副腎皮質ステロイド薬など），低酸素血症の改善のための在宅酸素療法や右心不全に対する利尿薬の投与などが治療の主体となる。

C 急性呼吸促迫症候群

1 概念／定義

急性呼吸促迫症候群は acute respiratory distress syndrome（**ARDS**）の日本語訳であり，単一の病気ではなく様々な原因でもたらされる高度な**低酸素血症（呼吸不全***）が生じる症候群である。原因は感染性のものと外傷などによる非感染性のものがあり，これらにより非特異的な過剰炎症が引き起こされて肺に損傷が生じる。肺胞の隔壁（肺胞隔壁）を構成する肺胞上皮や毛細血管内皮の損傷から生じる障害は，**肺水腫***を引き起こす。肺胞の中に

---

*呼吸不全：室内気吸入時の動脈血酸素分圧（Pao_2）が60Torr以下となる呼吸障害，またはそれに相当する呼吸障害を呈する異常を指す。

液体成分が貯留して肺で酸素の取り込みが障害され，重症化すると高度な呼吸不全を呈しARDSになる．ARDSには先行する原因疾患があり，急性発症の呼吸不全をきたす．胸部X線写真で両側性の肺陰影を認め，かつその原因が心不全，腎不全，血管内水分過剰のみでは説明できない病態を総称している．

2 病態生理

ARDSは，通常の酸素投与のみでは改善しない高度な呼吸不全が特徴的で，高度な過剰炎症に伴う広範な肺損傷が関与する．この炎症および組織傷害には好中球が中心的な役割を果たす．これには炎症を増長する因子とそれを抑制する因子が，数多く複雑に関与する．こうして生じた全身の炎症反応を全身性炎症反応症候群（systemic inflammatory response syndrome；**SIRS**）という．この過剰な炎症反応が肺で障害を起こし，肺水腫が生じ呼吸不全に至ったものがARDSである．そして，このときの肺水腫を血管透過性亢進型肺水腫*という．SIRSが肺以外の臓器で障害を発生することもあり，複数の臓器で機能障害を生じると他の多くの臓器でも機能障害が生じるため，多臓器機能障害症候群（multiple organ dysfunction syndrome；**MODS**）という．

肺障害に加えて肺内に水分が貯留すると肺胞がしぼんで虚脱し，酸素や二酸化炭素などの交換が障害され換気障害が生じる．虚脱して換気のない肺領域に血流が保たれると，相対的に換気に関与しない部位への血流が増加することになる．肺の血液は本来換気に関係する領域を通るべきで，換気に関係ない領域の血流をシャント（shunt）という．まったく換気のない肺領域に血流が保たれるシャント領域が増えると，換気効率が低下し高度の低酸素血症が生じる．

3 発症頻度

ARDSの発症率はおおよそ5〜80人/10万人/年だが，報告により大きな差がみられる．

4 原因疾患

ARDSは，肺炎など肺の直接損傷に起因するARDS*と，**敗血症**など間接損傷に起因するARDS*に大別される．外傷がARDSを引き起こす場合，**多発外傷**に伴う脂肪塞栓が直

---

*肺水腫：肺胞のまわりは網目状の毛細血管が取り巻き，空気と血液との間で酸素と二酸化炭素が交換されている．肺胞隔壁の損傷により肺胞上皮や毛細血管内皮が障害され血漿成分が漏出し，肺胞に液体成分が異常に貯留している状態を肺水腫という．

*血管透過性亢進型肺水腫：肺水腫は心原性と非心原性に分けられる．心原性では左心不全により肺で血流が滞り，肺水腫に至る．非心原性には，ネフローゼや肝硬変などでアルブミンなどが低下し血管内膠質浸透圧の低下が肺水腫を引き起こすものと，ARDSなど肺胞隔壁が障害され透過性が亢進して生じる血管透過性亢進型肺水腫がある．

*肺の直接損傷に起因するARDS：頻度の高いものとして肺炎や胃内容物吸引に伴う誤嚥があり，そのほかに脂肪塞栓，有害ガス吸引，溺水，肺挫傷などが含まれる．

*肺の間接損傷に起因するARDS：頻度の高いものとして敗血症，外傷，高度熱傷があり，そのほかに外科手術による侵襲，急性膵炎，輸血に関連するものなどが含まれる．

接損傷を引き起こす場合と，ショックを伴う外傷として間接損傷に関与する場合がある。

5 臨床所見

発症時期を1週間以内と明確に定義している（表4-26）。初期は労作性呼吸困難があるが，進行とともに安静時の呼吸困難となり，頻呼吸，**低酸素血症**に陥る。基礎疾患による炎症を反映して発熱を認める場合も多い。MODSを呈した場合は各臓器の障害を反映した所見を呈する。

6 検査所見

❶ 血液ガス分析

動脈血酸素濃度が低下する。呼気終末陽圧換気（positive end-expiratory pressure ventilation；[**PEEP***]）または持続陽圧呼吸［continuous positive airway pressure；CPAP*］）5cmH₂O以上の人工呼吸で管理した場合に，動脈血酸素分圧（Pao₂）と吸入酸素濃度（Fio₂）の比（Pao₂/Fio₂）*が300以下の場合をARDSと診断する。また，Pao₂/Fio₂比によって重症度を判定する（表4-26）。

❷ 胸部X線写真所見

診断基準にX線写真での両側性肺陰影がある。この場合，ARDSによる肺水腫以外で生じる胸水*，肺虚脱，結節*などの陰影を除外する必要がある（表4-26）。評価が難しい場合には，コンピューター断層撮影（computed tomography；CT）による評価を検討する。

表4-26 ARDSの診断基準と重症度分類

重症度分類	Mild 軽傷	Moderate 中等度	Severe 重傷
Pao₂/Fio₂ （酸素化能，mmHg）	200 < Pao₂/Fio₂ ≦ 300 （PEEP, CPAP ≧ 5cmH₂O）	100 < Pao₂/Fio₂ ≦ 200 （PEEP ≧ 5cmH₂O）	Pao₂/Fio₂ < 100 （PEEP ≧ 5cmH₂O）
発症時間	侵襲や呼吸器症状（急性／増悪）から1週間以内		
胸部画像	胸水，肺虚脱（肺葉／肺全体），結節ではすべてを説明できない両側性陰影		
肺水腫の原因 （心不全，溢水の除外）	心不全，輸液過剰ではすべて説明できない呼吸不全で，危険因子がない場合は，静水圧肺水腫除外のため心エコーなどによる客観的評価が必要		

出典／日本呼吸器学会ホームページ：ARDS診療ガイドライン2016（PDF版），p.28, https://www.jrs.or.jp/modules/guidelines/index.php?content_id=88（最終アクセス日：2018/01/08）

* **PEEPとCPAP**：呼気時に気道圧が大気圧になると肺胞がしぼみやすい（虚脱しやすい）ARDSでは，呼気終末時にPEEPという陽圧を加えることで肺胞を虚脱しないようにする。虚脱しない肺胞ではガス交換が行われ，その領域が増えることで低酸素血症改善に作用する。CPAPは呼気終末以外でも陽圧を加え，全呼吸相で陽圧を持続する方法である。

* **Pao₂/Fio₂**：低酸素血症の程度を示す指標である。Pao₂は動脈血酸素分圧（単位はTorr）で，Fio₂は吸入気酸素の割合を表し，室内空気酸素割合21％ではFio₂=0.21となる。Pao₂ 60Torr，Fio₂ 0.21の場合はPao₂/Fio₂ 285.7となる。

* **胸水**：胸腔という胸膜で覆われた肺の外側空間に水分の貯留した状態を指す。

* **結節**：肺がんなどによる腫瘤性病変を指す。

❸ 胸部 CT 所見

高分解能 CT（high resolution CT；HRCT）*での評価は，予後や治療反応性を判断するうえでも参考になる。

❹ 超音波検査

心臓の機能低下（心不全）は合併することが多いため，身体所見，胸部 X 線写真，超音波（エコー）検査，血液検査などから総合的に判断する（表 4-26）。

❺ 血液検査

一般に炎症反応の上昇を反映して，末梢血液中の白血球は増加し，C 反応性たんぱく（C-reactive protein；CRP）も増加する。SIRS に伴う様々な変化が生じ得る。

7 診断基準

2012 年に新たな定義，通称ベルリン（Berlin）定義が公表され，広く使用されている（表 4-26）。

8 治療

❶ 呼吸管理療法

ARDS においては，1 回換気量と気道内圧を制限する低用量換気が勧められる。初期の呼吸管理の手段として，非侵襲的陽圧換気療法（non-invasive positive pressure ventilation；NPPV）*の使用も検討される。

❷ 薬物療法

現状で生存率の改善に寄与できる確立した薬物療法はない。ただし，発症後 2 週間以内の症例に対するグルココルチコイドの少量投与（メチルプレドニゾロン 1mg/kg/日）は使用を考慮してもよい。

抗菌薬の選択は一般の細菌感染症と同様に行い，特に敗血症性の ARDS は急性かつ重篤な疾患であり速やかな経験的治療を開始する。

❸ 水分管理，栄養治療

ARDS では肺水腫が生じているため，循環が安定し血圧低下のない症例においては水分制限を行う。経静脈栄養より可及的速やかな経腸栄養の開始が勧められる。

9 予後

ARDS の死亡率は，近年改善傾向にあるものの，30〜58％ と依然として高い。直接死因は，呼吸不全よりも敗血症などの感染症や多臓器不全によることが多い。

＊**高分解能 CT**：CT のなかでも分解能が高く，肺の微細構造の描出に優れる。
＊**非侵襲的陽圧換気療法**：気管挿管をせずマスク装着で呼吸を補助する人工呼吸器管理法の一つで，侵襲が少なく気管挿管に伴う様々な合併症を回避することができる。

D 肺高血圧症

1 概念／定義

　何らかの原因によって肺動脈圧が上昇した状態が肺高血圧症である．進行すると右心不全を呈し生命にも危機が及ぶ重篤な疾患である．右心カテーテル検査で安静時平均肺動脈圧が25mmHgを超える場合を肺高血圧症と定義する．

2 肺循環系の生理

　右心系から始まり，肺動脈→肺毛細血管→肺静脈を経て左心系に至る循環系を肺循環とよぶ．一方で，左心系から始まり全身末梢組織を経て右心系に至る循環系は体循環とよばれる．体循環系と比較した肺循環系の生理学的特徴としては，以下の点があげられる．①低圧系：体循環系の1/6，②血管床が広い：毛細血管レベルでは$70m^2$，③血管壁が薄い：血管拡張性に富んでおり，血管抵抗も低い，④全血液が通過するフィルター的な要素，⑤低酸素性肺血管攣縮：低酸素曝露下では，体循環系血管は拡張するが肺動脈は収縮する．⑤の現象は，何らかの原因で換気の低下した低酸素状態の肺領域において，肺動脈が収縮して血流が減少し換気血流不均衡を是正するための生体防御的な生理反応である．

3 症状

　自覚症状としては，労作時呼吸困難，動悸，胸痛，失神，易疲労感などがあげられるが，いずれも非特異的な症状であり，診断確定までに長い時間を要することもある．聴診所見としては，Ⅱ音肺動脈成分の亢進，相対的三尖弁閉鎖不全症に伴う胸骨左縁下部で聴取される汎収縮期雑音，肺動脈弁閉鎖不全症に伴う第2肋骨胸骨左縁での拡張早期雑音などが代表的である．進行例では，右心系の血流うっ滞に伴って，頸静脈怒張，肝腫大，下腿浮腫，腹水などを認めることもある．

4 分類

　様々な要因によって肺高血圧症が発症する．国際的な肺高血圧症分類では，発症原因，治療法の相違によって5つの群に分けられている（表4-27）．

5 病態

❶ 1群：肺動脈性肺高血圧症

　肺動脈性肺高血圧症（pulmonary arterial hypertension：PAH）は，末梢肺動脈の異常収縮と血管閉塞性の増殖性変化を原因として発症する．特発性以外に，遺伝性，薬物誘発性，門脈圧亢進症などが原因となる．膠原病もPAHの重要な基礎疾患であり，特に強皮症，

表4-27 2013年第5回肺高血圧症国際会議（ニース）で提唱された肺高血圧症臨床分類

1群　肺動脈性肺高血圧症
1.1　特発性
1.2　遺伝性
1.3　薬剤性
1.4　各種疾患に由来
1.4.1　結合組織病
1.4.2　HIV感染症
1.4.3　門脈圧亢進症
1.4.4　先天性心疾患
1.4.5　住血吸虫症
1'　肺静脈閉塞性疾患／肺毛細血管腫症
1"　新生児遷延性肺高血圧症
2群　左心疾患に伴う肺高血圧症
2.1　左室収縮機能障害
2.2　左室拡張機能障害
2.3　弁膜症
2.4　左室流入路／流出路障害・先天性心筋症
3群　肺疾患・低酸素血症に伴う肺高血圧症
3.1　慢性閉塞性肺疾患（COPD）
3.2　間質性肺疾患
3.3　気腫合併肺線維症
3.4　睡眠呼吸障害
3.5　肺胞低換気症
3.6　高地低酸素への慢性曝露
3.7　発育障害
4群　慢性血栓塞栓性肺高血圧症
5群　原因不明の複合的要因による肺高血圧症

出典／Simonneau G, et al.: Updated clinical classi-fication of pulmonary hypertension. J Am Coll Cardiol , 62: D34–D41. 2013 より一部改変．

混合性結合組織病（mixed connective tissue disease：MCTD），全身性エリテマトーデスに高頻度で合併する．比較的若年の女性に多く，1980年代までは肺移植が唯一の有効な治療手段であった．厚生労働省の指定難病に含まれており，2014年時点で2946人の患者が登録されている．PAHの主病態は，肺動脈の異常収縮と内腔を閉塞する増殖性血管病変に伴う血管床の減少である．炎症や低酸素刺激などの様々な要因で血管内皮細胞の機能障害が生じ，血管内皮由来の収縮因子（エンドセリン1）と弛緩因子（一酸化窒素，プロスタサイクリン）の不均衡が生じて，血管の異常収縮が起こる．病状の進行に伴って血管リモデリングが進展し，さらに肺高血圧症を悪化させると考えられている．未治療の場合の生命予後は2.8年と極めて不良である．

❷2群：左心疾患に伴う肺高血圧症

各種の左心疾患によって肺静脈系に血流がうっ滞し，引き続いて肺動脈圧が上昇する．冠動脈疾患をはじめとする様々な原因による左心機能障害や，左室への血液流入障害を呈する僧帽弁狭窄症や左房粘液腫などが原因疾患となり得る．右心カテーテル検査で肺動脈楔入圧が上昇している場合には，左心不全の合併を疑う必要がある．肺動脈圧が高い状態

が持続すると，PAHのような肺動脈の不可逆的血管病変が進行する．肺高血圧症を伴う左心不全は予後が不良であることも報告されている．

❸ 3群：肺疾患・低酸素血症に伴う肺高血圧症

慢性閉塞性肺疾患（chronic obstructive pulmonary disease；COPD）や間質性肺疾患などの慢性呼吸器疾患によって正常肺構造が破壊され，肺末梢組織の毛細血管床が減少することが発症の一因となる．右心不全を呈した場合には肺性心とよばれる．慢性呼吸不全を伴った場合は，低酸素性肺血管攣縮も肺高血圧症の進展に重要な役割を果たす．肺高血圧症の合併は，COPDや間質性肺疾患の予後不良因子となることが知られており，肺高血圧症が重症であるほど予後が悪化することも報告されている．気腫性および間質性の両方の肺病変を認める気腫合併肺線維症は，高頻度に肺高血圧症を合併し，その予後は著しく悪いことが示されている．無治療もしくは治療が不十分な睡眠時無呼吸症候群でも，時に肺高血圧症を合併する．この場合は，発症原因としての低酸素性肺血管攣縮の関与はさらに大きくなる．

❹ 4群：慢性血栓塞栓性肺高血圧症

器質化した血栓によって比較的中枢側の肺動脈が狭窄・閉塞し，肺動脈圧の上昇が生じる．6か月以上にわたって血栓が残存している状態が慢性肺血栓塞栓症であり，さらに平均肺動脈圧が25mmHg以上の場合に慢性血栓塞栓性肺高血圧症（chronic thromboembolic pulmonary hypertension；CTEPH）となる．適切な治療が行われなかった急性肺血栓塞栓症に引き続いて発症する例もあるが，明らかな血栓症のエピソードがないまま病状が進行する場合もあり，残存血栓以外にも発症要因があることが推測されている．PAHと同様に厚生労働省の指定難病に含まれており，2013年時点で2140名の患者が医療受給者となっており，60〜70歳代の女性に多い傾向がある．

❺ 5群：原因不明の複合的要因による肺高血圧症

サルコイドーシス，肺ランゲルハンス細胞組織球症，リンパ脈管筋腫症，慢性溶血性貧血，先天性の代謝性疾患などに合併した肺高血圧症が含まれる．

6 検査

▶ **胸部X線** 肺高血圧症に特徴的な心陰影の変化は，右第1弓（右肺動脈），右第2弓（右心室），左第3弓（左肺動脈）の突出である．

▶ **心電図** 右室肥大（V_1誘導のR波増高やV_5〜V_6の深いS波）や右房負荷（Ⅱ，Ⅲ，aV_FのP波の増高）に伴う心電図変化がみられる．胸部誘導の陰性T波もしばしば認められる所見である．

▶ **採血** BNP，NT-proBNPの値から心負荷の程度を推測することができる．尿酸は肺循環動態の悪化に伴って上昇することが知られている．膠原病に合併する肺高血圧症を疑った場合は，各種自己抗体の測定も行う．

▶ **6分間歩行試験** 総歩行距離やSpO_2最大低下値は，肺高血圧症の運動耐用能の評価に用

いられる．各肺高血圧症の鑑別には有用でないが，重症度や治療効果判定の評価に使用される．PAH を対象とした臨床試験で，6 分間歩行距離が 300m 以下の群では，有意に生命予後が不良であることが知られている．

▶ **経胸壁心臓超音波検査**　ドプラ法を用いた三尖弁の逆流速度から，肺動脈圧を推定することができる．非侵襲的で患者の負担も少なく，肺高血圧症のスクリーニング検査として有用である．一方で，測定値に誤差が多く，常に過小・過大評価の可能性を念頭に置く必要がある．心臓超音波検査で肺高血圧が疑われる症例に対しては，心カテーテル検査による診断確定が必要である．左心疾患の鑑別にも有用で，左心収縮能の評価や，弁膜症，中隔欠損の確認などを簡便に行うことができる．慢性呼吸器疾患を合併した症例では，正確な評価が困難な場合もあるので注意を要する．

▶ **呼吸機能検査**　拡散能障害は肺高血圧症にしばしばみられる所見である．肺高血圧症を伴う気腫合併肺線維症では，見かけ上の呼吸機能は正常範囲の場合でも，拡散能が著しく低下する．COPD や間質性肺疾患などの肺高血圧症の原因となり得る慢性呼吸器疾患の診断や重症度の評価にも有用である．

▶ **胸部 CT**　1 群以外の肺高血圧症の鑑別のために施行する．肺野条件で，COPD や間質性肺疾患などの慢性呼吸器疾患の有無を確認できる．慢性血栓塞栓性肺高血圧症の原因となる器質化血栓の評価には，造影 CT が有用である．

▶ **換気血流シンチグラフィ**　PAH では末梢側のびまん性血流欠損を認めるが，肺血栓塞栓症では区域性の血流欠損が特徴的である．換気シンチグラフィを併用することで，換気血流不均衡の領域を確認することができる．

▶ **右心カテーテル検査**　肺高血圧症の診断に必須の検査である．平均肺動脈圧が 25mmHg 以上で肺高血圧症の診断となり，さらに肺動脈楔入圧が 15mmHg を超えた場合には左心不全の合併を疑う．進行した肺高血圧症では，心拍出量の低下と肺血管抵抗の上昇が臨床的に重要である．これらのパラメーターは心臓超音波検査では測定できないため，右心カテーテル検査で評価を行う．また肺動脈造影は，CTEPH や大動脈炎症候群などの肺血管病変の同定に有用である．

7 ｜ 治療

1 群の PAH に対しては，血管収縮因子のエンドセリンや血管弛緩因子の一酸化窒素やプロスタサイクリンを標的とした治療薬が数多く開発されている．これらの薬剤の使用によって，PAH の生命予後は著しく改善した．さらに，異なる作用機序の薬剤を組み合わせた併用療法が生命予後を改善することも報告されている．プロスタサイクリン系薬の持続静注は最強の内科的治療であるが，中心静脈カテーテルの閉塞や感染などの緊急トラブルに対応できる施設での施行が望ましい．膠原病に伴う PAH に対しては，副腎皮質ステロイド薬や免疫抑制剤を用いた免疫抑制治療が有効な場合がある．

4 群の CTEPH の第一選択肢は外科的治療である．器質化血栓を取り除く肺動脈血栓内

膜摘除術は，肺血行動態や自覚症状を劇的に改善させる。ただし，国内でCTEPHに対する外科的治療ができる施設は限られている。近年は，バルーンカテーテルを用いて閉塞部位を拡張する肺動脈拡張術も積極的に行われている。2014年からは，CTEPHに対して初めて有効性が確認された血管拡張薬も臨床使用が可能となった。重症例に対しては，これらの治療を組み合わせた包括的な治療も行われる。

一方で，左心疾患や呼吸器疾患に伴う2群，3群の肺高血圧症に関しては，効果的な治療法がないのが現状である。心・肺の原因疾患に対する治療を十分に行い，さらに必要に応じて在宅酸素療法を導入し適切な酸素化を維持する。一部のPAH治療薬が肺血行動態や生命予後を改善する可能性は示されているが，2群や3群の肺高血圧症に対するPAH治療薬の有用性については，より大規模な臨床試験による検証が必要である。

いずれの肺高血圧症においても，既存の治療での効果が乏しい場合は肺移植（時に心肺移植）の適応となるが，現実的には日本国内で移植の恩恵を受けられる症例は多くない。

VIII 換気異常

A 過換気症候群

過換気症候群（hyperventilation syndrome）は，不安，興奮などの心理的ないし情緒的な因子により，発作的に呼吸が深く速くなり，肺胞過換気を招く症候群である。機能的な，すなわち明らかな臓器障害を伴わない症候群であることもポイントである。

1 病態・症状

肺胞過換気により血中の二酸化炭素（CO_2）が低下するため，呼吸性アルカローシスが出現し，それに伴う自覚症状，電解質異常などによる諸症状が出現する。すなわち，呼吸困難，胸部圧迫感，動悸，全身的な苦悶感，四肢のしびれ感，テタニーなどの多様な症状が，不安，緊張などをさらに強め，悪循環を引き起こす。また，交感神経が興奮している状態で，カテコールアミンの分泌が促進され，頻脈，動悸，発汗などもみられる。女性，特に若年者に多く，必ずしも稀な疾患ではない。心因性の過換気では，安静時の呼吸困難を訴えパニック発作と関連している可能性がある。

2 検査・診断

発作時は，呼吸回数の増加，動脈血ガス分析で呼吸性アルカローシスの所見，低カリウム血症，低カルシウム血症が認められる。

3 治療

発作時は,「大丈夫,安心してください」と説明し,患者を落ち着かせ,不安,緊張を取り除き,息を吐くことを患者に意識させ,ゆっくり呼吸するように指導する。呼吸数が減少してきたら,酸素は十分足りており,生命には危険はないこと,発作は数分から数十分で収まることを説明する。それでも改善しない場合は,ベンゾジアゼピン系抗不安薬を投与する。日常生活では,飲酒やカフェインの摂取を控え,激しい運動や空腹時の運動には気をつけるように指導する。頻回に発作を繰り返す場合は,心療内科や精神科を受診させ,薬物療法や心理療法,行動療法の導入を検討する。

B 睡眠時無呼吸症候群

1 定義

鼻と口での気流が10秒間以上停止するものが「無呼吸」,呼気気流が50%以下に低下し,経皮的動脈血酸素飽和度(SpO_2)が基準値より3%以上低下するものが「低呼吸」である。睡眠時無呼吸症候群(sleep apnea syndrome;SAS)とは,「睡眠1時間当たりの無呼吸・低呼吸の回数である無呼吸低呼吸指数(apnea hypopnea index;AHI)が5回以上認められ,かつ昼間の眠気など症状を伴う場合」と定義されている。成人男性の約3〜7%,女性の約2〜5%にみられ,女性は閉経後に増加する。

2 分類

重症度分類は,AHI で規定され,正常:AHI < 5,軽症:5 ≦ AHI < 15,中等症:15 ≦ AHI < 30,重症:30 ≦ AHI に分類される。

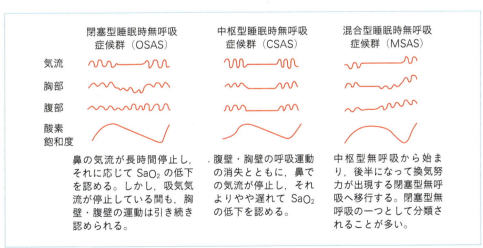

図4-29 SASの3型

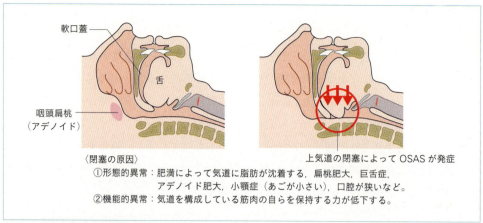

図4-30 OSASの気道閉塞

病態分類は，以下の3型に分けることができる（図4-29）。

❶ **閉塞型睡眠時無呼吸症候群**

閉塞型睡眠時無呼吸症候群（obstructive SAS；OSAS）は，上気道閉塞により無呼吸が繰り返し起こるタイプで，最も頻度が高い（図4-30）。無呼吸中には，上気道は閉塞するが換気努力が認められ，胸郭と腹壁が逆位相の奇異呼吸運動を示す。原因は，肥満など体型要因，扁桃肥大などの耳鼻科的要因，顎の後退や小顎などの顔面頭蓋骨の要因がある。顎の後退や小顎では，睡眠時に生じる上気道の緊張低下，それに伴う舌根沈下が，より生じやすい。体位（側臥位よりも仰臥位姿勢），飲酒習慣，筋弛緩作用のある睡眠薬の服用時などでもより増強され咽頭の狭小化をきたしやすい。いびきは，その狭い気道を通って空気が流れることで気道が振動して生じる。

❷ **中枢型睡眠時無呼吸症候群**

中枢型睡眠時無呼吸症候群（central SAS；CSAS）は，脳幹呼吸中枢からの呼吸筋への出力が消失するため，胸郭および腹壁の動きがなくなり，呼吸が停止する状態をいう。原発性または中枢性肺胞低換気症候群の一部と考えられている。うっ血性心不全や脳疾患に合併することが多い。

❸ **混合型睡眠時無呼吸症候群**

中枢型無呼吸から始まり，後半になって換気努力が出現し閉塞型無呼吸へ移行する。混合型睡眠時無呼吸症候群（mixed SAS；MSAS）は，閉塞型無呼吸の一つとして分類されることが多い。

3 臨床症状と病態生理（表4-28，図4-31）

SASの主たる病態は，間欠的なガス交換障害（低酸素血症，高二酸化炭素血症），間欠的な覚醒が続くことによる交感神経活性である。それらに由来した臨床症状として，睡眠中，起床時，日中に様々な症状をきたし，全身の合併症を生じ得る。

表4-28 SASの臨床症状と合併症

症状と身体所見	合併症
・いびき　・日中傾眠，中途覚醒 ・起床時の頭痛　・気道閉塞　・夜間頻尿 ・性欲低下，インポテンス ・知性の低下，性格変化・抑うつ状態	・高血圧症　・虚血性心疾患 ・不整脈　・脳血管障害 ・動脈硬化　・多血症 ・糖尿病　・肺高血圧症　・突然死

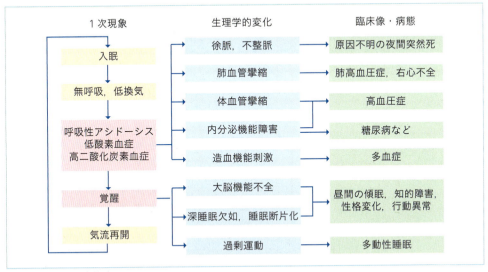

図4-31 SASの病態生理

4 検査

　スクリーニング（自宅での検査が可能）として，①パルスオキシメーター（SpO_2の連続測定記録），②簡易睡眠検査（SpO_2，鼻の気流，いびき，体位などの連続測定記録）がある。より正確な診断では，精密検査（入院検査）として終夜睡眠ポリソムノグラフィー（polysomnography；PSG）を行う（図4-32）。

　簡易検査の内容に脳波を加えて連続測定記録を行い，睡眠ステージの分布（睡眠構築）を評価する。昼間の患者の主観的な眠気の評価法としては，エプワース眠気尺度（Epworth Sleepiness Scale Score；ESS）が用いられることが多い。

5 治療

　重症度，症状の程度により選択する。主なものには，減量・生活習慣の改善（飲酒制限，側臥位での就寝），耳鼻科的治療，口腔内装置，持続陽圧気道圧（continuous positive airway pressure；CPAP）がある（図4-33）。CPAPは最も確実にSAS状態を回避する治療手段であり，現在の治療の主軸である。

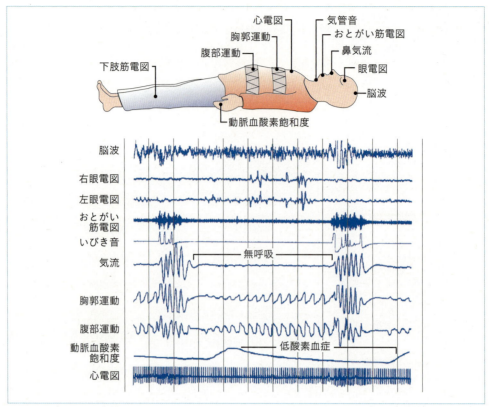

図 4-32 ポリソムノグラフィー

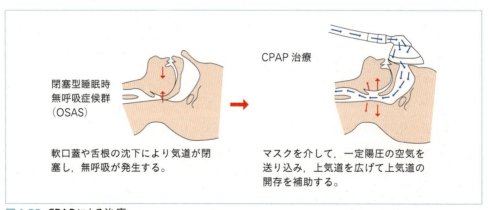

図 4-33 CPAP による治療

6 予後

　日々治療を継続することにより，健常者と同じ睡眠ができ，症状，合併症を回避できる。したがって，対症療法としての CPAP も継続的に日々行うことが重要である。

IX 肺腫瘍

A 原発性肺がん

肺がん

概要	定義	・肺の中の気管支や肺胞の上皮性組織から発生した悪性腫瘍を原発性肺がんという。ほかの臓器で発生したがんが肺に転移したものを転移性肺がんという。
	特徴	・死亡者数の男女比では，男性が女性の約2.4倍と明らかな性差がある。 ・日本人の場合，腺がんが約50〜60％，扁平上皮がんが約20〜30％，小細胞肺がんが約10〜15％を占める。
症状		・肺の末梢部に発生するがんの症状：ある程度の大きさに増大するまで無症状であるが，増大すると咳，痰，血痰，呼吸困難などの症状をきたし得る。 ・肺門部に発生するがんの症状：早期から咳，痰，血痰が出やすく，無気肺や感染により息切れや肺炎様の症状をきたすことがある。 ・がんの進展による症状：反回神経を麻痺させると嗄声や誤嚥が生じる。横隔神経に進展し麻痺させると呼吸機能が低下し，呼吸困難をきたすことがある。上大静脈症候群（SVC症候群）とよばれる肺がんの特徴的な症状がみられる。 ・肺尖部のがんが増大した場合の症状：胸部交感神経節，腕神経叢の圧排や浸潤により肩や腕の疼痛や麻痺などを呈したものをパンコースト症候群）がみられる。 ・遠隔転移による症状：肺がんは遠隔転移をきたしやすいがんである。転移をきたしやすい臓器として，脳，骨，肝，副腎，肺などが知られており，転移臓器によって多彩な症状をきたし得る。
分類（一例）		・肺がんの組織型は小細胞肺がんと非小細胞肺がんに大別され，非小細胞肺がんはさらに腺がん，扁平上皮がん，大細胞がんに分類されるが，これらの移行型や，複数の組織型が混在する場合もある。
検査・診断		・病理学的診断：病理診断の方法としては，細胞診検査と組織診検査の2つがあげられる。 ・進展度の評価：肺がんの病期の評価には，原発巣の状態（T），リンパ節転移の範囲（N），遠隔転移の有無（M）で表現するTNM分類が用いられ，これに基づいて病期をIA期からIVB期まで分類し，適した治療を選択するための目安とする。
主な治療		・肺がんの治療には，局所療法である手術療法，放射線療法と，全身療法である薬物療法（化学療法，分子標的治療薬，免疫チェックポイント阻害薬）があり，手術療法，放射線療法，薬物療法の3つを組織型や病期，がんの遺伝子やたんぱく質のタイプなどに応じて選択していく。

1. 成因

　肺がんは職業的にはアスベスト（石綿）などの粉塵の曝露歴のある労働者に発生しやすいことが知られている。しかし，それ以上に喫煙との因果関係が最も明らかであり，喫煙量が多いほど，喫煙開始年齢が若いほど肺がん発生の危険性は増大する。たばこの煙には

4000種以上の化学物質が含まれ，そのうち発がん性が確認されているものだけでも200種を超えている。これらの発がん物質が気管支や肺胞の細胞の遺伝子を障害し，遺伝子に異常（変異）が生じる。この異常が積み重なることで，細胞のがん化が生じると考えられている。

ただ，一方でこのような粉塵曝露歴や喫煙歴がないにもかかわらず，肺がんが発生することがある。そのような肺がんの発生過程にはいまだ不明な点も多いが，その原因の一つとしてドライバー変異（driver mutation）とよばれる，がん細胞の発生や増殖，生存の維持に強く関与する遺伝子の異常があげられる。この遺伝子の異常は喫煙に関係なく突然変異として肺の細胞に生じる。このようなドライバー変異はがんの原因となる一方で，治療の標的となることが知られており，その研究は新たな肺がんの治療開発につながっている。

2. 疫学

日本人のがんによる死亡者数は年間37万人に上り，そのなかで肺がんは最も多く7万3000人を超えている。死亡者数の男女比では，男性が女性の約2.4倍と明らかな性差がある。死亡者数は約30年前と比較し，男女とも2～3倍となっている。肺がんは60歳代以降に好発する腫瘍のため，このような大幅な肺がん死亡者数増加の主な要因は，人口の高齢化と考えられている。

肺がんの組織型は小細胞肺がん（small cell lung cancer）と非小細胞肺がん（non-small cell lung cancer）に大別され，非小細胞肺がんはさらに腺がん（adenocarcinoma），扁平上皮がん（squamous cell carcinoma），大細胞がん（large cell carcinoma）に分類されるが，これらの移行型や，複数の組織型が混在する場合もある。小細胞肺がんと扁平上皮がんはその発生において，ほかの組織型以上に喫煙との強い関連があるとされている。

日本人の場合，腺がんが約50～60％，扁平上皮がんが約20～30％，小細胞肺がんが約10～15％を占める。近年日本人の喫煙率の低下に伴い，腺がんの増加と，扁平上皮がんの減少傾向が認められている。

3. 病態

肺がんの組織学的分類を表4-29に示す。

腺がんは肺の分泌腺の組織を発生母地とした肺がんであり，分泌腺細胞の特徴を有する。ほかの組織型に比べると女性の発生頻度が高く，肺の末梢部に多くみられるため無症状で，検診などにより早期に発見されることが比較的多い。非喫煙者の腺がんでは前述したドライバー変異を有する可能性が高い。

扁平上皮がんは肺の扁平上皮とよばれる気道表面の粘膜組織から発生する肺がんである。男性に多く，肺門部の太い気管支に発生する場合が多いため，初期には胸部X線検査のみでは発見しにくく，血痰などのような症状をきっかけに発見されることも多い。

大細胞がんは腺がん，扁平上皮がん，いずれの特徴も有さないが，小細胞がんのように

表4-29 肺がんの組織学的分類

組織型	非小細胞肺がん			小細胞肺がん
	腺がん	扁平上皮がん	大細胞がん	
日本人の肺がんに占める割合	約50〜60%	約20〜30%	約5%	約10〜15%
好発部位	肺野部	肺門部	特に偏りなし	肺門部
発症と喫煙との関連性	ほかの組織型より弱い	強い	比較的強い	強い
そのほかの特徴	日本人では約50%でドライバー変異が認められる。	空洞を形成しやすく，血痰が出やすい。	ほかの組織型に分類できず，大細胞がんとせざるを得ないことがある。	進行が非常に早く，悪性度が高い。

細胞の見た目が小さくないという肺がんで，非小細胞肺がんに分類される。手術療法や放射線療法の適応は腺がんや扁平上皮がんと同様の考え方で判断するが，化学療法の際に用いる薬剤については小細胞肺がんで用いるものを選択することが多い。

小細胞肺がんは悪性度が高く，発見時に60〜70%の症例で遠隔転移を認める。扁平上皮がんと同様に肺門部に発生することが多い。遠隔転移をきたしやすい一方で，抗がん剤や放射線療法への反応は良好である。ただし容易に再発をきたし，再発後の予後は極めて不良である。

4. 症状

肺の中には痛みを感じる神経が少ないため，肺がんの病巣が小さいうちは症状をきたしにくく，これが肺がんを早期発見しづらい一因になっている。ただし，肺を包んでいる胸膜は痛みに鋭敏であり，そこに腫瘍が進展すると疼痛が生じる。さらに肺の周囲の血管や神経に浸潤したり，遠隔臓器へ転移をきたしたりすると，浸潤・転移が生じた臓器に応じて様々な症状をきたす。

1 肺の末梢部に発生するがんの症状

肺の末梢部に発生する肺がんは，ある程度の大きさに増大するまで無症状のことが多いが，増大すると咳，痰，血痰，呼吸困難などの症状をきたし得る。また大きさにかかわらず，胸膜に浸潤をきたすと胸痛や背部痛などが生じる。さらに胸膜の表面にがん細胞が播種し，胸水がたまると呼吸困難をきたす。

2 肺門部に発生するがんの症状

肺門部に発生する肺がんは，太い気管支を狭窄ないし閉塞していくため，早期から咳，痰，血痰が出やすく，無気肺や感染により息切れや肺炎様の症状をきたすことがある。

3 がんの進展による症状

　肺がんが縦隔に直接進展したり，転移リンパ節が腫大したりして反回神経を麻痺させると嗄声や誤嚥が生じる。横隔神経に進展し麻痺させると呼吸機能が低下し，呼吸困難をきたすことがある。上大静脈に浸潤し閉塞すると顔面，頸部，上肢の浮腫と体表の静脈怒張をきたす。これは上大静脈症候群（superior vena caval syndrome；SVC症候群）とよばれ，肺がんの特徴的な症状の一つである。

4 肺尖部のがんが増大した場合の症状

　肺尖部に発生した腫瘍が肺外に向かって進展し，胸部交感神経節，腕神経叢の圧排や浸潤により肩や腕の疼痛や麻痺などを呈したものをパンコースト症候群（Pancoast syndrome）とよび，そのような肺尖部の腫瘍をパンコースト腫瘍もしくは肺尖部胸壁浸潤がん（superior sulcus tumor；SST）とよぶ。また椎体に沿って存在する交感神経に肺がんが浸潤すると，交感神経麻痺による症状（瞳孔の縮小，眼瞼下垂，発汗停止）を生じ，ホルネル症候群（Horner's syndrome）という。

5 遠隔転移による症状

　肺がんは遠隔転移をきたしやすいがんである。転移をきたしやすい臓器として，脳，骨，肝，副腎，肺などが知られており，転移臓器によって多彩な症状をきたし得る。たとえば脳に転移をきたすと悪心・嘔吐，麻痺，意識障害などの症状が，骨に転移をきたすと疼痛，骨折による歩行障害などの症状が生じ得る。

6 腫瘍随伴症候群

　上記のような腫瘍による圧迫や浸潤による直接症状や遠隔転移による症状のほか，腫瘍が生物学的活性物質を産生して生じる腫瘍随伴症候群とよばれる症状がみられることがある。腫瘍随伴症候群は肺がんのみに特異的にみられるものではないが，肺がんで比較的頻度が高いものとして，ACTH産生腫瘍によるクッシング症候群，低浸透圧血症と低ナトリウム血症による症状が出現する抗利尿ホルモン分泌異常症候群（syndrome of inappropriate secretion of antidiuretic hormone；SIADH），副甲状腺ホルモン様物質による高カルシウム血症，下肢の筋力低下がみられるランバート-イートン症候群（Lumbert-Eaton syndrome），ばち状指や手指関節などの腫脹と疼痛を生じる肥大性骨関節症，女性化乳房，汎発性（播種性）血管内凝固（disseminated intravascular coagulation；DIC）などがある。

5. 検査

　肺がんに対して適切な治療を行うためには，肺がんの組織型と進展度（病期）を正確に診断する必要がある。

まず胸部X線検査やCT検査などの画像検査で肺がんが疑われた場合，本当に肺がんかどうかを確定診断する必要がある．そのために，異常のある部分から組織もしくは細胞を採取し，病理診断（組織検査，細胞検査）を行う必要がある．病理診断でがんが確定した場合，次の段階として病気の進展度（病期）を決定し，全身状態を検討したうえで治療方針を決めていく．

1 病理学的診断

病理診断の方法としては，細胞診検査と組織診検査の2つがあげられる．細胞診検査は喀痰や胸水などの液体検体をパパニコロー染色し，その中に悪性腫瘍が含まれていないかどうかをみる検査である．対象となる検体は比較的低侵襲に採取できるが，がんの組織型の同定は難しいことが多い．一方で組織診検査はがんの組織を塊（かたまり）で採取し，それを染色・鏡検し，がんの診断をつける検査である．採取には一定の侵襲を伴うが，しっかり検体が採取できれば，がんの組織型まで診断が可能である．また細胞診検体に比べてがんの遺伝子検査を実施しやすい利点がある．以下に主な採取法を示す．

- **喀痰検査**：最も侵襲度の低い検査法で，咳嗽時に得られた喀痰を用いて細胞診検査を行う．簡便に実施できる検査ではあるが，感度はあまり高くない．
- **胸水穿刺**：胸を針で穿刺（せんし）し，胸腔内に貯留（ちょりゅう）している胸水を採取する．胸水を用いて細胞診検査が実施できるほか，その胸水中のがん細胞を集めてセルブロックという塊を作ることで，組織診検査に準じた検査の実施も可能である．
- **気管支鏡検査**：肺がんの診断をするうえで最もポピュラーな手法であり，気管支鏡を用いてX線透視下に鉗子や針などでがん組織を採取する．近年は，超音波を用いて腫瘍の位置を同定したり，CT画像を再構成して腫瘍までのルートを前もって特定したりといった手法で，診断率の向上が図られている．
- **CT透視下肺生検**：CT検査で腫瘍の位置を確認しつつ，皮膚から直接腫瘍を針で刺して組織検体を得る手法である．高い診断率が期待できる検査であるが，気胸や喀血などの合併症に留意が必要である．

そのほか転移巣から組織を採取する場合には，その転移臓器に応じて，様々な手法での組織採取が検討される．いずれの方法を選択するかは，患者への侵襲性や，検査の目的（どのような検体が必要か）などをもとに選択される．

2 進展度の評価

肺がんの病期の評価には，原発巣の状態（T），リンパ節転移の範囲（N），遠隔転移の有無（M）で表現する**TNM分類**が用いられ，これに基づいて病期をⅠA期からⅣB期まで分類し，適した治療を選択するための目安とする．現在用いられている『TNM悪性腫瘍の分類第8版 日本語版』の概要を表4-30に示す．極めて煩雑な分類になっているが，大まかにいうと，原発巣のみでリンパ節・血行性転移のない状況がⅠ期，原発巣がある側の

表4-30 TNM分類

TX	潜伏がん
Tis	上皮内がん：肺野型の場合，充実成分径 0cm かつ病変全体径 ≦ 3cm
T1	充実成分径 ≦ 3cm
T1mi	微小浸潤性腺がん：部分充実型を示し，充実成分径 ≦ 0.5cm かつ病変全体径 ≦ 3cm
T1a	充実成分径 ≦ 1cm かつ Tis・T1mi に相当しない
T1b	充実成分径 > 1cm かつ ≦ 2cm
T1c	充実成分径 > 2cm かつ ≦ 3cm
T2	充実成分径 > 3cm かつ ≦ 5cm，あるいは主気管支浸潤，臓側胸膜浸潤，一側部分または全体の無気肺・閉塞性肺炎
T2a	充実成分径 > 3cm かつ ≦ 4cm
T2b	充実成分径 > 4cm かつ ≦ 5cm
T3	充実成分径 > 5cm かつ ≦ 7cm，あるいは壁側胸膜，胸壁，横隔神経，心膜への浸潤，同一胚葉内の不連続な副腫瘍結節
T4	充実成分径 > 7cm あるいは横隔膜，縦隔，心臓，大血管，気管，反回神経，食道，椎体，気管分岐部への浸潤，同側の異なった胚葉内の副腫瘍結節
N0	リンパ節転移なし
N1	同側肺門リンパ節転移
N2	同側縦隔リンパ節転移
N3	対側肺門，対側縦隔，前斜角筋または鎖骨上窩リンパ節転移
M0	M1 に該当する病変なし
M1	対側肺内の副腫瘍結節，胸膜または心膜結節，悪性胸水，悪性心嚢水，遠隔転移
M1a	対側肺内の副腫瘍結節，胸膜結節，悪性胸水（同側・対側），悪性心嚢水
M1b	肺以外の1臓器への単発遠隔転移
M1c	肺以外の臓器への多発遠隔転移

出典／Brierley JD, 他編著，UICC 日本委員会 TNM 委員会訳：TNM 悪性腫瘍の分類 第8版 日本語版，金原出版，2017 を参考に作成．

肺門部リンパ節まで転移がある状態をⅡ期，両肺の間のリンパ節にまでリンパ節転移がある状態がⅢ期，血行性転移や胸膜播種がある状態をⅣ期と分類している．非小細胞肺がんの場合，ⅠA期からⅢA期の一部までは手術を中心とした治療を，ⅢA期の一部からⅢC期の一部までは放射線治療を中心とした治療を，ⅢC期からⅣB期までは全身化学療法を中心とした治療が考慮される（表4-31）．

ただし，小細胞肺がんは非小細胞肺がんに比べて悪性度が極めて高く，早期から全身の転移を起こしやすい．そのため，手術はⅠ期の症例でのみ考慮され，Ⅱ期以上では全身化学療法を中心とした治療が選択される．そのため，通常の TNM 分類に加え，病巣が一側胸郭内に限局している限局型（limited disease；LD）と，それ以上に進展した進展型（extensive disease；ED）とに分類し，限局型の場合は化学療法に放射線療法を併用した治療が，進展型の場合は化学療法単独での治療が選択される（表4-31）．

また病期は，画像所見をもとに診断する臨床病期（clinical stage），手術で採取した組織を用いた病理学的診断をもとに診断する病理病期（pathological stage）に分けられる．臨床病期の場合は TNM の表記の前に clinical の「c」を，病理病期の場合は pathological の「p」

表4-31 肺がんの病期に基づいた標準治療

非小細胞肺がん	
ⅠA期	手術
ⅠB期	手術→術後化学療法
ⅡA期	手術→術後化学療法
ⅡB期	手術→術後化学療法
ⅢA期	手術→術後化学療法 化学放射線療法
ⅢB期	化学放射線療法 全身薬物療法
ⅢC期	化学放射線療法 全身薬物療法
ⅣA期	全身薬物療法
ⅣB期	全身薬物療法

小細胞肺がん	
早期限局型（Ⅰ型）	化学療法＋手術
限局型	化学療法＋放射線療法
進展型	化学療法

をつけて示す。

6. 治療

　肺がんの治療には，局所療法である手術療法，放射線療法と，全身療法である薬物療法（化学療法，分子標的治療薬，免疫チェックポイント阻害薬）があり，手術療法，放射線療法，薬物療法の3つを組織型や病期，がんの遺伝子やたんぱく質のタイプなどに応じて選択していく。以下肺がんにおける標準治療について述べていく。標準治療とは，これまでに蓄積された治療データ・臨床研究の結果から，最も有効と思われる治療のことを指す。

1　手術療法

　手術は全身，特に心・肺機能についてを十分に検討したうえで安全と考えられた症例に行われる。

　非小細胞肺がんでは，骨，肺，脳，肝などへの遠隔転移（血行性転移）がなく，解剖学的に切除が可能であるⅠ期，Ⅱ期，一部のⅢA期に手術が選択される。完全切除し得た病理病期ⅠB期，Ⅱ期，Ⅲ期の症例に対しては，術後化学療法を行うことが推奨されている。小細胞肺がんでは手術は原則としてⅠ期に対してのみ行われ，術後化学療法を行う。

　手術の方法は，がんの広がりや部位，肺の機能に応じて，肺の一部のみを切除する部分切除術，肺を区域に沿って切除する区域切除術，肺の一葉を摘出する肺葉切除術，片方の肺をすべてとってしまう片肺全摘除術などから術式を選択する。また肺の切除と同時に，リンパ行性転移の可能性を考え，肺門や縦隔のリンパ節郭清を行う。

　手術による合併症としては，出血や不整脈，呼吸不全，血栓症，感染症，切除した肺や気管支から空気や分泌物が漏れてしまう肺瘻・気管支断端瘻，切除したリンパ管から漏れたリンパ液が胸腔に貯留する乳び胸などがあげられ，慎重な術後管理が必要である。

2　放射線療法

　放射線療法は臨床病期Ⅲ期の非小細胞肺がんや限局型の小細胞肺がん，臨床病期Ⅱ期以下であるが全身状態の問題で手術が難しい非小細胞肺がんに対する根治治療（治癒を目指した治療）や，症状がある，あるいは今後症状をきたすリスクが高い病巣に対する症状緩和治療に用いられる。根治治療に用いる場合は，化学療法との併用が考慮される。放射線照射の際には，標的となる病変周囲の正常組織にも放射線が当たってしまうことで副作用が生じる。照射部位によって起こる事象は異なるが，肺炎や皮膚炎，食道炎のほか，悪心や白血球減少などの副作用が生じ得る。

3　化学療法

　全身状態が良好な臨床病期Ⅳ期の非小細胞肺がん，進展型の小細胞肺がんに対しては，殺細胞性抗がん剤を用いた化学療法が選択肢となる。ただし，化学療法を含めた全身薬物療法では肺がんの治癒は期待できず，治療の目標は，①生存期間の延長と，②QOL（クオリティ・オブ・ライフ）の改善になる。

　Ⅳ期の非小細胞肺がんに対する化学療法は，プラチナ製剤（シスプラチン，カルボプラチンなど）と第3世代抗がん剤（主に1990年代に開発された抗がん剤：ペメトレキセドナトリウム水和物，パクリタキセルなど）の2剤を組み合わせて投与するプラチナ併用化学療法が主体となる。無治療のⅣ期非小細胞肺がんの予後は半年程度とされているが，プラチナ併用化学療法を行うことで，奏効率（がんが半分以下の大きさまで縮小する確率）は20〜30％程度，治療開始後の平均的な生存期間は12〜18か月程度とされている。

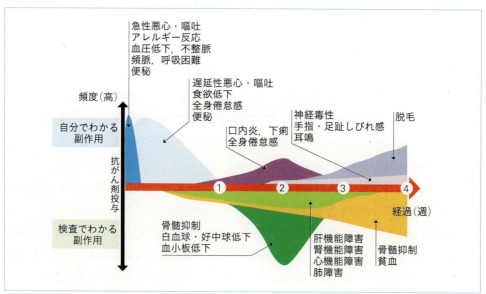

図4-34　殺細胞性抗がん剤の副作用

進展型小細胞肺がんについては,無治療である場合の予後は2か月程度とされる一方で,化学療法による奏効率は70～80％程度,治療開始後の平均的な生存期間は13か月程度とされており,化学療法の延命効果が高い。そのため,全身状態が不良であっても積極的に化学療法の実施を検討する。用いる抗がん剤としては,プラチナ製剤とエトポシド(第2世代抗がん剤)やイリノテカン塩酸塩水和物(第3世代抗がん剤)の併用療法が標準治療である。

　化学療法による副作用としては,全身倦怠感や骨髄抑制(貧血,血小板減少,白血球減少),悪心・嘔吐,脱毛,肝機能障害,腎機能障害などがあげられ,特に白血球が減少している状況での細菌感染(発熱性好中球減少症)や,間質性肺炎(抗がん剤による肺炎)などが生じると,命にかかわることがある(図4-34)。近年は白血球を増加させる顆粒球コロニー刺激因子(G-CSF)製剤や,制吐薬の進歩により,化学療法の副作用はある程度管理可能となっており,ほとんどの化学療法は外来で実施されている。しかし,十分な管理をしても,1％程度の確率で抗がん剤による死亡(治療関連死)が起こり得る。リスクを踏まえ,化学療法の実施を判断していく必要がある。

4　分子標的治療薬

　化学療法で用いる殺細胞性抗がん剤は,がん細胞が正常細胞よりも頻回に細胞分裂をすることに着目し,細胞分裂を阻害する作用を利用してがん細胞を障害する薬剤であるが,正常細胞も当然ながら細胞分裂をしているためにダメージを受け副作用が生じる。分子標的治療薬は,がん細胞に発現しているが正常細胞にはほとんどないような遺伝子の異常やたんぱく質を狙い撃ちすることで,より軽い副作用で,より高い効果が得られるようデザインされた薬剤である。

　標的となる遺伝子の異常としては,*EGFR*遺伝子変異や*ALK*融合遺伝子,*ROS-1*融合遺伝子などがあり,これらの遺伝子異常をもつ非小細胞肺がんに対しては,ゲフィチニブやアレクチニブ塩酸塩,クリゾチニブなどの分子標的治療薬が非常によく効くことが知られている(奏効率70～90％程度)。ただし,いったん良い効果が得られても,1～2年で耐性が生じてしまう。近年は耐性が生じるメカニズムが解明されつつあり,その原因によっては別の分子標的治療薬が有効である場合があるため,耐性が生じた場合にはその原因を検査するためにもう一度組織を採取(再生検)することも検討される。

　また上記のような遺伝子の異常を標的とするもののほかに,がん細胞が自分に栄養を運ぶための血管を作ることを邪魔することで抗がん作用を発揮する分子標的治療薬もある(血管新生阻害薬：ベバシズマブ,ラムシルマブなど)。血管新生阻害薬は化学療法と併用することでより効果を発揮することがわかっており,併用療法として用いることが一般的である。

5　免疫チェックポイント阻害薬

　人体内では一定のペースでがんに進展し得る異常細胞が発生しているが,その異常細胞ががんとして発症してしまわないように,人体にはいくつかの防御機構がある。そのうち

の一つが免疫システムであり，人体内でがん細胞が発生してもそれを免疫が排除することで，がんの発生を抑制している。そのため，すでに発症している肺がんは何らかの方法でこの免疫システムの攻撃から逃れているということになる。がんが免疫システムから逃れる手段の一つとして，免疫チェックポイントという免疫細胞にブレーキをかけるたんぱく質がかかわっていることが近年わかってきている。その免疫チェックポイントに作用することで免疫システムにかかっているブレーキを解除し，免疫細胞に正しくがん細胞を攻撃させることで，抗がん作用を発揮する薬剤が免疫チェックポイント阻害薬である。現在肺がんにおいては，PD-1（programmed death 1）というたんぱく質を標的にした抗PD-1抗体薬（ニボルマブ，ペムブロリズマブなど）の有効性が証明されており，治療に用いられている。

　特徴はいったん抗がん作用が得られると，その作用が長期にわたり持続をするという点であり，従来の化学療法では難しかった5年生存を達成し得た患者が一定数存在することが報告されている。ただその一方で，有効性が得られる患者が非小細胞肺がん全体の20％程度しかおらず，効かない患者ではまったく効果が得られないという点が問題となっており，効果を予測する検査法や，効果がない患者に対する，より有効な投与方法などが研究されている。

　副作用としては，抗PD-1抗体により活性化した自身の免疫システムが，誤って自分を攻撃してしまうことがあげられる。免疫システムは全身に存在するため，肺炎や腸炎，脳炎，甲状腺機能異常，下垂体機能異常，1型糖尿病など多彩な副作用をきたす可能性があり，その対策が重要である。

B 転移性肺腫瘍

- **概念**　原発性肺がんとは異なり，ほかの臓器で発生した腫瘍が肺に転移したものを転移性肺腫瘍という。
- **転移経路**　血行性転移が最多であり，ほかに周囲組織からの直接浸潤，リンパ行性転移，経管腔性転移などがあげられる。肺に転移しやすい腫瘍として乳がん，胃がん，大腸がん，甲状腺がん，腎がん，子宮がん，食道がん，絨毛がん，骨軟部腫瘍などがあげられる。

　血行性転移の場合には，肺実質に病変が出現し気道に病変がないことが多いため自覚症状を伴わず，ほかの疾患の経過観察時の画像検査（CT，X線など）や健康診断時のX線で発見されることが多い。

- **症状**　気管支壁に病変が進展すると血痰，咳嗽，呼吸困難を伴う。胸壁に転移浸潤すると疼痛，胸水がたまると呼吸困難を伴う。
- **検査**　画像検査では，血行性転移の場合に多発結節として認められることがあり，原発性肺がん，肺結核，真菌感染症（クリプトコッカス症など）などが鑑別疾患となる。

　確定診断のためには組織診断が必要となり，気管支鏡検査，CTガイド下生検，超音

波ガイド下生検，胸腔鏡下肺生検などにより組織採取を行う．

　病理組織で原発巣と同様の見た目であるかを判断し，必要に応じて免疫染色を行って確定診断とする．

▶ **治療**　原発病巣の治療に準じる．ほとんどの場合は遠隔転移になるので，抗がん剤治療が治療の中心となる．結腸・直腸がんでは，ほかの臓器に転移がなく単発もしくは転移の数が少ない場合に手術も選択肢になる．

　体力の問題などで抗がん剤などが選択できない場合には，症状を和らげるために放射線療法や緩和ケアを選択する場合もある．

C 良性腫瘍

　肺の良性腫瘍は肺腫瘍全体の2～5％を占める．進行は緩徐であり転移もせず，自覚症状を伴わないことが多い．健康診断やほかの疾患の検査中に施行したX線検査やCT検査で発見されることが多い．肺がんや転移性肺腫瘍との鑑別が重要になる．2cmを超える大きさの腫瘍は，悪性のことが多いという報告もあり，注意を要する．過誤腫が最多であり50～70％を占める．ほかに硬化性血管腫，軟骨腫，脂肪腫，平滑筋肉腫などがあげられる．

1. 過誤腫

　肺過誤腫は肺の良性腫瘍のなかで最も頻度が高い．軟骨や脂肪，平滑筋などで構成され，画像では辺縁明瞭で内部の性状が均一なことが多い．

　緩徐に進行する腫瘍で悪性化は極めて稀である．画像での経過観察となることが多い．気管支鏡やCTガイド下の生検では確定診断がつかない症例が多く，画像検査では肺がんや転移性肺腫瘍，結核腫などと鑑別が難しく，増大傾向があれば手術が選択される．確定診断は病理検査でつくことが多い．

2. 硬化性血管腫

　Ⅱ型肺胞上皮細胞から発生する良性腫瘍とされる．画像と気管支鏡などの生検では診断が困難な場合が多く，手術時の迅速診断においても腺がんと鑑別が困難な点が特徴である．組織学的所見は乳頭型，硬化型，充実型，出血型（または血管腫様）の4つに大別される．

　治療は手術による切除である．病理検査で確定診断となる．

D 胸膜腫瘍

　胸膜病変は壁側胸膜と臓側胸膜に挟まれる場所に発生する疾患で，中皮腫，リンパ増殖性疾患，間葉系由来腫瘍がある．腫瘍性病変としてはアスベストに関連した疾患群が有名

である。

1. 胸膜肥厚斑

アスベストは，吸入すると呼吸細気管支や肺胞に沈着し一部は胸腔に排除され，胸膜に沈着して病変を形成する。良性腫瘍として胸膜肥厚（胸膜プラーク），びまん性胸膜肥厚がある。両疾患ともに外科治療は不要であるが，アスベスト曝露と喫煙が発がん率を上げることから禁煙指導が重要である。

1　胸膜プラーク

壁側胸膜に限局性，平坦で不規則な線維性病変を形成する。ほとんどが両側性，下肺野，横隔膜上に好発し，肺尖部，肋骨横隔膜角には認められない。胸膜癒着はなく無症状である。長期間経過したプラークは石灰化を伴う。

2　びまん性胸膜肥厚

胸膜プラークと異なり臓側胸膜にみられる線維性病変で線維性胸膜炎が遷延することによって形成される。線維化が繰り返されることによって臓側胸膜が肥厚した状態をいう。胸膜プラークと異なり肋骨横隔膜角の胸膜は，ほぼすべて肥厚する。縦隔側の胸膜肥厚は伴わない点が悪性胸膜中皮腫と異なる。

2. 孤立性線維性腫瘍

未分化間葉系細胞を起源とする比較的稀な腫瘍である。胸膜から発症して境界明瞭な腫瘤を形成する。アスベスト曝露との関連は認められない。診断は病理診断であり，免疫染色で確定する。治療としては外科的切除を行う。

3. 滑膜肉腫

滑膜肉腫は主に若年成人の四肢に発症する腫瘍であるが稀に胸膜に発症する。確定診断は病理診断で行われ，上皮細胞と紡錘形細胞が特徴である。免疫染色や遺伝子検査も診断の一助となる。治療としては外科切除，放射線療法，化学療法の併用療法が行われる。

4. 胸膜中皮腫

Digest

胸膜中皮腫

概要	定義	肺，心臓，胃腸・肝臓などの臓器を覆う膜に中皮組織はあり，この中皮から発生した腫瘍を中皮腫という。
	原因	中皮腫の原因の多くはアスベスト曝露である。曝露から発症までの潜伏期間の平均は35～40年とされる。

症状	中皮腫として特徴的な症状はないが，一般的な症状としては呼吸困難，胸痛，咳嗽が多いとされる。
分類（一例）	発症部位によって胸膜中皮腫，腹膜中皮腫，心膜中皮腫，精巣鞘膜中皮腫にわけられる。 組織分類：上皮型と肉腫型と両者が混合する2相型がある。上皮型が予後良好である。
検査・診断	・画像診断：胸部単純X線検査において，初期の胸膜中皮腫は胸水のみが主な所見になる。画像診断のためには造影CT，MRI，PET-CTが有効とされている。 ・病理診断：組織もしくは細胞診断を行う必要があり，方法として経皮的針生検，胸腔鏡下生検，開胸生検などがある。
主な治療	・外科治療：病変が胸腔内にとどまっているⅠ期で組織型が上皮型である場合に胸膜肺全摘術が適応となる。 ・化学療法：ペメトレキセドナトリウム水和物とプラチナ製剤（シスプラチンやカルボプラチン）の併用療法が大規模な臨床試験において効果が証明されており，初回治療として選択される。

1 概念・定義

肺あるいは心臓などの臓器や胃腸・肝臓などの腹部臓器を覆う膜に中皮組織はあり，この中皮から発生した腫瘍を中皮腫という。

2 分類

発生部位によって，胸膜中皮腫，腹膜中皮腫，心膜中皮腫，精巣鞘膜中皮腫にわけられる。そのなかでも胸膜中皮腫は報告にもよるが70〜90％と多く，次に腹膜中皮腫が10％前後，そのほかが数％となっている。主として壁側胸膜に発生する。

3 原因

中皮腫の原因となるアスベスト曝露から発症までの潜伏期間の平均は35〜40年とされる。

4 症状

中皮腫として特徴的な症状はないが，一般的な症状としては呼吸困難，胸痛，咳嗽が多いとされる。自覚症状がなく胸部単純X線写真などで偶発的に発見されることもある。

5 診断

▶ **画像診断**　胸部単純X線検査において，初期の胸膜中皮腫は胸水のみが主な所見になる。胸膜肥厚として進展すると，胸郭の全周性に凹凸をもった肥厚を呈してやがて患側の縮小を認める。画像診断のためには造影CT，MRI，PET-CTが有効とされている。

胸膜プラークとの違いとして，中皮腫部位は造影剤で増強効果を示し，肺を全周に取り囲み縦隔側胸膜のびまん性肥厚を呈する。

▶ **病理診断**　診断確定のために組織もしくは細胞診断を行う必要がある。胸水穿刺は合併

症も少なく簡便な検査であるが診断率が低い。直接組織を採取すると診断率が高く，方法として経皮的針生検，胸腔鏡下生検，開胸生検などがある。侵襲度と診断率から胸腔鏡下生検が選択されることが多い。

組織型としては主として上皮型（epithelial），肉腫型（sarcomatoid），両者が混在する2相型（biphasic [mixed]），そのほかの組織型に分けられる。一般的に上皮型の治療反応が良い。

病理診断の注意点として上皮型中皮腫と腺がんの鑑別が重要になる。鑑別方法として免疫染色が有効であり，中皮腫で陽性となるのはCalretinin，cytokeratin 5/6，*WT1*，D2-40で，陰性となるのはCEAである。

6 治療

- ▶ **外科治療** 胸膜中皮腫の手術は病変が胸腔内にとどまっている病期I期で組織型が上皮型，手術可能な全身状態であれば胸膜肺全摘術が適応となる。胸腔内に腫瘍が残らないように胸膜を含めて片肺をすべて取り除く。全身状態が回復してから術後化学療法と放射線療法を行うように勧められている。
- ▶ **化学療法** ペメトレキセドナトリウム水和物とプラチナ製剤（シスプラチンやカルボプラチン）の併用療法が大規模な臨床試験において効果が証明されており，初回治療として選択される。

  また，二次治療として，新規に免疫チェックポイント阻害薬であるニボルマブが選択可能となった。
- ▶ **新規治療** 海外における臨床試験において，抗VEGF抗体であるベバシズマブを併用した治療も有効性が示されている。

X 胸部外傷・救急時の対応

肋骨骨折（図4-35, 36）

1 概念／定義

鈍的な圧力で肋骨が内側（胸腔内）に骨折することである。

2 原因

交通事故や転倒などで胸部を打撲することにより，肋骨が骨折する。

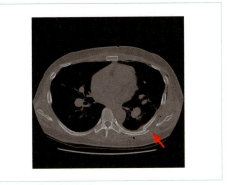

図4-35 左肋骨骨折

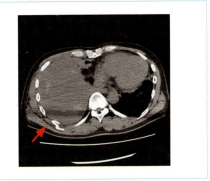

図4-36 右肋骨骨折と胸腔内出血

3 病態生理

　肋骨を骨折すると，骨折端で肺を損傷し，外傷性気胸を発症する。また交通外傷などの重度の外傷の場合，多発肋骨骨折を発症することがある。数本の肋骨が複数箇所で骨折すると，胸壁は支持を失い，フレイルチェスト（flail chest）となる。胸壁は吸気時に陥凹し，呼気時に膨隆するという正常とは逆の動きをする。これを奇異呼吸といい，重篤な換気不全となる。この場合，手術にて骨折部位を修復する場合（外固定という）と，人工呼吸器管理として陽圧換気にて呼吸不全の治療を行う場合（内固定という）とがある。

4 分類

　穿通性外傷（鋭的外傷）と非穿通性外傷（鈍的外傷）に分類される。

5 症状

　骨折部位の疼痛を自覚する。骨折により外傷性気胸を併発した場合は，呼吸困難を自覚する。

6 検査

　胸部X線，胸部CTを施行する。骨折の部位，本数を確認する。肺の虚脱の有無を確認する。胸水の有無，量を確認する。

7 治療

　肋骨骨折のみであれば，保存的に経過観察する。疼痛が強い場合は鎮痛薬の投与を行う。バストバンドで固定することもある。外傷性気胸を併発している場合には，肺の虚脱が著明な場合，または胸水貯留が認められる場合は，胸腔ドレナージが必要になる。出血が多量で持続する場合は，肺損傷または血管の損傷が考えられるので，循環動態が不安定なときは，手術を行う。止血術や肺損傷部位の縫縮や切除を行う。

B 横隔膜破裂（図4-37）

1 概念／定義

　胸腔と腹腔を隔てる横隔膜が何らかの原因で損傷し，横隔膜が破れた状態のことをいう。腹腔内臓器が胸腔内に突出し，その臓器の損傷による様々な症状を呈する。

2 原因

　横隔膜破裂の原因として，交通外傷などの鈍的外傷と刺創などの鋭的外傷があるが，ほとんどが鈍的外傷である。鈍的外傷のうち約5％に横隔膜破裂がみられる。鈍的外傷による急激な腹圧上昇により横隔膜破裂が発症する。

3 症状

　急性期においては血圧低下，呼吸困難などのショック症状が主であるが，交通外傷などの場合，胸腹腔内臓器などの損傷により重篤なショック症状がみられる。

4 治療

　ショック状態を改善しつつ，手術にて治療を行う。損傷臓器の修復や止血，横隔膜再建を行う。

C 肺損傷

　鈍的外傷，鋭的外傷による肺挫傷や外傷性気胸，血気胸などがある。出血が持続する場合は，手術を行う。軽度の気胸の場合，胸腔ドレーンを挿入し保存的治療とする。

D 気管・気管支損傷（図4-38）

　鈍的外傷により，気管，主気管支が損傷し，損傷部位から空気が気管支外に漏出し，縦隔内に空気が存在する状態を縦隔気腫という。気管損傷の好発部位は，気管分岐部周辺である。気管・気管支損傷が軽度の場合，無症状であったり，縦隔気腫，皮下気腫，気胸がみられたりする。重篤な場合は呼吸困難，喀血などがみられる。X線，CT，気管支鏡などの検査で損傷部位の同定と損傷の程度を確認し，呼吸状態を確保する。重篤な場合は手術を行うが，軽度な場合，無症状であったり，損傷部位が同定できない場合は，保存的治療とする。

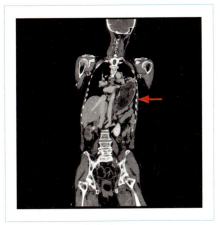

図4-37 左横隔膜破裂

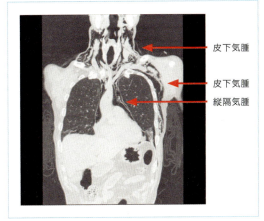

図4-38 縦隔気腫と皮下気腫

E 呼吸器における救急時の対応

交通外傷などによる場合，多臓器を損傷していることが多い。特に胸部は心臓と肺が存在するので，いずれも損傷した場合は急速にショック状態に陥る可能性が高い。その場合，ABCを最優先とする。A：気道確保，B：呼吸状態を確認し，維持する，C：循環動態を確認し，血圧維持に努める。

看護師国家試験問題

1 慢性閉塞性肺疾患 (chronic obstructive pulmonary) について正しいのはどれか。 （106回PM28）
1. 残気量は減少する。
2. ％肺活量の低下が著明である。
3. 肺コンプライアンスは上昇する。
4. 可逆性の気流閉塞が特徴である。

2 気胸 (pneumothorax) について正しいのはどれか。 （104回PM32）
1. 外傷は原因の1つである。
2. 自然気胸 (spontaneous pneumothorax) は若い女性に多い。
3. 原因となるブラは肺底部に多い。
4. 治療として人工呼吸器による陽圧換気が行われる。

3 肺癌で正しいのはどれか。 (99回PM28)

1. 我が国では扁平上皮癌が最も多い。
2. 小細胞癌は抗癌薬の感受性が高い。
3. 喫煙との関連が最も強いのは腺癌である。
4. 喫煙指数が300以下では発生の危険性が高い。

▶答えは巻末

文献

1) 日本呼吸器学会成人肺炎診療ガイドライン2017作成委員会編：成人肺炎診療ガイドライン2017，日本呼吸器学会，2017.
2) 佐藤匡，他：市中肺炎診療における喀痰グラム染色の有用性，日呼吸会誌，40：558-563，2002.
3) 前掲書1)
4) 日本呼吸器学会医療・介護関連肺炎（NHCAP）診療ガイドライン作成委員会編：医療・介護関連肺炎（NHCAP）診療ガイドライン，日本呼吸器学会，2011.
5) 深在性真菌症のガイドライン作成委員会：深在性真菌症の診断・治療ガイドライン2014，協和企画，2014.
6) 日本呼吸器学会COPDガイドライン第5版作成委員会編：COPD（慢性閉塞性肺疾患）診断と治療のためのガイドライン2018，第5版，メディカルレビュー社，2018.
7) Global strategy for the diagnosis, management, and prevention of chronic obstructive lung disease, 2018 report. http://www.goldcopd.org
8) Fukuchi Y., et al.: COPD in Japan: the Nippon COPD epidemiology study, Respirology, 9: 458-465, 2004.
9) 日本呼吸器学会喘息とCOPDのオーバーラップ（Asthma and COPD Overlap：ACO）診断と治療の手引き2018作成委員会編：喘息とCOPDのオーバーラップ（Asthma and COPD Overlap：ACO），メディカルレビュー社，2017.
10) 厚生労働省びまん性肺疾患調査研究班：サルコイドーシス 難病指定医テキスト〈厚生労働省健康局疾病対策課監修〉，2015.

参考文献

・日本呼吸器学会呼吸器感染症に関するガイドライン作成委員会編：呼吸器感染症に関するガイドライン；成人気道感染症診療の基本的考え方，日本呼吸器学会，2003.
・厚生労働省健康局結核感染症課編：抗微生物薬適正使用の手引き 第一版，厚生労働省健康局結核感染症課，2017（http://www.mhlw.go.jp/file/06-Seisakujouhou-10900000-Kenkoukyoku/0000166612.pdf）
・日本感染症学会，日本化学療法学会 JAID/JSC感染症治療ガイド・ガイドライン作成委員会 呼吸器感染症WG：JAID/JSC感染症治療ガイドライン―呼吸器感染症―，日本化学療法学会雑誌，62：1-109，2014.
・日本結核病学会治療委員会：「結核医療の基準」の見直し―2014年，結核，89：683-690，2014.
・日本結核病学会予防委員会：医療施設内結核感染対策について，結核，85：477-481，2010.
・日本気胸・嚢胞性肺疾患学会編：気胸・嚢胞性肺疾患規約・用語・ガイドライン2009年版，金原出版，2009，p.44
・日本呼吸器学会ホームページ：ARDS診療ガイドライン2016（PDF版），https://www.jrs.or.jp/modules/guidelines/index.php?content_id=88（最終アクセス日：2018/01/08）
・Deslauriers, J., Mehran, R.: Handbook of perioperative care in general thoracic surgery, Elsevier Mosby, Philadelphia, 2005.
・正岡昭，藤井義敬：呼吸器外科学，改訂4版，南山堂，2009.

国家試験問題 解答・解説

1章 1 解答 **3**

×1：大脳の機能は，知覚，知覚情報の分析，運動随意性統御，記憶などを司り，人間のあらゆる精神活動が行われている。
×2：小脳の機能は，知覚と運動機能の統合であり，平衡，筋緊張，随意筋運動の調節などを司る。
○3：呼吸中枢は，脳幹部の延髄と橋に存在し，無意識のうちに吸気と呼気のリズムを形成している。
×4：脊髄の機能には，感覚情報の入力・処理，運動情報の出力がある。

1章 2 解答 **3**

組織から血液中に入った二酸化炭素は，いくつかの形で血中を運搬される。

×1，2：そのままの形で血漿中に溶解するもの（約90％），そのほか5％がヘモグロビンやたんぱく質と結合したカルバミノ複合体として物理的に溶解する。
○3，×4：残りの大部分（約90％）は，赤血球内で重炭酸イオン（HCO_3^-）に変換されて運搬される。

2章 1 解答 **2**

息苦しさを感じる程度には個人差があるが，呼吸困難とは息苦しさを自覚することである。

×1：脈拍数の増加は頻脈である。呼吸困難の際にみられることがある。
○2：息苦しさの自覚が呼吸困難であるとされる。
×3，4：動脈血酸素分圧（Pao_2）や経皮的動脈血酸素飽和度（Spo_2）は，重要なデータではあるが，Pao_2の低下やSpo_2の低下では低酸素血症とされる。

2章 2 解答 **4**

チアノーゼの定義としては，酸素と結合していない還元ヘモグロビンの絶対量が増加して5g/dL以上（血液100mL中に5g以上の還元ヘモグロビン）になり，皮膚，粘膜が紫から青紫色を呈する状態のこととされている。

3章 1 解答 **3，4**

×1，2，5：パルスオキシメータは，動脈血の吸光度変化を検知しSao_2の絶対値を求める。通常パルスオキシメータでSpo_2を測定するには，センサーの装着が必要となり，センサーで挟むことができない部位は測定に適さない。
○3，4：指先，耳たぶはセンサーを装着することが可能であるため，適している。

3章 2 解答 **1**

○1：検査前に最低4時間の絶食が必要であるが，少量の水分摂取は可とする。検査後2時間は禁飲食で，2時間後に水分を摂取し誤嚥がなければ飲食可とする。
×2：上部消化管内視鏡では喉頭の麻酔は行わない。
×3：気管支拡張のため，抗コリン薬が使用される。
×4：検査中に問題がなくても，検査後に合併症の発症があるため，注意する。

3章 3 解答 **4**

×1：Aは，％VCが80％未満，FEV 1.0％が70％以上で拘束性換気障害となる。
×2：Bは，％VCが80％以上，FEV 1.0％が70％以上で正常範囲となる。
×3：Cは，％VCが80％未満，FEV 1.0％が70％未満で混合性換気障害となる。
○4：Dは，％VCが80％以上，FEV 1.0％が70％未満で閉塞性換気障害となる。

4章 1 解答 **3**

×1：COPDの病態は，気流閉塞と動的肺過膨張である。動的肺過膨張とは，運動などで呼吸数が増えたときに十分な呼気ができないため，

肺が過膨張となり吸気困難となる状態である。これにより、残気量は増加する。
×2：COPDでは、気管支拡張薬投与後のスパイロメトリーで1秒率〔FEV₁（1秒量）/FVC（努力肺活量）〕＜70％が診断基準とされる。
○3：COPDでは、気腫性変化により残気量が増加するなど、空気が入りやすい状態になっているため、肺コンプライアンスは上昇する。
×4：COPDでは、喫煙を主な原因とした気流閉塞が特徴である。気流閉塞は、進行性であるため不可逆性である。

4章 2 解答 **1**

○1：外傷を原因とする気胸を外傷性気胸いう。交通外傷や鈍的外傷によって胸壁、肺、気管・気管支が破綻することによって生じる気胸である。
×2：自然気胸は長身、やせ形の男性に多い傾向がある。
×3：肺底部より肺尖部に多い。
×4：気胸は、チェストドレーン挿入を行い、胸腔ドレナージで脱気により治療する。

4章 3 解答 **2**

×1：扁平上皮がんに比べ腺がんの割合が増加しており、腺がんが最も多い。
○2：小細胞がんは抗がん薬に対する感受性が高い。
×3：喫煙との関連が強いのは扁平上皮がん、小細胞がんである。腺がんは、喫煙との関連は、ほかの組織型より弱い。
×4：喫煙指数（ブリンクマン指数；「喫煙年数×1日の平均喫煙本数」）は、400以上で肺がん発生の危険性が高まるとされる。

略語一覧

＊**略語** ▶ 欧文表記／和文表記

A

ABPA ▶ allergic bronchopulmonary aspergillosis／アレルギー性気管支肺アスペルギルス症
ABPM ▶ allergic bronchopulmonary mycosis／アレルギー性気管支肺真菌症
ACE ▶ angiotensin converting enzyme／アンジオテンシン変換酵素
ACO ▶ asthma-COPD overlap／喘息・COPD オーバーラップ症候群
ADA ▶ adenosine deaminase／アデノシンデアミナーゼ
AEP ▶ acute eosinophilic pneumonia／急性好酸球性肺炎
AIDS ▶ acquired immune deficiency syndrome／後天性免疫不全症候群
AIP ▶ acute interstitial pneumonia／急性間質性肺炎
ARDS ▶ acute respiratory distress syndrome／急性呼吸窮迫症候群

B

BAL ▶ bronchoalveolar lavage／気管支肺胞洗浄
BALF ▶ bronchoalveolar lavage fluid／気管支肺胞洗浄液
BE ▶ base excess／塩基過剰
BHL ▶ bilateral hilar lymphadenitis／両側肺門リンパ節腫脹

C

CAP ▶ community-acquired pneumonia／市中肺炎
CCPA ▶ chronic cavitary pulmonary aspergillosis／慢性空洞性肺アスペルギルス症
CEA ▶ carcinoembryonic antigen／がん胎児性抗原
CEP ▶ chronic eosinophilic pneumonia／慢性好酸球性肺炎
CNPA ▶ chronic necrotizing pulmonary aspergillosis／慢性壊死性肺アスペルギルス症
COP ▶ cryptogenic organizing pneumonia／特発性器質化肺炎
COPD ▶ chronic obstructive pulmonary disease／慢性閉塞性肺疾患
CPA ▶ chronic pulmonary aspergillosis／慢性肺アスペルギルス症
CRP ▶ C-reactive protein／C 反応性たんぱく
CTEPH ▶ chronic thromboembolic pulmonary hypertension／慢性血栓塞栓性肺高血圧症

D

DIP ▶ desquamative interstitial pneumonia／剝離性間質性肺炎
DLST ▶ drug lymphocyte stimulation test／薬剤リンパ球刺激試験
DPI ▶ dry powder inhaler／ドライパウダー吸入器
DRG ▶ dorsal respiratory group／背側呼吸ニューロン群

E

EBUS-GS ▶ endobronchial ultrasonography with a guide sheath／ガイドシース併用気管支腔内超音波断層法
EGPA ▶ eosinophilic granulomatosis with polyangiitis／好酸球性多発血管炎性肉芽腫症
EVC ▶ expiratory VC／呼出肺活量

F

FeNO ▶ fraction of exhaled nitric oxide／一酸化窒素濃度
FIO$_2$ ▶ fraction of inspiratory oxygen／吸入中酸素濃度
FRC ▶ functional residual capacity／機能的残気量
FVC ▶ forced vital capacity／努力肺活量

H

HAP ▶ hospital-acquired pneumonia／院内肺炎
HOT ▶ home oxygen therapy／在宅酸素療法

I

ICS ▶ inhaled corticosteroid／吸入用ステロイド薬
IGRA ▶ interferon-γ releasing assay／インターフェロンγ遊離試験
IIP ▶ idiopathic interstitial pneumonia／特発性間質性肺炎
iLIP ▶ idiopathic lymphocytic interstitial pneumonia／特発性リンパ球性間質性肺炎
IMRT ▶ intensity modulated radiation therapy／強度変調放射線治療
iNOS ▶ inducible nitric oxide synthase／誘導型一酸化窒素合成酵素
iNSIP ▶ idiopathic non-specific interstitial pneumonia／特発性非特異性間質性肺炎
IP ▶ interstitial pneumonia／間質性肺炎
IPA ▶ invasive pulmonary aspergillosis／侵襲性肺ア

スペルギルス症
IPF ▶ idiopathic pulmonary fibrosis／特発性肺線維症
IPPV ▶ invasive positive pressure ventilation／侵襲的陽圧換気

L

LABA ▶ long-acting β_2-agonist／長時間作用性吸入β_2刺激薬
LAMA ▶ long-acting muscarinic antagonist／長時間作用性吸入抗コリン薬
LDH ▶ lactic dehydrogenase／乳酸脱水素酵素
LVRS ▶ lung volume reduction surgery／肺容量減量手術

M

MCV ▶ mean corpuscular volume／平均赤血球容積
MDR-TB ▶ multidrug-resistant tuberculosis／多剤耐性結核
MMT ▶ manual muscle test／徒手筋力テスト
MODS ▶ multiple organ dysfunction syndrome／多臓器機能障害症候群

N

NHCAP ▶ nursing and healthcare-associated pneumonia／医療・介護関連肺炎
NPPV ▶ non-invasive positive pressure ventilation／非侵襲的陽圧換気

O

OSAS ▶ obstructive SAS／閉塞型睡眠時無呼吸症候群

P

PaO$_2$ ▶ arterial partial pressure of oxygen／動脈血酸素分圧
PCR ▶ polymerase chain reaction／ポリメラーゼ連鎖反応
PEEP ▶ positive endexpiratory pressure ventilation／呼気終末陽圧換気
PET ▶ positron emission tomography／陽電子放出断層撮影
pMDI ▶ pressurized metered dose inhaler／加圧定量式噴霧吸入器
Pro-GRP ▶ pro-gastrin-releasing peptide／ガストリン放出ペプチド前駆体
PSVT ▶ paroxysmal supraventricular tachycardia／発作性上室頻拍
PTH ▶ parathormone／副甲状腺ホルモン

R

RB-ILD ▶ respiratory bronchiolitis associated with interstitial lung disease／呼吸細気管支炎を伴う間質性肺疾患
Rrs ▶ respiratory resistance／呼吸抵抗
RV ▶ residual volume／残気量

S

SABA ▶ short-acting β_2-agonist／短時間作用性吸入β_2刺激薬
SaO$_2$ ▶ arterial oxygen saturation／動脈血酸素飽和度
SAS ▶ sleep apnea syndrome／睡眠時無呼吸症候群
SIADH ▶ syndrome of inappropriate secretion of antidiuretic hormone／抗利尿ホルモン分泌異常症候群
SIRS ▶ systemic inflammatory response syndrome／全身性炎症反応症候群
SLE ▶ systemic lupus erythematosus／全身性エリテマトーデス
SP-A ▶ surfactant protein A／サーファクタントたんぱくA
SP-D ▶ surfactant protein D／サーファクタントたんぱくD

T

TBLB ▶ transbronchial lung biopsy／経気管支肺生検
TKI ▶ tyrosine kinase inhibitor／チロシンキナーゼ阻害薬
TLC ▶ total lung capacity／全肺気量

V

VAP ▶ ventilator-associated pneumonia／人工呼吸器関連肺炎
VAS ▶ visual analogue scale／視覚的評価尺度
VATS ▶ video-assisted thoracoscopic surgery／ビデオ下胸腔鏡手術
VC ▶ vital capacity／肺活量
VRG ▶ ventral respiratory group／腹側呼吸ニューロン群

索引

欧文

ABCアプローチ…200
ACE…72
ADA…76
AHI…255
ARDS…246
BAE…47
BCG…188
BHD…219
CaO_2…85
CAP…165
CO_2ナルコーシス…12, 60, 201
COPD…143, 193
CRP…71
CT…196
CTガイド下生検…81
CT透視下肺生検…263
C反応性たんぱく…71, 159
DLST…70
DRG…12
EBUS-GS法…101
EBUS-TBNA法…101
FOT…90
HAP…165, 170
HCO_3^-…16, 19, 84
Hemichamshell開胸…145
HOT…28, 121
ICS…195
IGRA…70
IPPV…123
LABA…197
LAMA…113, 197
LVRS…199
MODS…247
MPO…241
MRI検査…98
N95マスク…186
NHCAP…165, 172
NPPV…27, 123, 199
NYHA分類…30
OSAS…256
$PaCO_2$…17, 19, 85, 86
PaO_2…16, 84
PD-1…268
PEEP…248
PET…98
pH…18, 76
PIE症候群…232
programmed death 1…268
PSVT…148
qSOFA…166
SABA…198
SAMA…198
SaO_2…86
SAS…59
SIRS…247
SOFAスコア…166
SP-A…72
SpO_2…86
SVC症候群…262
T細胞…70
TNM分類…263
VAP…171
VRG…12

和文

あ

悪性細胞…75
アシデミア…18, 85
アシドーシス…18, 85
アストグラフ法…94
アスベスト関連疾患…236
アスペルギルス沈降抗体…72
圧容量曲線…13
アデノシンデアミナーゼ…76
アトピー型喘息…202
アニオンギャップ…20
アマンタジン塩酸塩…163
アミラーゼ…76
アルカリ血症…85
アルカレミア…18, 85
アルカローシス…18, 85
アレクチニブ塩酸塩…267
アレルギー検査…70, 72
アレルギー性気管支肺アスペルギルス症…176, 233
アレルギー性肉芽腫性血管炎…234
アンジオテンシン変換酵素…72
アンブロキソール塩酸塩…45

い

意識障害…59
異常音…53
石綿肺…236
I型呼吸不全…25
1秒量…89
一酸化窒素吸入療法…117
遺伝子診断…74
いびき…58
イリノテカン塩酸塩水和物…267
医療・介護関連肺炎…165, 172
飲水テスト…147
インターフェロンγ遊離試験…70, 182
咽頭ぬぐい液検査…83
院内肺炎…165, 170
インフルエンザ…161
インフルエンザウイルス…161
インフルエンザ菌…169

う

右心カテーテル検査…253
右心不全徴候…200
運動療法…129

え

栄養管理…199
栄養療法…131
X線検査…96
エトポシド…267
エプワース眠気尺度…257
塩基…18
塩基過剰…19
炎症細胞…75

お

横隔神経…13
横隔膜…10, 12, 13
横隔膜神経麻痺…223
横隔膜破裂…224, 274
横隔膜ヘルニア…224
黄色ブドウ球菌…170

か

介護保険…200
回帰熱…57
外照射…126
外傷性気胸…214

外傷性ヘルニア…224
咳嗽…38
解離性大動脈…36
外肋間筋…12, 13
下顎挙上法…133
化学受容器…11
化学療法…266
過換気症候群…60, 254
拡散…16
拡散障害…17, 24, 86
喀痰…41
喀痰検査…72, 167, 187, 263
喀痰細胞診検査…75
喀痰調整薬…198
過誤腫…269
加湿器肺…241
ガス交換…16
ガス交換機能…24
ガス分圧…16
かぜ症候群…156
家族歴…67
片肺移植…152
喀血…45
滑膜肉腫…270
過敏性肺炎…234
簡易酸素マスク…120
換気…24
換気異常…254
換気血流シンチグラフィ…253
換気血流比…24
換気血流比不均等…17
換気血流不均等…86
換気障害…89
換気補助療法…201
間欠熱…57
間質性肺炎…150, 225
患者教育…131, 199
がん性胸膜炎…208
感冒…156
漢方薬…111
緩和照射…125, 126

き

奇異呼吸…50
既往歴…66
気管…2
気管支…2
気管支炎…157
気管支鏡…47, 82

気管支鏡検査…99, 232, 263
気管支拡張症…38, 204
気管支拡張薬…104, 200
気管支喘息…201
気管支損傷…274
気管支断端瘻…150
気管支動脈…8
気管支動脈塞栓術…47
気管支透亮像…167
気管支肺胞洗浄…101
気管切開…123
気管挿管…123
気管損傷…274
気胸…34, 103, 213
キサンチン誘導体…105
気腫型COPD…194
季節性インフルエンザ…161
吃逆…222
気道…2
気道確保…132
気道確保補助器具…133
気道過敏性検査…93
気道抵抗…15
気道の閉塞…132
機能的残気量…13
逆流性食道炎…37
急性咳嗽…38
急性気管支炎…158
急性好酸球性肺炎…232
急性呼吸促迫症候群…246
急性呼吸不全…25, 26
急性吃逆…222
急性肺血栓塞栓症…243
吸入指導…197
吸入副腎皮質ステロイド薬…195
吸入用ステロイド薬…113
吸入療法…111
胸郭…9
胸郭筋…10
胸腔…10
胸腔内圧…13
胸腔穿刺…75
胸腔ドレーン…149
胸腔ドレナージ…136
胸腔内臓器…139
胸骨後方ヘルニア…224
胸骨正中切開…145
胸水検査…75
胸水穿刺…263

強制オシレーション法…90
胸腺腫…221, 222
胸痛…33
胸部CT…253
胸部CT検査…97
胸部CT所見…249
胸部画像検査…183, 231
胸部X線…252
胸部X線写真所見…248
胸部単純X線写真…196
胸膜…10
胸膜炎…34, 207
胸膜腫瘍…219, 269
胸膜中皮腫…270
胸膜肥厚斑…270
胸膜プラーク…270
胸膜摩擦音…209
胸膜癒着術…216
局所麻酔下…78
局所麻酔下胸腔鏡検査…103
虚血性心疾患…36
去痰薬…104, 116
禁煙…141
緊張性気胸…214
筋力トレーニング…130

く

区域切除…146
腔内照射…127
クスマウル大呼吸…52
口すぼめ呼吸…50
クラミドフィラ・ニューモニエ…170
クリゾチニブ…267
グルコース…76
クレブシエラ・ニューモニエ…169
クロージングボリューム…92

け

経気管支肺生検…100
経胸壁心臓超音波検査…253
経口エアウェイ…134
頸動脈小体…11
経鼻エアウェイ…134
稽留熱…56
外科的治療…199
下気道…2
血液ガス分析…84, 248
血液検査…70, 228, 231, 249
血液培養…168

結核菌…178
結核菌同定検査…181
結核菌薬剤耐性遺伝子検査…181
結核性胸膜炎…208
結核退院基準…186
結核入院基準…186
血管炎症候群…240
ゲックラー分類…42, 168
血漿重炭酸イオン濃度…84
血清検査…72
血痰…45
ゲフィチニブ…267
眩暈と悪心…147
嫌気性菌…170
原発性自然気胸…214
原発性肺がん…237, 259
現病歴…66

こ

抗インフルエンザ薬…163
効果器…11
硬化性血管腫…269
抗がん剤…109
抗凝固薬…143
抗菌薬…105, 198, 200
抗結核薬…106
抗血小板薬…143
抗血栓薬…143
抗原検査…168
抗原特異的ヒスタミン遊離試験
　…70
膠原病…239
抗コリン薬…105
好酸球…71
好酸球性多発血管炎性肉芽腫症
　…233
硬性気管支鏡…99
後側方開胸…145
高炭酸ガス血症…26
好中球…71
高調連続音…54
喉頭ファイバー…47
誤嚥性肺炎…150, 189
呼気終末陽圧換気…248
呼気中一酸化窒素濃度測定…95
呼吸音…54
呼吸管理療法…249
呼吸機能検査…143, 228, 253
呼吸機能評価…141

呼吸筋…13, 29
呼吸細気管支…16
呼吸数の異常…51
呼吸性アシドーシス…13, 19
呼吸性アルカローシス…19
呼吸性因子…19
呼吸中枢…11, 12, 29
呼吸抵抗…15
呼吸不全…24, 246
呼吸不全対策…199
呼吸リハビリテーション…129, 199
姑息的照射…126
孤立性線維性腫瘍…270
混合型睡眠時無呼吸症候群…256
根治照射…125
コンディショニング…129

さ

サーファクタントたんぱくA…72
細気管支…2
細菌学的検査…77
細菌性肺炎…150, 165
採血…252
在宅NPPV…28
在宅酸素療法…28, 121
在宅人工呼吸療法…28
サイトメガロウイルス肺炎…173
細葉…6
細胞診…76
細胞診学的検査…72
細葉…6
胚細胞性腫瘍…221, 222
嗄声…57
サルコイドーシス…230
酸血症…85
酸素吸入器具…119
酸素消費量…86
酸素療法…27, 32, 117
酸素療法ガイドライン…122

し

シアル化糖鎖抗原…72
歯科技工士塵肺…237
時間内歩行負荷試験…95
視診…68
システイン誘導体…44
自然気胸…214
市中肺炎…165
弛張熱…57

社会歴…67
シャント…17, 24, 86
縦隔炎…35, 220
縦隔鏡検査…103
縦隔気腫…220
縦隔腫瘍…221
住居関連過敏性肺炎…234
修正MRC息切れスケール…30
修正ボルグ指数…30
重炭酸イオン…16, 19
終末細気管支…16
終夜睡眠ポリソムノグラフィー…257
手術療法…265
主訴…66
受容器…11
腫瘍マーカー…72
上気道…2
上大静脈症候群…262
小細胞肺がん…260
静脈血混合様効果…86
正面像…97
小葉…6
触診…68
食道裂孔ヘルニア…224
徐放性テオフィリン薬…198
心エコー…142
心機能評価…141
心筋梗塞…36
人工呼吸器関連肺炎…170
人工呼吸療法…27, 122
深在系…9
侵襲性肺アスペルギルス症…175
侵襲的陽圧換気…123
心臓機能評価…196
心臓神経症…37
心臓超音波検査…142
身体障害者手帳…200
身体障害者福祉法…200
心電図…252
心電図モニター…148
塵肺…235
心房細動…148

す

膵炎…37
水泡音…55
睡眠時呼吸モニタリング…103
睡眠時無呼吸症候群…59, 255
ステロイド…32

スパイロメーター…88
スパイロメトリー…196

せ

生化学検査…71
咳感受性検査…94
咳受容体感受性検査…94
赤血球…71
接触感染…160, 162
遷延性咳嗽…38
腺がん…260
浅在系…9
全身持久力トレーニング…130
全身性炎症反応症候群…247
全身麻酔下…78
前側方開胸…145
喘鳴…53

そ

造影CT…47
造影CT検査…98
臓側胸膜…10
続発性自然気胸…214
側面像…97
組織内照射…127

た

体外照射…126
大細胞がん…260
代謝性アシドーシス…19
代謝性アルカローシス…19
代謝性因子…19
体重測定…149
代償…19
対症的照射…126
帯状疱疹…35
大動脈解離…36
大動脈小体…11
大量喀血…45
多剤耐性結核…179
打診…69
多臓器機能障害症候群…247
脱水…142
樽状胸郭…62
胆嚢炎…37
短時間作用性吸入β2刺激薬
…113
短時間作用性抗コリン薬…198
短時間作用性β2刺激薬…198

単純CT検査…98
単純性肺アスペルギローマ…175
単純性肺好酸球増加症…232
断続音…54
断続性ラ音…54, 70

ち

チアノーゼ…47, 200
チェーンストークス呼吸…52
チャーグ-ストラウス症候群…233
中心性チアノーゼ…48
中枢化学受容器…11
中枢性睡眠時無呼吸症候群…256
中皮腫…236
超音波気管支鏡…99
超音波検査…98, 249
長期酸素療法…199
長時間作用性吸入β2刺激薬…113
長時間作用性吸入抗コリン薬
…113
長時間作用性抗コリン薬…197
長時間作用性β2刺激薬…197
聴診…53, 69
鎮咳薬…103
鎮静…33

つ

ツベルクリン反応…182

て

低酸素血症…59, 118, 246, 248
低線量CT…98
低調連続音…54
テオフィリン…105
転移性肺腫瘍…268

と

同定検査…74
糖尿病…143
頭部後屈／顎先挙上法…133
動脈血ガス分析…196
動脈血酸素含量…85
動脈血酸素分圧…16, 17, 84
動脈血酸素飽和度…85, 86
動脈血炭酸ガス分圧…84, 85
動脈血二酸化炭素分圧…17, 19
特発性間質性肺炎…226
特発性肺線維症…226
塗装工肺…234

塗抹検査…73, 181
ドライバー変異…260
トリアージ…187
鳥インフルエンザ…161
努力肺活量…89

な

内用療法…128
内肋間筋…12, 13
夏型過敏性肺炎…234
軟性気管支鏡…99

に

II型呼吸不全…25
二次性多血症…71
二峰熱…57
ニボルマブ…268
日本アレルギー学会標準法…93
ニューモシスチス肺炎…172

ね

ネーザルハイフロー…120
ネブライザー吸入療法…116
粘性抵抗…15
捻髪音…55

の

ノイラミニダーゼ阻害薬…116, 163
膿胸…34, 151, 211
膿性滲出液…211
農夫肺…234

は

バート-ホッグ-デュベ症候群…219
肺…2, 05
肺アスペルギルス症…174
肺移植…151, 199
肺炎…150
肺炎球菌…169
肺炎マイコプラズマ…170
肺外結核…180
肺外病変…230
肺拡散能検査…92
肺活量…88
肺がん…237
肺カンジダ症…177
肺気腫…191
肺区域…6
肺クリプトコッカス症…176

肺結核…178
肺血管造影検査…98
敗血症…247
肺血栓塞栓症…37, 242
肺高血圧…119
肺高血圧症…250
肺梗塞…37
肺コンプライアンス…14
肺実質…5
肺腫瘍…259
肺循環系…7
肺真菌症…174
肺水腫…246
肺生検…78
肺性心…246
肺性脳症…59
肺全摘術…146
肺尖部胸壁浸潤がん…262
背側呼吸ニューロン群…12
肺損傷…274
肺抵抗…15
肺動脈…7
肺動脈性肺高血圧症…250
肺粘性抵抗…15
肺膿瘍…173
肺病変…230
ハイフローセラピー…120
肺胞…5
肺胞過換気…17
肺胞換気式…17, 85
肺胞換気量…17
肺胞過換気…85
肺胞低換気…17, 24, 85, 86
肺ムーコル症…177
肺門…7
肺葉…6
培養検査…74, 181
肺葉切除…145
肺容量減量手術…199
肺瘻…151
ばち状指…55
白血球細胞分画…76
白血球数…70
発熱…56
はと胸…61
鼻カニューレ…120
パルスオキシメータ…86
パンコースト腫瘍…262
パンコースト症候群…262

ひ

非アトピー型喘息…202
ビオー呼吸…53
皮下気腫…151
非気腫型COPD…194
鼻腔ぬぐい液検査…83
非結核性抗酸菌症…188
非小細胞肺がん…260
非侵襲的陽圧換気…27, 123, 199
微生物学的検査…72
非定型肺炎…165
非特異的上気道炎…156
飛沫感染…160, 162
びまん性胸膜肥厚…270
びまん性汎細気管支炎…206
ピラジナミド…184
ピラミッド胸…61
貧血…71

ふ

ファビピラビル…163
フーヴァー徴候…50
深さの異常…51
副雑音…53, 54, 69
副腎皮質ステロイド薬…107, 198, 200
腹側呼吸ニューロン群…12
不整脈…149, 151
普通感冒…156
腹筋…10
部分切除…146
プラチナ製剤…266
フレッチャー-ヒュー・ジョーンズ分類…30
ブロムヘキシン塩酸塩…44
分子標的治療薬…267

へ

閉胸術…146
閉塞型睡眠時無呼吸症候群…256
β_2アドレナリン受容体刺激薬…105
壁側胸膜…10
ペムブロリズマブ…268
ヘモグロビン値…71
ベンゾジアゼピン系薬…32
ペンタミジンイセチオン酸塩…116
ベンチュリーマスク…120
扁平上皮がん…260

扁平胸…62

ほ

放散痛…36
放射線肺臓炎…238
放射線療法…125, 266
囊胞性肺疾患…217
ボックダレックヘルニア…224

ま

膜様部…2
末梢化学受容器…11
末梢性チアノーゼ…49
慢性咳嗽…38
慢性気管支炎…158
慢性血栓塞栓性肺高血圧症…252
慢性好酸球性肺炎…232
慢性呼吸不全…25, 26
慢性吃逆…223
慢性進行性肺アスペルギルス症…175
慢性閉塞性肺疾患…143, 193, 252

み

ミエロペルオキダーゼ…241
密封小線源治療…127
ミラー-ジョーンズ分類…42, 73, 168

む

無呼吸低呼吸指数…255

め

迷走神経反射…102
免疫チェックポイント阻害薬…267
免疫療法…110

も

毛細血管…5
モルガニーヘルニア…224
モルヒネ…32
問診…66

や

夜間せん妄…148
薬剤感受性検査…181
薬剤感受性試験…74
薬剤性肺炎…237
薬剤リンパ球刺激試験…70

薬物療法…197

よ

用手的気道確保…133
陽電子放出断層撮影…98

り

リザーバー付きマスク…120
離床…147
リドカイン中毒…102
リニアック…126
硫酸ストレプトマイシン…184
良性腫瘍…269
両肺移植…152
リンパ球…70
リンパ脈管筋腫症…218

れ

レジオネラ・ニューモフィーラ…170
レフレル症候群…232

連続音…54
連続性ラ音…54, 69

ろ

漏斗胸…61
肋軟骨炎…36
肋間神経痛…35
肋骨骨折…35, 272
6分間歩行試験…252

新体系看護学全書

疾病の成り立ちと回復の促進❹　疾病と治療 1

呼吸器

2018年11月30日　第1版第1刷発行　　　　　　　定価（本体2,300円＋税）

編　集	髙橋　和久©	〈検印省略〉
発行者	小倉　啓史	
発行所	株式会社メヂカルフレンド社	

http://www.medical-friend.co.jp
〒102-0073　東京都千代田区九段北3丁目2番4号　麹町郵便局私書箱48号
電話｜（03）3264-6611　振替｜00100-0-114708

Printed in Japan　落丁・乱丁本はお取り替えいたします
ブックデザイン｜松田行正＋日向麻梨子
DTP｜日本ハイコム（株）　印刷｜三共グラフィック（株）　製本｜(有)井上製本所
ISBN 978-4-8392-3329-7　C3347　　　　　　　　　　　　　　　　000690-072

本書の無断複写は，著作権法上での例外を除き，禁じられています。
本書の複写に関する許諾権は，(株)メヂカルフレンド社が保有していますので，
複写される場合はそのつど事前に小社（編集部直通 TEL 03-3264-6615）の許諾を得てください。

新体系看護学全書

専門基礎分野

人体の構造と機能❶ 解剖生理学
人体の構造と機能❷ 栄養生化学
疾病の成り立ちと回復の促進❶ 病理学
疾病の成り立ちと回復の促進❷ 微生物学・感染制御学
疾病の成り立ちと回復の促進❸ 薬理学
疾病の成り立ちと回復の促進❹ 疾病と治療1 呼吸器
疾病の成り立ちと回復の促進❺ 疾病と治療2 循環器
疾病の成り立ちと回復の促進❻ 疾病と治療3 消化器
疾病の成り立ちと回復の促進❼ 疾病と治療4 脳・神経
疾病の成り立ちと回復の促進❽ 疾病と治療5 血液・造血器
疾病の成り立ちと回復の促進❾
疾病と治療6 内分泌/栄養・代謝
疾病の成り立ちと回復の促進❿
疾病と治療7 感染症/アレルギー・免疫/膠原病
疾病の成り立ちと回復の促進⓫
疾病と治療8 運動器
疾病の成り立ちと回復の促進⓬
疾病と治療9 腎・泌尿器/女性生殖器
疾病の成り立ちと回復の促進⓭
疾病と治療10 皮膚/眼/耳鼻咽喉/歯・口腔
健康支援と社会保障制度❶ 現代医療論
健康支援と社会保障制度❷ 公衆衛生学
健康支援と社会保障制度❸ 社会福祉
健康支援と社会保障制度❹ 関係法規

専門分野Ⅰ

基礎看護学❶ 看護学概論
基礎看護学❷ 基礎看護技術Ⅰ
基礎看護学❸ 基礎看護技術Ⅱ
基礎看護学❹ 臨床看護総論

専門分野Ⅱ

成人看護学❶ 成人看護学概論/成人保健
成人看護学❷ 呼吸器
成人看護学❸ 循環器
成人看護学❹ 血液・造血器
成人看護学❺ 消化器
成人看護学❻ 脳・神経
成人看護学❼ 腎・泌尿器
成人看護学❽ 内分泌/栄養・代謝
成人看護学❾ 感染症/アレルギー・免疫/膠原病
成人看護学❿ 女性生殖器
成人看護学⓫ 運動器
成人看護学⓬ 皮膚/眼
成人看護学⓭ 耳鼻咽喉/歯・口腔
経過別成人看護学❶ 急性期看護:クリティカルケア
経過別成人看護学❷ 周術期看護
経過別成人看護学❸ 慢性期看護
経過別成人看護学❹ 終末期看護:エンド・オブ・ライフ・ケア
老年看護学❶ 老年看護学概論/老年保健
老年看護学❷ 健康障害をもつ高齢者の看護
小児看護学❶ 小児看護学概論/小児保健
小児看護学❷ 健康障害をもつ小児の看護
母性看護学❶
母性看護学概論/ウィメンズヘルスと看護
母性看護学❷
マタニティサイクルにおける母子の健康と看護
精神看護学❶ 精神看護学概論/精神保健
精神看護学❷ 精神障害をもつ人の看護

統合分野

在宅看護論
看護の統合と実践❶ 看護実践マネジメント/医療安全
看護の統合と実践❷ 災害看護学
看護の統合と実践❸ 国際看護学

別巻

臨床外科看護学Ⅰ
臨床外科看護学Ⅱ
放射線診療と看護
臨床検査
リハビリテーション看護
生と死の看護論
病態と診療の基礎
治療法概説
看護管理/看護研究/看護制度
看護技術の患者への適用
ヘルスプロモーション
機能障害からみた成人看護学❶
呼吸機能障害/循環機能障害
機能障害からみた成人看護学❷
消化・吸収機能障害/栄養代謝機能障害
機能障害からみた成人看護学❸
内部環境調節機能障害/身体防御機能障害
機能障害からみた成人看護学❹
脳・神経機能障害/感覚機能障害
機能障害からみた成人看護学❺
運動機能障害/性・生殖機能障害

基礎分野

基礎科目 物理学
基礎科目 生物学
基礎科目 心理学
基礎科目 社会学
基礎科目 教育学